各型流感的流行与防控

韩雪清　主编

科学出版社

北　京

内 容 简 介

本书共分 29 章，首先对不同型的流感进行了整体介绍，在此基础上全面系统介绍了 A 型流感病毒的 29 个亚型，对每个亚型都从流行病学、诊断、防控与预警、研究进展四方面进行了较详细的阐述。作为国内第一部关于不同型和不同亚型流感的学术专著，本书内容新颖、科学、实用，具有重要学术参考价值。

本书可作为传染病学、医学临床及实验室、动物疫病防控、口岸检疫等多个领域的科研从业人员的专业参考书。

图书在版编目（CIP）数据

各型流感的流行与防控 / 韩雪清主编. —北京：科学出版社，2016.2
ISBN 978-7-03-045718-9

I.①各… II.①韩… III. ①流行性感冒–传染病防治 IV.①R511.7

中国版本图书馆 CIP 数据核字(2015)第 223022 号

责任编辑：夏 梁 / 责任校对：李 影
责任印制：赵 博 / 封面设计：北京铭轩堂广告设计公司

科学出版社 出版
北京东黄城根北街 16 号
邮政编码：100717
http://www.sciencep.com

北京凌奇印刷有限责任公司印刷
科学出版社发行 各地新华书店经销
*
2016 年 2 月第 一 版 开本：720×1000 B5
2018 年 4 月第四次印刷 印张：17 3/4
字数：358 000
定价：98.00 元

(如有印装质量问题，我社负责调换)

编 者 名 单

主　　编　韩雪清
副 主 编　何宏轩　王慧煜
参编人员（按姓氏汉语拼音排序）

陈　轩	珠海出入境检验检疫局
冯春燕	中国检验检疫科学研究院
高晓龙	军事医学科学院
高玉伟	军事医学科学院
巩红霞	山西出入境检验检疫局
韩雪清	中国检验检疫科学研究院
何宏轩	中国科学院
侯义宏	常德出入境检验检疫局
黄海超	珠海出入境检验检疫局
贾广乐	中国检验检疫科学研究院
江　丽	中国检验检疫科学研究院
蓝　雨	中国疾病预防控制中心
李　霆	中国检验检疫科学研究院
林祥梅	中国检验检疫科学研究院
刘伯华	军事医学科学院
梅　琳	中国检验检疫科学研究院
庞　海	清华大学
蒲　静	北京出入境检验检疫局
仇松寅	中国检验检疫科学研究院
王慧煜	中国检验检疫科学研究院
吴绍强	中国检验检疫科学研究院
杨　素	珠海出入境检验检疫局
战大伟	解放军三〇四医院
周剑芳	中国疾病预防控制中心

序

流感在世界范围内的频繁暴发使其成为当今全球最重要的社会公共卫生问题之一，流感病毒的易变异与重组则增大了其全球大流行的风险。流感病毒有不同的型和众多亚型，难以预防，尤其是 A 型流感的多亚型理论上会出现 198 种 HA 和 NA 的组合，非常容易发生抗原变异及基因重排，给流感的防控工作带来很大困难。历史上的几次流感大流行，如"西班牙流感"、"亚洲流感"、"香港流感"和"甲型流感"等都造成了十分严重的危害，是非常明显的案例。近年来 A 型流感仍在不断暴发，出现了新的亚型组合，如 2013 年我国暴发的 H7N9 流感，时至今日仍有病例报告；美国去冬至今夏流行的 H5N8、H5N2、H5N1 也是新的重组亚型。流感的频发不仅造成了巨大的经济损失，而且易引起公众的恐慌，严重威胁社会安全。

正确了解和认识 A 型流感病毒的各个亚型的流行与检疫防控，对我们应对国内外流感的突发，以及采取有效措施控制疫情都有非常大的益处。中国检验检疫科学研究院多年来从事流感病毒致病机制及检疫诊断方面的研究，组织本领域有关专家教授历时多年，完成了《各型流感的流行与防控》一书，值得庆贺！该书收集了国内外报道的流感病毒不同型（A、B、C）及 A 型流感全部血凝素 H1～H18 和神经氨酸酶 N1～N11 亚型的最新研究进展，是一本集基础研究与应用研究为一体的学术专著。该书全面系统地介绍了流感病毒不同型及 A 型流感病毒的全部亚型及其常见的组合形式，从流行病学、诊断、检疫、防控、预警等方面进行了完整的阐述，特别是对各个亚型的流行情况和防控措施进行了详细介绍，使该书更具科学性、先进性和实用性。相信该书的出版对我国流感的监测、预警和综合防控将具有重要的借鉴意义，对保障我国养殖业健康发展，维护我国国民健康和经济社会稳定也必将发挥重要作用。

夏咸柱

军事医学科学院研究员
中国工程院院士

前　言

　　流感是流行性感冒的简称，是由正黏病毒科的 A、B、C 三型流感病毒分别引起的人和多种动物的一种急性、热性、极易传播的传染病。流感呈世界性分布，普遍流行于多种动物与人之中，其流行具有突然暴发、迅速蔓延、波及面广等特点。流感病毒是正黏病毒科中对人与动物健康危害最大、研究最为深入的病毒之一，其核酸是多节段的，容易发生抗原变异及基因重排。根据流感病毒表面结构蛋白血凝素（HA）和神经氨酸酶（NA）抗原性的差异可分为不同亚型。到目前为止，A 型流感病毒已鉴定了 18 种 HA 亚型和 11 种 NA 亚型，因而理论上共有 198 种亚型组合。不同的亚型在历史上曾多次大流行，给人类社会造成了严重的影响。1918 年"A 型流感 H1N1 西班牙流感"、1957 年"A 型流感 H2N2 亚洲流感"，以及 1968 年"A 型流感 H3N2 香港流感"的三次大流行都造成了十分严重的危害。近年来暴发的人感染禽 H5N1、猪 H1N1、H7N9 和 H10N8、H5N6 等，也都属于 A 型流感不同亚型，不仅造成了养殖业的巨大损失，而且引起了人们的恐慌和社会的不稳定。2014 年 12 月至 2015 年 8 月在美国禽类暴发的有史以来最大的流感疫情也属于 A 型流感不同亚型，即 H5N8、H5N2、H5N1，死亡率为 100%，造成了十亿美元的经济损失。截至 2016 年年初，我国有 7 人感染 H5N6，有 5 人死亡。专家预测，未来大流行的病毒可能是一种经过变异的新流感病毒，因此，不同亚型的流感防控已成为全球重要的社会公共卫生问题之一。

　　虽然国内外有关流感的书籍很多，但是针对不同型和不同亚型的书籍至今还没有，尤其缺乏对全部 HA 和 NA 亚型的详细全面的研究介绍，因此，系统完整地编写一本关于流感病毒不同亚型的参考书是十分必要的，也是非常有实际意义的。为此，编者早在 2005～2007 年承担国家科技攻关计划"禽流感病毒分型基因芯片检测技术研究"时已有此设想。该课题的研究涉及流感病毒所有的亚型，编者因此结合科研成果与文献调研资料，形成了原始初稿。2011～2015 年，编者承担了国家 973 计划项目"流感病毒在不同宿主中的复制及跨种属传播机制研究"，在该课题经费的资助下，加之多年的积累和沉淀，组织业内长期从事流感研究及口岸一线从事流感检疫的科研人员，广泛查阅收集国内外相关的文献资料及有关研究成果，终于撰写成了《各型流感的流行与防控》一书。编者希望本书的出版能有助于我国流感不同型与不同亚型的基础与应用研究，以及全面的防控工作，为促进我国畜禽业的发展、保障国际贸易、维护国家声誉、保护人民群众的健康做出贡献。

　　本书共分 29 章，首先对流感及流感病毒进行了整体概述；然后详细介绍了流感病毒不同型，即 A、B、C 三个型；在此基础上全面系统介绍了 A 型流感病毒的各个亚型（H1～H18，N1～N11），即共 29 个亚型；对每个亚型都从流行病学、诊断、防控与预警、研究进展四方面进行了较详细的阐述。总之，作为国内第一部流感病毒全部型与亚型方面的学术专著，其内容新颖、科学，适合不同知识层次的人群阅读、参考和使用。

　　本书承蒙中国检验检疫科学研究院原副院长、国家质量监督检验检疫总局国际检验检疫标准与技术法规研究中心党委书记陈洪俊研究员大力支持与关注；中国工程院院士、军事医学科学院军事兽医研究所夏咸柱研究员自始至终关心、鼓励、支持本书的编写，并为本书欣然作序，在此一并表示衷心感谢！本书的编写得到了国家重点基础研究发展计划项目"重要病毒在不同宿主中的复制机制"（2011CB504704）和中国检验检疫科学研究院基本科研业务费专项"H7N9 流感病毒非结构蛋白 NS1 的功能研究"（2014JK007）专项经费的资助，特此鸣谢。

　　当今生命科学发展迅速，新知识、新技术、新成果不断涌现，尽管编者已努力查阅最新研究进展，但仍难免存在不足之处，恳请同行专家和读者见谅，敬请不吝指正。

编　者

2015 年 9 月

目　　录

序

前言

第一章　概述 ………………………………………………………… 1

　一、流感病毒 …………………………………………………… 1

　二、流感病毒的分布与传播 …………………………………… 8

　三、流感病毒的变异 …………………………………………… 10

　四、产生导致人流感大流行病毒株的可能机制 ……………… 11

　五、发病机理 …………………………………………………… 12

　六、临床学 ……………………………………………………… 15

　七、预防与治疗 ………………………………………………… 16

　参考文献 ………………………………………………………… 19

第二章　各型流感 …………………………………………………… 22

　一、A 型流感 …………………………………………………… 22

　二、B 型流感 …………………………………………………… 47

　三、C 型流感 …………………………………………………… 53

　参考文献 ………………………………………………………… 55

第三章　H1 亚型 …………………………………………………… 59

　一、流行病学 …………………………………………………… 59

　二、诊断 ………………………………………………………… 63

　三、防控与预警 ………………………………………………… 64

　四、研究进展 …………………………………………………… 65

　参考文献 ………………………………………………………… 72

第四章　H2 亚型 …………………………………………………… 76

　一、流行病学 …………………………………………………… 76

　二、诊断 ………………………………………………………… 78

　三、防控与预警 ………………………………………………… 79

　四、研究进展 …………………………………………………… 80

　参考文献 ………………………………………………………… 83

第五章　H3 亚型······85

一、流行病学······85

二、诊断······91

三、防控与预警······92

四、研究进展······93

参考文献······95

第六章　H4 亚型······99

一、流行病学······99

二、诊断······101

三、防控与预警······101

四、研究进展······103

参考文献······104

第七章　H5 亚型······106

一、流行病学······107

二、诊断······114

三、防控与预警······116

四、研究进展······116

参考文献······119

第八章　H6 亚型······124

一、流行病学······124

二、诊断······127

三、防控与预警······128

四、研究进展······130

参考文献······131

第九章　H7 亚型······134

一、流行病学······134

二、诊断······138

三、防控与预警······140

四、研究进展······141

参考文献······142

第十章　H8 亚型······145

一、流行病学······145

二、诊断······146

三、防控与预警······146

四、研究进展······148

　　参考文献 ··· 148
第十一章　H9 亚型 ··· 150
　　一、流行病学 ··· 150
　　二、诊断 ··· 158
　　三、防控与预警 ··· 159
　　四、研究进展 ··· 160
　　参考文献 ··· 162
第十二章　H10 亚型 ·· 166
　　一、流行病学 ··· 166
　　二、诊断 ··· 170
　　三、防控与预警 ··· 171
　　四、研究进展 ··· 172
　　参考文献 ··· 173
第十三章　H11 亚型 ·· 175
　　一、流行病学 ··· 175
　　二、诊断 ··· 176
　　三、防控与预警 ··· 177
　　四、研究进展 ··· 178
　　参考文献 ··· 178
第十四章　H12 亚型 ·· 179
　　一、流行病学 ··· 179
　　二、诊断 ··· 180
　　三、防控与预警 ··· 181
　　四、研究进展 ··· 181
　　参考文献 ··· 182
第十五章　H13 亚型 ·· 183
　　一、流行病学 ··· 183
　　二、诊断 ··· 184
　　三、防控与预警 ··· 185
　　四、研究进展 ··· 185
　　参考文献 ··· 186
第十六章　H14 亚型 ·· 187
　　一、流行病学 ··· 187
　　二、诊断 ··· 189
　　三、防控与预警 ··· 190

四、研究进展 ·· 190

参考文献 ··· 190

第十七章　H15 亚型 ·· 192

一、流行病学 ·· 192

二、诊断 ··· 193

三、防控与预警 ·· 194

四、研究进展 ·· 194

参考文献 ··· 195

第十八章　H16 亚型 ·· 196

一、流行病学 ·· 196

二、诊断 ··· 197

三、防控与预警 ·· 198

四、研究进展 ·· 198

参考文献 ··· 199

第十九章　H17 与 H18 亚型 ·· 200

一、流行病学 ·· 200

二、诊断 ··· 201

三、防控与预警 ·· 201

四、研究进展 ·· 202

参考文献 ··· 202

第二十章　N1 亚型 ··· 204

一、流行病学 ·· 204

二、诊断 ··· 208

三、防控与预警 ·· 209

四、研究进展 ·· 210

参考文献 ··· 215

第二十一章　N2 亚型 ·· 218

一、流行病学 ·· 218

二、诊断 ··· 223

三、防控与预警 ·· 224

四、研究进展 ·· 224

参考文献 ··· 227

第二十二章　N3 亚型 ·· 230

一、流行病学 ·· 230

二、诊断 ··· 231

三、防控与预警 ·· 232

四、研究进展 ·· 233

参考文献 ·· 234

第二十三章　N4 亚型 ·· 237

一、流行病学 ·· 237

二、诊断 ·· 238

三、防控与预警 ·· 239

四、研究进展 ·· 239

参考文献 ·· 240

第二十四章　N5 亚型 ·· 241

一、流行病学 ·· 241

二、诊断 ·· 242

三、防控与预警 ·· 243

四、研究进展 ·· 243

参考文献 ·· 244

第二十五章　N6 亚型 ·· 245

一、流行病学 ·· 245

二、诊断 ·· 247

三、防控与预警 ·· 247

四、研究进展 ·· 247

参考文献 ·· 249

第二十六章　N7 亚型 ·· 250

一、流行病学 ·· 250

二、诊断 ·· 251

三、防控与预警 ·· 252

四、研究进展 ·· 254

参考文献 ·· 255

第二十七章　N8 亚型 ·· 256

一、流行病学 ·· 256

二、诊断 ·· 258

三、防控与预警 ·· 258

四、研究进展 ·· 259

参考文献 ·· 260

第二十八章　N9 亚型 ·· 261

一、流行病学 ·· 261

二、诊断 ·· 263

三、防控与预警 ··· 264

四、研究进展 ··· 264

参考文献 ··· 265

第二十九章　N10 和 N11 亚型 ·· 266

一、流行病学 ··· 266

二、诊断 ·· 268

三、防控与预警 ··· 268

四、研究进展 ··· 268

参考文献 ··· 270

第一章　概　　述

　　流行性感冒（Influenza），简称流感，是流感病毒（Influenza virus）引起的一种传染性强、传播速度快的急性呼吸道感染疾病，通过空气中的飞沫、人与人之间的接触或与被污染物品的接触传播。流感病毒是正黏病毒科（Orthomyxoviridae）的代表种，系 RNA 病毒，呈球形或丝状。根据流感病毒感染的对象，可将其分为人类流感病毒、猪流感病毒、马流感病毒和禽流感病毒等类群。流感病毒根据其核蛋白的抗原性可以分为三类：A 型流感病毒（Influenza A virus），又称甲型流感病毒；B 型流感病毒（Influenza B virus），又称乙型流感病毒；C 型流感病毒（Influenza C virus），又称丙型流感病毒。A 型流感病毒于 1933 年分离成功（Smith et al.，1933），该病毒最容易发生变异，可感染人和多种动物，为人类流感的主要病原，常引起大流行和中、小流行。B 型流感病毒于 1940 年被分离（Francis et al.，1940），B 型流感病毒一般不会引起全球范围内的大流行，但是它能够引起地区性、季节性的流行。C 型流感病毒直到 1947 年才成功分离到（Taylor，1947），C 型流感病毒只会引起人类不明显或轻微上呼吸道感染，极少造成流行。

　　A 型流感病毒还根据表面结构蛋白血凝素（hemagglutinin，HA）和神经氨酸酶（neuraminidase，NA）抗原性的差异可分为不同亚型，至今已鉴定了 18 种 HA 亚型和 11 种 NA 亚型（Tong et al.，2013），因而理论上认为共有 198 种亚型组合，而 B 型和 C 型流感病毒都只有一个亚型。流感病毒具有很高的突变率和重组率，任何亚型流感病毒通过重组和重配等机制均可能引起流感大流行，所有亚型组合的流感毒株理论上均可能出现并转变成高致病性毒株。流感病毒基因组片段的重组也可能产生其他的新病毒，监测新病毒株对于流感防控非常重要。

一、流感病毒

1. 流感病毒的发现

　　流感病毒被发现的历史比其他病毒更加复杂，不仅被许多矛盾的说法混淆，还被 20 世纪著名细菌学家 Richard Friedrich Johannes Pfeiffer 所提出的流感是"Pfeiffer's 细菌病"的言论所强压。Pfeiffer 认为流感是由细菌，确切的说，是由杆菌引起的疾病。直到 1922 年，流感是由"滤过性"病毒引起的这个概念才被人们接受。著名微生物学家 Hans Zinsser 在他所编写的《细菌学教科书》中写道："最近试验结果所显示的由滤过性病毒引起疾病的所有证据都必须仔细考虑"。他引用了1918～1919 年流感大流行期间的相关研究,包括:①巴斯德研究所的 Nicolle 和Lebailly(1918)将普通流感患者的血液和鼻分泌物超滤物注入到正常人和猴的结膜囊和鼻腔,大部分受试者都出现了流感样症状。②Dujarric de la Rivière(1918)对 4 名流感患者的血液进行超滤后,将混合过滤物注射到自己体内,很明显患上了流感样疾病。③Leschke(1919)也用超滤后的流感患者鼻分泌物引起猴产生流感样症状。④Selter(1918)将流感患者鼻分泌物超滤后喷射到自己和一名助手的喉部,产生了流感样疾病。⑤东京帝国大学国家传染病研究所(现为东京大学医学院)的 Yamanouchi 等(1919)进行了更为复杂的试验。他们处理了 43 名患者的鼻咽分泌物,对其中的一半样品进行超滤后注入 24 位志愿者的鼻腔(其中 6 名接受超滤物灌注的志愿者是感冒康复患者),除了感冒康复患者以外的所有志愿者都在试验后的 2～3 天内患流感样疾病。⑥Olitsky 和 Gates(1920)在流感流行期间就将采集自患者的超滤物注入兔气管内,引起发热、白细胞减少、轻度肺出血、肺气肿和肺水肿。然而,关于滤过性因子是流感病因的理论依然遭到了 Pfeiffer 及其拥护者的反驳。13 年以后,洛克菲勒研究所的 Shope(1931)获得了关键的突破性进展,首次发现了猪流感的病原。Shope 的工作也激发了美国和英国的研究小组重新开始对人流感病原的研究。1933 年,还是洛克菲勒研究所的 Alphonse Raymond Dochez 和他的同事们证明流感通过人的鼻咽部感染,并成功在鸡胚上培养出流感病毒。同时,英国的研究小组在雪貂体内分离到了人流感病毒并连续传代,他们用无可辩驳的"现代"方法证实了流感的病原。随后,人们对流感的研究呈现暴发式增长,直到现在研究热度仍未衰减。

2. 流感病毒的结构及分类

流感病毒属于正黏病毒科,为单股负链 RNA 病毒,由囊膜和核衣壳构成,囊膜包括膜基质蛋白(M1 和 M2),双层类脂质膜和两种糖蛋白突起,即血凝素(HA)和神经氨酸酶(NA),二者均具有抗原性,是禽流感病毒划分亚型的依据(图 1-1)。根据其核糖核蛋白(RNP)和膜蛋白(NP)抗原特性及其基因特性的不同,分为A、B、C(也称甲、乙、丙)三型。A 型流感病毒根据其表面的 HA 和 NA 抗原结构因其基因特性不同可将其分为若干亚型。至今,HA 有 18 个亚型(H1～H18),NA 有 11 个亚型(N1～N11)。A 型流感病毒是马、猪、貂、海豹、鲸、禽及人的病原。禽流感病毒通常具有种属特异性,只感染禽类动物,偶尔可感染猪或其他哺乳动物,但某些亚型(H5N1、H9N2 和 H7N7)的禽流感病毒能够跨种属感染,人类接触病禽、病禽的排泄物或者受病禽排泄物污染的土壤、水源和(或)尘土后,会导致人类的感染病毒而引起人类患禽流感。B、C 型流感病毒宿主范围很窄,只能感染人和猪等（殷震和刘景华，1997）。

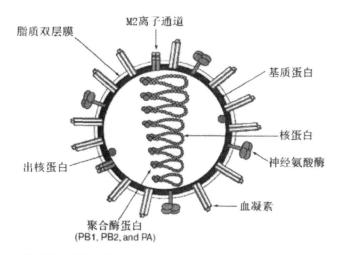

图 1-1　流感病毒结构示意图（引自 Encyclopedia of Virology 3ed，2008）

3. 流感病毒的命名

世界卫生组织（WHO）对流感病毒的命名有着统一的规定，具体命名方法如下：需要标明以下几条：①按照病毒的型分为 A、B 和 C；②如是人流感病毒，无需标出宿主名称，若是其他动物的流感病毒，则要求标出宿主名称；③分离地点名称；④实验室分离序号；⑤分离年代；⑥对于禽流感病毒，还须标注其 HA 和 NA 的亚型（即 HxNy）。例如，A/Turky/Wisconsin/1/66（H9N2）表示为 1966 年从美国威斯康星的火鸡体内分离到的 H9N2 亚型禽流感病毒，其实验室分离序号为 1。

禽流感病毒粒子在电镜下呈球形，也可呈丝状形态，长短不一，直径 80～120nm，平均为 100nm（图 1-2）。

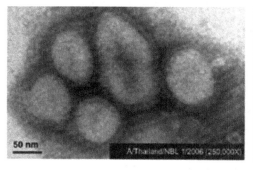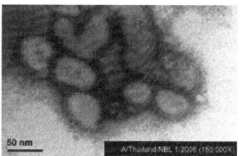

图 1-2　流感病毒电镜照片（Suda et al.，2013）

4. 流感病毒基因组的结构及其编码蛋白的功能

流感病毒大约含 RNA 0.8%～1.1%，蛋白质 70%～75%，脂类 20%～24%，糖类 5%～8%。脂类定位于病毒的膜上，绝大多数为磷脂，有少量的胆固醇和糖脂。蛋白质是流感病毒粒子的主要成分（70%～75%），具有重要的生物学功能，如病毒基因组复制所需要的酶系统、感染细胞时的病毒吸附，以及维持病毒的正常形态等。随着生物技术的不断发展，对病毒结构蛋白的结构和功能的研究也不断深入，尤其是蛋白定点突变技术和 X 射线晶体衍射技术的应用，以及现代反向遗传操作技术的应用为病毒蛋白功能和病毒生物学功能研究提供了巨大帮助。到目前为止，大多数流感病毒蛋白质的功能已经基本清楚，随着研究手段的不断深入及技术的提高，其他少数蛋白质的功能也将一一确定。

流感病毒是分 8 个片段的 RNA 病毒，其基因组至少可编码 10 个蛋白。流感病毒基因组片段具有共同的特点：具有高度保守的 5′端和 3′端。每个 RNA 片段的 5′端均由 13 个高度保守的核苷酸组成，即 3′-GGAACAAAGAUGAppp-5′，3′端由 12 个核苷酸组成，即 3′-OHUCGUUUUCGUCC-5′。在这些共有序列中，部分互补，形成锅柄环状结构，该结构是病毒 RNA 聚合酶结合所必需的核苷酸识别位点，同时该区域形成的特有的茎环结构也是病毒 RNA 复制的启动子发挥作用的必须结构，如果该区域的碱基变异将显著降低病毒在宿主细胞内的丰度。病毒不同基因片段的不同编码产物的大小差异较大，在病毒的整个生命周期中起的作用也是不同的。

聚合酶（polymerase）：流感病毒的聚合酶是由 3 个最大的 vRNA 片段（1～3）编码的三种蛋白质，分别为 PB2、PB1 和 PA。其中 PB2 和 PB1 是碱性蛋白，PA 是酸性蛋白。三种蛋白质结合在一起，起着病毒基因复制酶的作用，进行子代病毒基因复制和 mRNA 的产生，是启动病毒复制的必须酶系统。目前 3 个聚合酶及核糖核酸复合物的三维结构，以及在 RNA 上的定位基本清楚，为进一步研究提供了充足的信息。PB1 由片段 2 编码，长度为 2341bp（mRNA 为 2320bp），共含 757 个氨基酸残基。PB2 由片段 1 编码，长度为 2341bp（mRNA 为 2320bp），共含 759 个氨基酸残基。PA 由片段 3 编码，长度为 2233bp（mRNA 为 2211bp），共含 716 个氨基酸残基。这三种蛋白质在氨基酸序列上有一共同特点，都含有特异的亲核序列区，其作用是使这几种蛋白质在胞质合成后能顺利进入细胞核，所以在感染细胞的细胞核内都能发现这三种蛋白质成分。这三种蛋白质位于病毒 RNA 基因组 3′端，外被核蛋白，形成病毒核酸核蛋白粒子，聚合酶复合体位于每个核蛋白复合体的一端。

血凝素（hemagglutinin，HA）：血凝素由片段 4 编码，是构成流感病毒囊膜纤突的主要成分之一，为 75kDa 的 I 型糖蛋白，在病毒吸附及穿膜的过程中起关键作用。HA 在感染过程中被水解为两条肽链：HA1 和 HA2，是感染细胞的先决条件。该蛋白免疫机体，可刺激产生坚强的免疫保护性作用，同时诱导产生中和抗体。HA 的变异性很强，是病毒抗原性发生变异的主要原因。近年的研究证明 HA 也参与病毒宿主谱的识别，在决定病毒宿主范围方面扮演了一个重要角色。HA 含有 4 个结构区域：信号肽（前导序列）、胞浆域、跨膜域和胞外域。其中 HA 的跨膜区对于介导病毒和感染细胞膜的有效融合是非常必要的，跨膜区的存在可以有效地促使 HA 蛋白富集于某一个区域，进而促进细胞的融合，该跨膜区的改变可以使细胞局部表面 HA 的分子数减少 45%左右。根据不同亚型毒株 HA 的氨基酸序列测定及核苷酸推测，HA 由 562～566 个氨基酸残基组成。通过氨基酸序列的比较分析发现，H1 和 H3 亚型差别最大，仅有 25%的同源性；其他亚型之间的同源性较高，H2 与 H3 亚型 HA 之间的同源性最高，部分区域的同源性可达 80%；相同亚型的不同毒株之间的氨基酸序列同源性在 90%以上。HA 蛋白是流感病毒的主要保护性抗原，同时也是流感病毒抗原亚型分类的一个重要标记抗原，不同亚型的 HA 蛋白之间的交叉保护性极低。

越来越多的证据表明流感病毒的致病力是由多基因决定的，但是 HA 起着决定性的作用。HA 可介导病毒结合到细胞膜受体上，并且促进病毒核糖核蛋白复合体（RNP）通过介导膜融合而进入细胞内，引发病毒的感染。HA 的可裂解性是流感病毒组织嗜性的重要决定因素，相应蛋白酶在组织中的不同分布和 HA 对这些酶的敏感性决定了流感病毒的易感性。HA 的经典结构特征（裂解位点处的氨基酸序列和附近糖基化位点的变化）决定了 HA 蛋白在组织中的可裂解性。高致病性和低致病性流感病毒在 HA 裂解位点处的氨基酸序列明显不同，一般高致病性毒株在裂解位点附近都有连续 4 个以上的碱性氨基酸，而低致病性毒株的 HA 裂解位点处一般就只有单个的碱性氨基酸（Lys 或 Arg），这种低致病性毒株的 HA 蛋白只能被呼吸道、消化道等少数细胞中的蛋白酶所裂解，因而只能在宿主呼吸道和（或）消化道上皮中繁殖，导致温和感染或亚临床感染；高致病性毒株的 HA 裂解位点处有多个连续的碱性氨基酸存在，可以被多种蛋白酶所识别裂解，因而病毒可以在宿主不同组织细胞中生长繁殖，一旦感染即可造成宿主全身系统衰竭，导致死亡。另外位于 HA2 的前 23 个氨基酸残基作为 HA 的融合肽的序列变化对于病毒的融合效率有极大的影响，尤其是该段序列中甘氨酸的变异极大影响病毒在宿主细胞中的繁殖。

核蛋白（nucleotide protein, NP）：由片段 5 编码的结构蛋白，分子质量为 60kDa 左右，是一种单体的磷酸化多肽，在病毒粒子中含量居第二位。NP 与 vRNA 和 mRNA 依赖的 PB2、PB1 和 PA 一起构成 RNP。在流感病毒的各个基因中，NP 基因最为保守，具有型特异性，根据其抗原性的不同，可将流感病毒分为 A、B、C 三个型。

核蛋白是一种多功能的蛋白质，除了形成病毒的核衣壳外，还可使 vRNA 形成 RNP 复合体，以此来稳定 vRNA，使其免受 RNase 作用，另外在病毒基因组的转录和复制过程中也起重要作用。核蛋白的磷酸化取决于宿主，与流感病毒的宿主谱有关。核蛋白是细胞毒性淋巴细胞识别的主要抗原，在蛋白质上至少具有 3 个独立的抗原位点。通过用单克隆抗体和多克隆抗体进行研究发现所有毒株都有一个共同位点，这一位点的单抗能抑制病毒 RNA 分子的体外转录。针对核蛋白的单克隆抗体不能给动物提供被动保护，用提纯的核蛋白免疫动物也可能产生很微弱的抗感染能力，但不能避免动物发病和死亡。

神经氨酸酶（neuraminidase，NA）：神经氨酸酶是流感病毒的一种重要表面糖蛋白，其数量没有 HA 多，并且呈簇存在，一般以四聚体的形式存在于病毒囊膜表面。它包括一个盒子状的头部和一个细茎，目前对其头部的三维结构已经清楚。NA 蛋白质序列的特点是翻译后不经过切割，信号肽不被除去，翻译起始用的甲硫氨酸仍然存在，羧基端没有经过加工，序列为：甲硫氨酸-羟脯氨酸-异亮氨酸。这一氨基酸基序在 NA 中起糖苷外切酶的作用，可以从 α-糖苷键上除去唾液酸（N-乙酰神经氨酸），因此 NA 能从病毒和感染的细胞上除去唾液酸残基。这一功能对病毒粒子以及防止病毒粒子聚集是非常重要的。通过对温度敏感（ts）突变株 NA 的研究发现，NA 不直接参与病毒的装配和出芽。另外，NA 还与病毒的宿主特异性及病毒的致病力有关。

神经氨酸酶蛋白与血凝素蛋白不一样，它属于 II 型糖蛋白，在病毒囊膜中，氨基端定位于囊膜内而羧基端位于囊膜外，与 HA 正好相反。NA 的一级结构包括 4 个区域：氨基端胞浆尾、非极性跨膜区、茎部和头部序列。神经氨酸酶的氨基端胞浆尾包括 6 个氨基酸残基：MNPNOK。根据目前检测的不同亚型的 NA 序列，发现氨基端胞浆尾非常保守，在所有的 A 型流感病毒中都相同，表明这一序列可能具有目前还不清楚的重要功能，不过可以肯定与 NA 从内质网向高尔基体或从高尔基体向细胞膜的运输无关，因为即使 NA 在细胞内质网内不能运输，病毒粒子仍然能装配和出芽。

NA 的非极性跨膜区包括氨基端第 7~35 位的氨基酸残基，其中前 6 个比较保守，其余 23~25 个氨基酸变异较大。用去污剂和链酶蛋白酶处理提取 NA 后进行序列分析，证明非极性跨膜区的作用是将 NA 固定于脂质双层；NA 合成后在内质网的运输过程中，这一序列起信号肽的作用。缺失这一序列，NA 不能运输。非极性跨膜区的长度在不同的亚型之间有一定的差别，例如，N1 和 N2 亚型长度是 29 个氨基酸残基，而 N8 亚型是 30 个。如上所述，这一结构具有固定 NA 和作为信号肽的双重功能，但典型的信号肽长度是 10~15 个氨基酸残基，跨越脂质双层也仅需 17~20 个氨基酸的长度，而这一跨膜区的长度比其两种功能所需的长度都要长，这可能是由于这两种功能是由不同的立体结构域来完成的，或在这一结构域中存在重叠的亚结构域。目前，高福课题组已经解析了 11 个 NA（N1～N11）的结构，并进一步揭示了流感病毒的 NA 在变异过程中对达菲等药物的耐药机制。

基质蛋白（martrix protein，M）：M 蛋白是由 vRNA 片段 7 编码的非糖基化蛋白，是病毒粒子中含量最高的蛋白，占病毒粒子总量的 30%～40%。M 基因有两个可读框（ORF），可转录出两个 mRNA 分子，分别翻译出两种蛋白：M1、M2。

M1 由 252 个氨基酸残基组成，分子质量约 27kDa，它是病毒的主要结构蛋白，占流感病毒蛋白质总量的 40%。这种蛋白有型特异性，其抗原性的差异是流感病毒分型的依据之一。M1 位于病毒囊膜的类脂双层内侧、核衣壳的外侧，是维持病毒形态的结构蛋白。另外 M1 还可在感染细胞的细胞核、细胞质和细胞膜上发现。研究表明，M1 的氨基端含有一亲水区，羧基端与病毒的转录酶之间有相互作用。流感病毒的 M1 具有多种功能，除维持病毒粒子的形态外，还调节病毒转录酶的活性，促进流感病毒 RNPs 从细胞核内向细胞浆运输，还在子代病毒粒子装配和出芽等多方面有重要作用。据报道，M1 单克隆抗体不能给宿主提供被动保护。M1 蛋白不被糖基化，作为病毒转录、复制的负调控基因，与转录酶有关。

M2 由 97 个氨基酸残基组成，分子质量大约为 11kDa，由片段 7 转录的第二个小 ORF mRNA 翻译。M2 也是一种跨膜质子通道蛋白，主要以四聚体形式存在于感染细胞的细胞膜上，另外也是病毒囊膜上的蛋白质组分之一。每个病毒粒子大约含有 14～68 个 M2 分子。M2 的氨基酸序列很保守，在所检测的毒株中，其同源性高达 90%。这种蛋白质在感染细胞的细胞膜上，氨基端在细胞外，羧基端在细胞内。细胞外部分为 18～23 个氨基酸，19 个氨基酸残基组成的疏水区插入病毒囊膜内，羧基端的 54 个氨基酸位于病毒核衣壳内。氨基端的 10 个氨基酸非常保守，在所有的流感病毒中，其序列几乎完全相同。M2 的主要作用是：在 HA 合成过程中作为质子通道控制高尔基体内的 pH；在病毒脱壳时酸化病毒粒子的内部环境；在病毒装配过程中也起作用。研究表明，针对 M2 氨基端的单克隆抗体可抑制病毒蚀斑的增大，其作用方式与抗神经氨酸酶抗体的作用方式相同。用这种单抗筛选突变株时，不仅引起 M2 的突变，还能引起 M1 的突变。近来有研究表明，利用抗结合了流感病毒 M2 蛋白和 T 细胞受体的双特异性抗体能有效抑制流感病毒的复制。

非结构蛋白（nonstructural protein，NS）：NS 蛋白由 vRNA 节段 8 所编码，该节段分别编码 NS1 和 NS2。编码 NS1 的 ORF 连续，而编码 NS2 的 mRNA 则在 NS1 mRNA 的基础上剪切产生。NS1 在感染的早期大量合成，由 230 个氨基酸组成，分子质量为 25kDa，主要进入感染的细胞核中；NS2 蛋白由 121 个氨基酸组成，分子质量为 12kDa，在感染的后期合成生产，在不同的毒株中高度保守。通过序列分析发现，NS1 和 NS2 有 210 个碱基的重叠，并且在氨基端有 9 个氨基酸是相同的。NS2 位于病毒基因组的片段 8 中，说明 NS2 基因是由于病毒感染复制期间 NS 基因存在剪接现象而生成的，其剪接位点和拼接机制与真核细胞的核酸剪接相似，在剪接位点有相同的特异性序列存在，即在 5′端大多数外显子以 AG 结尾，内含子以 GU 开头，3′端剪接位置的共有序列一般是在一连串的嘧啶后面加上 AG 结尾，下一个外显子以 G 开头。

NS1 蛋白作为流感病毒编码的一种 INF-α/β 的拮抗剂，在流感病毒感染细胞过程中起重要的蛋白表达调控作用，有人构建了 NS 基因部分缺失的重组流感病毒，这些突变的病毒在存在干扰素的培养系统中不能有效复制，而在无干扰素的培养系统中复制能力略低，但差异不显著。NS1 一方面可以通过促进流感病毒 mRNA 的翻译来增加病毒蛋白的表达，另一方面可以通过阻止细胞 mRNA 的 3′端多聚腺嘌呤化抑制细胞 mRNA 从细胞核运输到细胞质中。通过人为改变 NS 基因的核苷酸序列，可降低 NS1 蛋白的抗干扰素作用，从而达到在保证不改变病毒的免疫原性的前提下降低病毒的致病性。另外，NS1 蛋白也可通过 Jun N 端激酶介导的应激反应信号传递途径，抑制病毒感染和病毒 dsRNA 活化，从而达到抗病毒的作用。韩雪清等发现了与流感病毒 NS1 蛋白相互作用的两种新蛋白 β-tubulin 和 cytokeratin 9，并且流感病毒可能利用 NS1 与宿主 β-tubulin 相互作用，诱导宿主细胞凋亡从而加强其致病性（Han et al.，2012）。

5. 流感病毒的抵抗力

流感病毒属包膜病毒，抗力较弱，对热、紫外线、干燥及大多数化学消毒剂均比较敏感。试验证明，流感病毒在 pH 为 2 的酸性环境中，或加热至 56℃，或暴露于 70%乙醇，30min 内其感染性均可损失。病毒对热力、紫外线及各类消毒剂的敏感性是：流感病毒对碘伏最为敏感，5000mg/L 的碘伏作用 15s 即可将流感病毒完全灭活；存在于有机物中可被有效保护，存在于肥料中的病毒，在 105d 内仍可恢复感染性。有机物的存在也会降低各类消毒剂对流感病毒的灭活效果。有趣的是存在于血液中的病毒抗力强于不锈钢固体表面存活的病毒，可能是由于血液中含有的丰富蛋白质对病毒有一定的保护作用，也可能是由于血细胞中的过氧化物酶中和了部分过氧化氢的作用。

二、流感病毒的分布与传播

A 型流感病毒可自然感染人类、灵长类、禽类、猪、马、犬、猫、虎、狮、美洲豹、海狮、海豹、水貂、鲸等哺乳动物，而小白鼠和雪豹可通过人工感染发病。B 型流感病毒能感染人和海豹，C 型流感病毒能感染人和猪。在流感病毒的生态系统中，水禽类被认为是流感病毒的"自然基因储存库"，猪被认为是"基因混和容器"。

　　禽流感是由 A 型流感病毒引起的一种禽类急性高度接触性传染病。感染禽类的 A 型流感病毒称为禽流感病毒。该病毒几乎存在于所有家禽和野禽，分布于全世界。禽流感病毒可以感染家禽（鸡、火鸡、珍珠鸡、竹丝鸡、鹌鹑、鹧鸪、家鸭、鹅等）、野禽（野鸭、野鹅、雉鸡、鸵鸟、鹰、矶鹬、三趾鹬、赤翻石鹬、燕鸥、天鹅、鹭、鸶、海鸠、海鹦、鸥等）、笼养鸟（鹦鹉、鸽子、编织鸟、燕雀等）等禽类，家禽中火鸡最易感，其次是鸡。多年来，人们一直怀疑家禽暴发禽流感起因于野禽，特别是水禽，事实上从鸭体分离到的流感病毒比任何一种其他禽类都多。统计分析表明，家禽感染或暴发禽流感通常见于水禽的迁徙途中或水禽聚集的水域附近。1983 年美国宾夕法尼亚和 1995 年墨西哥暴发的禽流感都与水禽及水体污染有关。迁徙水禽可感染多种流感病毒，野生水禽流感病毒分离物几乎包括了所有的血清亚型，所以可以认为野生水禽具有病毒循环的贮存库作用，储存于野禽中的流感病毒是感染家禽的潜在病原。从鸭子栖息过的水中可以分离到禽流感病毒，有人从不断与水接触的鸭体内分离出了禽流感病毒，而对于一直在陆地上饲养的鸭群，却不易分离到禽流感病毒，提示水体保毒是禽流感病毒得以长期存在的重要因素和媒介，所以水禽在贮存并传播禽流感病毒方面有重要的流行病学意义。1997 年香港禽流感病毒首次突破种间障碍直接感染人，致患者死亡事件的发生，成为禽流感病毒直接感染人的标志。有学者通过分析系统进化树认为 1918 年导致死亡 4000 万人的 H1N1 可能是通过变异由禽类传给人类的；而 1957 年 H2N2 和 1968 年的 H3N2 大流行病毒株是禽流感毒株和人流感毒株的重组体，这些似乎说明禽流感病毒变得越来越容易直接感染人。但从总体来看，禽流感病毒直接感染人的事情还只是零星偶然的，没有证据表明禽流感病毒能在人与人之间有效地传播。从理论上讲，禽流感对人类最大的威胁是：当人感染了一株禽流感病毒的同时又感染了一株人源流感病毒，在这种情况下就有可能发生基因重排，从而产生一株能在人间迅速传播的流感大流行的病毒。

　　猪被认为是从禽类和哺乳动物来的流感病毒的"混合器"。对世界各地猪和禽体内分离到的 H1N1 流感病毒的研究表明，该病毒可由鸭传给猪，也可由猪传给鸡。因此，当鱼、鸭、猪共养时，这些群体的密切接触可以促进新亚型病毒的出现。近年来，猪流感（由 A 型流感病毒引起的猪急性传染性疾病）在猪群中的流行日渐严重，已引起世人的高度关注。这不仅在于其显而易见的兽医传染病学意义，更在于其潜在的公共卫生意义，以及在流感病毒分子流行病学及"禽—猪—人"种间传播中不可替代的特殊地位和作用。研究认为，猪的种间屏障相对较低，是人流感病毒和禽流感病毒双重感染的"混合器"，1 个细胞同时被 2 种流感病毒感染，会导致基因重配的偶然发生，就有可能产生抗原性改变从而与 198 种抗原性不同的流感病毒重组株，引发新的流感大流行。不同的猪流感病毒毒株，其致病力和生物学特性也不同。这些现象提示人们，流感病毒可能在一定程度上发生于不同宿主，即在禽、马、猪等动物之间直接或间接相互传播，这也是流感病毒发生变异，由低致病或不致病亚型到致病性亚型起源的重要条件。

美国宾夕法尼亚州立大学 Park 校区的 Edward C. Holmes 等（2008）对 1302 份通过 12 年的时间在两个半球的温带地区获取的禽流感病毒株基因组进行了分析，指出目前有迹象表明，新的流感病毒株开始在热带地区出现，并向温带地区传播；该病毒株的基因进化包括一种经常性重组和周期性选择清除的复杂交互作用；在病毒生态学方面可能有一种传染源消除模式，在这种模式下，新的种系通常在一个稳定的源头地区萌芽——我们假设在热带地区——而后传播到温带地区并可能会在人群中逐渐沉没。

最近，科学家发现了流感病毒通过气溶胶传播的证据（Kanta Subbarao et al.，2015）。人类流感病毒优先使用含"2，6-连接"唾液酸的受体，而禽流感病毒则优先结合"2，3-连接"唾液酸的受体。流感病毒在人与人之间的高效空气传播与"2，6-连接"唾液酸受体，而不是"2，3-连接"唾液酸受体的使用有关。Kanta Subbarao 等（2015）采用一种"功能丧失"方法，即 H1N1（2009）流感病毒被人为地与"2，3-连接"唾液酸受体结合，然后通过雪貂试验显示，软腭是发生受体使用切换的重要场所，该组织会迅速选择对人类受体有偏好的流感病毒。

三、流感病毒的变异

流感病毒具有很强的变异能力，也正是由于这种变异的频繁发生，使得病毒的抗原性发生改变，使我们无法单纯使用某种疫苗来免疫预防、控制流感的发生。在三种流感病毒中，A 型流感病毒极易变异，B 型次之，而 C 型流感病毒的抗原性非常稳定。B 型流感病毒的变异会产生新的主流毒株，但是新毒株与旧毒株之间存在交叉免疫，即针对旧毒株的免疫反应对新毒株依然有效。流感病毒表面抗原变异幅度的大小直接影响到流感暴发的规模。若变异幅度小，属于量变，产生病毒的新株，可引起中小型流感流行；如果抗原变异幅度大，属于质变，形成新的亚型，此时宿主普遍缺乏对它的免疫力，往往引起较大规模暴发，甚至发展为世界性流行。

流感病毒能在自然界中不断发生抗原变异，这是因为流感病毒的 RNA 聚合酶的保真度较低，缺乏校正能力（$5'\rightarrow 3'$外切酶活性），在基因组进行转录过程中错配率较高。转录中较高的错配率产生了一种准种现象，即有许多不同基因型的病毒会在宿主动物中共流行，并且每种病毒都带有不同水平的对宿主环境的适应能力。流感病毒的保护性免疫反应是由针对 HA 和 NA 的抗体来介导的，但由于流感病毒经常发生抗原变异，就阻止了这种保护性免疫作用的发挥，从而再次引起感染。这种现象主要是由于流感病毒的抗原性通过点突变（抗原漂移）逐步发生变化，或者通过基因重排（抗原漂变）发生很大的变异引起的。编码流感病毒表面抗原 HA 和 NA 的基因在每次复制过程中逐步发生点突变，这些点突变的积累使表面抗原发生显著的变化，使宿主的抗体不能中和该病毒，结果产生一种能逃避宿主免疫反应并引起疾病流行的变异株，这就是抗原漂移。抗原漂移在禽流感病毒中也可见到，但抗原变异的程度要比哺乳动物的流感病毒低很多，这可能是鸟类生命短暂、免疫压力有限的缘故。

抗原转变是由于突变幅度较大导致新的亚型产生。理论上讲，8 个 RNA 片段存在 198 种不同的组合方式。事实证明，不同亚型的流感病毒同时感染一个细胞时，病毒基因可以发生节段的交换。在自然界中经常有混合感染导致基因重组的事件发生。在人流感的发生历史上，由于直到 1933 年 Smith 等才分离到第一株人流感病毒，因此无法对引起 1918 年西班牙流感的病毒进行抗原变异研究。对引起其他几次人类大流感的病毒抗原变异情况进行研究发现，1957 年和 1968 年两次大流感是抗原转变的典型范例。1957 年，当时流行的 H1N1 亚型毒株从禽流感病毒中获得了 HA、NA、PB1 基因，重组为 H2N2 亚型流感病毒，由于当时的人体内没有这种病毒的抗体，不能抵御该病毒的侵袭，因而暴发了亚洲流感；1968 年，历史重演，当时的 H2N2 亚型人流感病毒再次与禽流感病毒发生重组，获取了新的 HA 和 PB1 基因，重组产生新的流感病毒，引发了香港流感。抗原转变作为抗原性变化补充性的机制仅在 A 型流感病毒中发现。

四、产生导致人流感大流行病毒株的可能机制

从 1918 年西班牙灾难性大流感发生至今已经近一个世纪了，这期间每隔十几或几十年就会有一次人流感大流行，除 1977 年的俄国流感是由 50 年代曾经流行于人群中的 H1N1 流感病毒的再现导致之外，每次大流行都涉及禽流感病毒基因的介入，因此，将来的流感大流行很可能是由拥有人类缺乏免疫能力的 HA 基因的禽流感病毒引起，还不能确定这个病毒是直接还是间接介入人类，但至少有以下两种可能的机制。

猪作为中间宿主：迄今为止，已从野生和家养的温血动物（鸟和哺乳类）中广泛分离到 A 型流感病毒。大量证据表明，所有的哺乳动物的流感病毒都来源于野生水禽，禽流感病毒可由鸟类传播给哺乳动物，人流感病毒传播给猪。Webster 等认为流感病毒在哺乳动物中快速进化，原因之一是病毒在新的宿主中需要一个适应过程，原因之二是免疫压力的存在。如果下一次人类流感大流行的毒株是与 1957 年和 1968 年一样的杂交毒株，那么就一定要有两个来自人和禽的不同病毒感染同一宿主。由于宿主范围不同，所以大多数禽流感病毒不能直接感染人，但是对猪却没有这种限制，因此存在以下两个假设：①猪是人禽流感病毒一个"混合器"，

禽流感病毒和人流感病毒可以同时感染猪，在猪体内适应一段时间后再传给人。H1N1 亚型禽流感病毒和 H3N2 亚型人流感病毒在欧洲猪体内杂交重组，然后传给荷兰儿童的事实证明这个假设有一定的可信度；②在禽流感病毒从鸟向人传播的过程中，猪扮演了一个中间适应宿主的角色。人体内流感病毒的受体是唾液酸 α-2，6 半乳糖，禽体内是唾液酸 α-2，3 半乳糖，而猪同时具有这两种受体，Ito 等（1998）发现，在 H1N1 亚型禽流感病毒进入猪体内，经过短暂的适应后，病毒识别的受体特异性发生了改变，由 α-2，3 糖苷特异变成了 α-2，6 糖苷特异，从而导致该病毒对人的感染。

以上两种设想并不矛盾，事实上，当禽流感病毒在猪体内复制并与人流感病毒进行杂交的时候，就可能同时发生受体特异性的改变。当然禽流感病毒也可能在猪体内适应到了一定的程度，不需要与人流感病毒杂交就可以在人体内进行有效的复制了。

1997 年香港 H5N1 禽流感病毒直接传播给人的疫情说明可能还存在其他的种间传播模式，即禽流感病毒直接传播给人，并在人体内与人流感病毒进行杂交，产生可在人体内有效复制的病毒；或者是在人体内经过一段时间的适应之后，其受体特异性发生改变，能够与人的细胞受体结合，突破种间障碍而感染。也有研究证明，H5 和 H9 亚型血凝素的空间构象的变化可以导致病毒感染宿主的变化，从而突破种间障碍而感染。

五、发病机理

流感病毒 HA 蛋白与宿主细胞表面受体的结合是感染发生的关键一步。HA 蛋白受体分为 2 种：α-2，3 半乳糖苷唾液酸（SAα2，3Gal）和 α-2，6 半乳糖苷唾液酸（SAα2，6Gal）。禽和马流感病毒对 SAα2，3Gal 具有亲嗜性，而人和猪流感病毒对 SAα2，6Gal 的亲和性最高。研究表明，马呼吸道和禽肠道上皮细胞主要含 SAα2，3Gal，人呼吸道上皮细胞主要含 SAα2，6Gal 受体，而猪的呼吸道上皮细胞同时含有两种类型的受体。人类流感病毒主要结合 α-2，6 半乳糖苷唾液酸。人流感病毒主要吸附纤毛上皮细胞和 α-2，6 半乳糖苷唾液酸含量更加丰富的气管和支气管上皮细胞，而不是细支气管上皮细胞。研究发现在鸟类中广泛流行的 H5N1 流感病毒与肺泡上皮细胞具有较高的亲和性，有选择性破坏肺泡上皮细胞的倾向，而对气管上皮损伤较小。流感病毒破坏呼吸道上皮细胞的程度依据病毒种类、型别和感染部位的不同而不同。

近年来，由于高致病性禽流感突破种间障碍，直接感染人类，因此，对高致病性禽流感的发病机理研究较多，主要包括以下几种。

1. HA 是影响高致病性禽流感病毒致病性的主要因素

　　HA 是典型的 I 型糖蛋白，由 562～566 个氨基酸残基组成，含有信号肽（前导序列）、胞质域、跨膜域和胞外域 4 个结构区域。其氨基端为信号肽（约 16 个氨基酸），紧接是 HA1（328 个氨基酸），羧基端的 221 个氨基酸残基构成 HA2。在 HA1 和 HA2 之间有一精（赖）氨酸残基，在加工过程中被切除。在病毒复制过程中，HA 被细胞内蛋白酶切割为 HA1 和 HA2 两个亚单位，并通过二硫键相连，以同源三聚体形式存在于成熟病毒粒子的表面。HA 通过受体介导的内吞作用，将病毒粒子导入细胞的内含体，引起 HA 的构象改变暴露出融合肽，从而使病毒的囊膜和宿主细胞膜融合，开始病毒 RNA 的复制、转录和子代病毒 vRNP 的组装。RBS 位于 HA 分子的球区末端，分别为 98 位的酪氨酸残基（Tyr）、153 位的色氨酸残基（Trp）、183 位的组氨酸残基（His）、190 位的谷氨酸残基（Gln）、194 位的亮氨酸残基（Leu）。此外，HA 蛋白中的 224～228 位和 134～138 位两个区域分别构成受体结合部位的左右两缘。HA 受体结合部位的氨基酸组成在不同亚型病毒 HA 蛋白中高度保守，它直接影响受体的结合特性。A 型流感病毒的细胞受体是位于细胞上的唾液酸糖脂或唾液酸糖蛋白，有唾液酸（N-已酰神经氨酸，SA）α-2，6-半乳糖（SAα-2，6-Gal）和唾液酸 α-2，3-半乳糖（SAα-2，3-Gal）两种受体，与哪一种病毒受体结合，决定于 HA 第 226 位的氨基酸。HA 的第 226 位氨基酸残基为 Gln，则具有 SAα-2，3-Gal 受体结合特异性；若为 Leu，则具有 SAα-2，6-Gal 受体结合特异性；如果第 226 位氨基酸残基为 Met，则同时对 SAα-2，3-Gall 和 SAα-2，6-Gal 均具有相同的结合能力。人流感病毒多为 SAα-2，6-Gal 结合特异性，禽流感病毒多为 SAα-2，3-Gal 结合特异性，而马流感病毒只结合 SAα-2，3-Gal 受体。这种病毒与受体的结合特性决定了流感病毒的宿主范围。种间传播取决于 HA 上受体结合位点（主要是 226 位氨基酸，Leu）与宿主细胞表面病毒受体结合的能力。

　　一般每个 HA 单体分子上带有 7 个寡糖链，其中 6 个在 HA1（8、22、38、81、165 和 285），另一个位于 HA2（154），通过 N-葡萄糖苷键与天门冬氨酸残基相连。HA 蛋白上有 5 个抗原位点。A 位于 140～146 位及 33～137 位氨基酸，B 位于 156～160 及 187～198 氨基酸，C 位于 53、54、275 和 278 所在区，D 由 207 和 171 氨基酸组成，E 位于 63、78、81、83 位氨基酸表面区。上述抗原位点易发生替换引起 HA 蛋白抗原漂移或单位点突变改变糖蛋白的结构导致抗原变异。

　　HA 蛋白的主要功能是与细胞表面受体结合，介导病毒与细胞内体膜融合，致使病毒 RNP 释放入细胞质中。HA 与细胞受体结合后，病毒被内吞到细胞中，在介导融合之前，HA 会被裂解成两个以二硫键相连的亚单位 HA1 和 HA2。由于膜融合时需要 HA2 的 N 端介导，因此 HA 的裂解是感染的必要条件，HA 的裂解活性对病毒感染和宿主内复制非常关键。HA 的切割活性由两种结构决定，即裂解位点的氨基酸序列和裂解位点附近是否有糖基化位点。低致病性毒株在裂解位点上游仅有一个碱性氨基酸（Lys 或 Arg），因此低致病性和中等致病性毒株的 HA 只能在有限的细胞中裂解，所以感染也只局限在呼吸道和消化道。而高致病性毒株在裂解位点上游有多个碱性氨基酸，这种裂解位点能被包括碱性氨基酸蛋白酶和枯草杆菌蛋白酶多种胞内蛋白酶在内的多种蛋白所识别，其 HA 蛋白可以在多种细胞内被裂解，引起全身性致死性感染。在体外组织培养中，高致病性毒株可在没有外源蛋白酶存在的情况下生长繁殖，而低致病性毒株就不能，这进一步证明 HA 的裂解活性是流感病毒感染的决定性因素。研究发现切割部位糖基化位点同样可以影响流感病毒的致病力。即使裂解位点处有多个碱性氨基酸，如果在该位点附近糖基化位点上的寡糖链将裂解位点遮掩起来，那么该毒株仍然表现为低致病性，但这种毒株在复制过程中糖基化位点如发生缺失，则非常容易转变为高致病性毒株。

2. NA 与高致病性禽流感病毒的致病性密切相关

　　NA 是重要的 II 类糖蛋白，是由 4 个亚基组成的四聚体，编码 459 个氨基酸。主要结构包括氨基端胞浆尾部（6 个氨基酸残基）、非极性跨膜区（7～35 位的氨基酸残基，具有固定 NA 于脂质双层和作为信号肽的双重功能）、茎部（43～77 位有氨基酸缺失，主要帮助形成 NA 四聚体）和球状头部 4 个部分。NA 头部在不同亚型毒株高度同源，N1 和 N2 亚型毒株的 NA 头部由 392 个氨基酸残基组成（78～469 位），在天门冬酰胺上连有 4 个寡糖链，分别位于 86 位、146 位、200 位和 234位，寡糖链对 NA 的功能有重要影响，如果缺乏糖基化，NA 的结构稳定性和酶活性都会受到影响。NA 是一种糖苷外切酶，其头部有 4 个酶活性催化中心，具水解酶活性，可水解感染细胞表面糖蛋白末端的神经氨酸与相邻糖基的 α2 糖苷键，切除病毒表面和感染细胞表面的唾液酸。NA 的主要作用是破坏细胞膜上的病毒特异性受体，使病毒从感染细胞膜上释放，促进子代病毒离开宿主细胞，阻止病毒粒子的聚集，允许病毒扩散并增强其感染能力，促进病毒从呼吸道黏液向周围组织扩散。

　　研究发现 NA 与流感病毒的复制和致病性密切相关。NA 可以影响宿主细胞对HA 的裂解活性，NA 可以和细胞的纤溶酶原结合并解离，激活纤溶酶原使之水解为纤溶蛋白酶，这种蛋白酶可以裂解 HA。NA 也可通过其他途径影响流感病毒的致病性，增加 NA 上糖基化位点可导致 H5N1 亚型流感病毒对鸡的致病性增强。NA 蛋白茎部长度对其生物学活性也很重要，Castrucci 和 Kawaoka（1993）通过A/WSN/33 的 NA 基因进行缺失实验，结果显示 NA 茎长在 0～52 个氨基酸变化时，病毒在组织培养时复制能力无变化，然而在鸡胚中茎越长病毒复制能力越好，NA

无茎则病毒只局限在呼吸器官复制。

　　研究发现 NA 与 HA 之间的平衡会影响到流感病毒对靶细胞的感染与释放，HA 基因和 NA 基因之间存在某种平衡对病毒致病性有很大关系。并非所有的 HA 亚型和 NA 亚型的组合在自然界都可以分离到，实验室条件下，由于 HA 和 NA 不匹配，也很难获得稳定且高滴度的重组毒株。Matrosovich 等（2004）发现当流感病毒为适应新宿主而改变 HA 受体结合特性的同时伴随着 NA 序列的改变，证明 HA 和 NA 结构的匹配（平衡）对病毒的感染与复制至关重要。例如，N1 亚型流感病毒常可通过 NA 蛋白茎部氨基酸的缺失来调节 NA 的活性，NA 茎部氨基酸缺失后其酶活性也相应降低。

六、临床学

　　典型流感发病急，潜伏期为数小时到数天，一般为 1～2d；高热，体温可达 39～40℃，伴畏寒，一般持续 2～3d；全身中毒症状重，如乏力、头痛、头晕、全身酸痛；持续时间长，体温正常后乏力等症状可持续 1～2 周；呼吸道卡他症状轻微，常有咽痛，少数有鼻塞、流涕等；少数有恶心、呕吐、食欲不振、腹泻、腹痛等。还有少数患者以消化道症状为主要表现。老人、婴幼儿、有心肺疾病者或接受免疫抑制剂治疗者患流感后可发展为肺炎。此外，临床上还有各种分型：①单纯型流感：急性发病，体温 39～40℃，伴畏寒、乏力、头痛、肌肉关节酸痛等全身症状明显，呼吸道卡他症状轻微，可有流涕、鼻塞、干咳等。查体：急性病容，咽部充血红肿，无分泌物，肺部可闻及干啰音。②肺炎型流感：较少见，多发生于老人、小孩、原有心肺疾患的人群。原因：原发病毒性肺炎、继发细菌性肺炎、混合细菌病毒肺炎。表现：高热持续不退，剧烈咳嗽、咳血痰、呼吸急促、发绀，肺部可闻及湿啰音。胸片提示两肺有散在的絮状阴影。痰培养无致病细菌生长，可分离出流感病毒。可因呼吸循环衰竭而死亡，病死率高。③中毒性流感：以中枢神经系统及心血管系统损害为特征。表现为高热不退，血压下降，瞻望、惊厥、脑膜刺激征等脑炎和脑膜炎症状。④胃肠炎型流感：少见，以腹泻、腹痛、呕吐为主要临床表现。

　　猪患流感后，潜伏期为 2～7d，病程约 1 周。病猪表现为突然发热，体温升高达 40～42℃，精神高度沉郁，眼结膜潮红，卧地不起，寒颤，关节疼痛，行走无力，不食。流黏液性鼻涕，咳嗽、气喘、腹式呼吸，呼吸困难。粪便干硬、尿少色黄。妊娠猪流产，产弱仔，流产率为 10% 左右，新生仔猪死亡率较高。剖检可见鼻、喉、气管及支气管黏膜充血、肿胀，含有大量的带气泡的黏液。淋巴结肿大、充血；肺呈紫红色，气肿区、心叶、尖叶、中间叶切面有大量白色、棕红色泡沫样液体，肺间质增宽；脾脏肿大，胸腔与腹腔积液，含有纤维素性物质；胃肠黏膜有出血性炎症。

禽患流感的临床症状和病理变化因感染病毒株、病毒毒力、感染数量、抵抗力、年龄或日龄、营养或饲养条件、病程长短等不同而变化不一。禽流感的症状以呼吸系统、眼部病变和全身性败血症为特征。高致病性禽流感可导致鸡及火鸡突发性死亡，常无可见症状。病程稍长临床症状表现为体温急剧上升，精神沉郁，神经紊乱，呼吸道症状，腹泻、食欲减退或消失。低致病性致产蛋下降、呼吸道症状及窦炎脚鳞部出血，鸡冠、肉垂发绀，头脸部水肿，有的眼睑肿胀，角膜失去光泽发暗，结膜充血、流泪等。如剖检可见咽喉部黏膜充血，出血，腺胃、肌胃以及肌肉有出血点，小肠呈弥漫性出血。病死前呈昏迷状态，体温急剧下降至35℃或更低。高致病性禽流感发病率、病死率很高，可达到100%。有报道原发以及实验动物模型复制发现高致病性禽流感以胰脏坏死和非正常的神经症状为主要临床特征。人类感染高致病性禽流感，其重症患者一般均为 H5N1 亚型病毒感染。患者呈急性起病，早期表现类似普通型流感。主要为发热，体温大多持续在 39℃以上，热程 1～7d，一般为 3～4d，可伴有流涕、鼻塞、咳嗽、咽痛、头痛、肌肉酸痛和全身不适。部分患者可有恶心、腹痛、腹泻、稀水样便等消化道症状。重症患者病情发展迅速，可出现肺炎、急性呼吸窘迫综合征、肺出血、胸腔积液、全血细胞减少、肾功能衰竭、败血症、休克及 Reye 综合征等多种并发症。

马患流感后体温升高到 39～40.1℃，呼吸 47～58 次/min，呈腹式，心率 45～94 次/min。肺部听诊有湿啰音，咳嗽剧烈，初干咳，后转为湿咳，长而低沉。鼻黏膜潮红，鼻液呈浆液—黏稠液—黏液转变。眼结膜潮红，个别眼睑红肿，流泪。部分患畜颌下淋巴结肿大。剖检时，皮下未见明显异常，脾脏轻度肿大，脾门淋巴明显肿大，切面多汁。肾皮质部有放射状出血斑。肝肿大，质地脆弱，膀胱底部有针尖大出血点，心壁有少量纤维蛋白沉着，纵沟有较多点状出血，心内膜见针尖大的出血点。气管黏膜呈弥漫性点状出血，附有黏液。咽黏膜水肿呈弥漫性针尖状出血，喉黏膜肿胀显著，呈点状出血并附有黏液。肺肿大切面多汁，两心叶尖部淤血。脑膜见针尖状出血点，脑垂体水肿。

七、预防与治疗

1. 疫苗研究

目前流感预防最为常用的措施是流感疫苗接种。我国批准上市的流感疫苗均为三价灭活流感疫苗（TIV）。三价灭活疫苗的生产通过鸡胚培养，但流感病毒在鸡胚中传代得率不高，通过反向遗传学系统将所选毒株的 HA 和 NA 与在鸡胚中高产的 PR/8/34 毒株重组可明显提高得率，加速疫苗生产过程。另外，通过细胞培养法生产疫苗方便了对野生病毒的操作，避免了病毒在适应鸡胚过程中易产生 HA 突变的问题，加快了对突发大流感疫苗的制备速度，且在密闭系统中发酵的过程更容易控制。在改善全病毒灭活疫苗的措施中，佐剂的有效添加也可起到良好的辅助作用，目前包括磷脂质和水包油乳剂等佐剂的季节性流感疫苗已经在欧洲批准上市。减毒疫苗与三价灭活疫苗相比，免疫力更强，持续时间也更久，但存在因潜在回复毒力而致病的风险，对免疫系统较弱的群体不推荐使用。

据报道，现已进入临床试验阶段的疫苗种类还包括 DNA 疫苗（DNA-based vaccines）、通用疫苗（Universal vaccines）、重组蛋白疫苗（Recombinant proteins vaccines）、病毒样颗粒（Viruslike particles）、病毒载体（Viral vectors）。这些疫苗在动物试验中产生了良好的免疫效果，一些已经应用到临床中。

流感病毒流行毒株变异频率高，当年应用的疫苗需要根据上一个流行季节的优势毒株作出调整，更换每年生产的疫苗，但传统减毒活疫苗和三价灭活疫苗的大规模研发和生产制造周期至少需要 6 个月时间，因此疫苗研发存在一定的滞后性。特别是在大流感急速暴发时，其滞后性缺陷更加明显，因此，迫切需要研制出新型疫苗以便为流感病毒的预防提供有力的保障，希望不久的将来可以有更多的新型疫苗研制成功并得到广泛应用。

美国斯克里普斯研究所（TSRI）和詹森制药公司（2015）发现一种新方法，能够诱导机体生成抗体，防御各种亚型的流感病毒。这一重大进展加快了通用性流感疫苗的问世脚步。有研究发现，一些受到流感感染的患者体内会生产一种"强壮抗体"，能够在同一点同一时间中和多种亚型的流感病毒。但遗憾的是，这种广泛中和性抗体（bnAbs）非常罕见。研究人员首次参照 HA 晶体结构，人工合成抗原，剔除 HA 蛋白头部结构，通过改造稳定蛋白质的构象，且高仿中和位点，人工改造的 HA 茎部能够诱导抗体预期完美结合。随后，研究人员以啮齿类和灵长类动物作为试验对象，检测了抗体对抗原的反应过程。他们发现，受到一种类型的抗原感染后，动物机体免疫系统会分泌抗体，这种抗体能够与很多亚型病毒的血凝素蛋白识别、结合，甚至是中和性 H5N1 病毒，最终中和病毒，这是关键性的证据。试验表明，由一种亚型病毒诱导产生的抗体，能够抵抗其他不同亚型的抗原。研究团队最终的目标是在疫苗中包含经过设计改造的 HA 茎部，能够诱导机体内合成有效抵抗流感病毒的抗体，激发它们抵抗各种亚型的流感病毒。下一步研究计划是验证抗原的临床效果，距离研发通用型疫苗的最终目标，还有很多工作需要进行（Antonietta et al.，2015）。

2. 抗病毒药物的研究

1）化学药物抗流感病毒的研究

疫苗的研发和制备相对滞后，并且现有的疫苗只能用于流感的预防，没有治疗效果，因此抗流感病毒化学合成药物的研制成为科学研究的重难点。Mark von

Itzstein 等 在 1989 年 设 计 并 合 成 了 4-guanidino-4-deoxy-Neu5Ac2en（称为 Zanamivir），它与神经氨酸酶（NA）的亲和力是疫苗接种的 10^4 倍，并且能够竞争性抑制所有 A 型和 B 型流感病毒。Zanamivir 抗流感病毒的机制是仅选择性地抑制流感病毒的神经氨酸酶（NA），而其高度选择性的抑制可有效避免潜在副作用的发生，如对机体内正常神经氨酸酶（NA）功能的抑制。1999 年，作为第一个流感病毒神经氨酸酶抑制剂（NA）被美国食品药品监督管理局（FDA）批准上市销售，主要用于 A 型和 B 型流感病毒的治疗。

在临床治疗过程中发现，Zanamivir 是一种两性分子，极性大，虽然在体内的代谢很快，但其口服生物利用度却很低，仅达到 2%～3%，通过吸入器吸入方式给药虽然可以提高利用度，但是呼吸系统疾病患者或者老幼人群使用十分不便。另一方面，虽然针对 Zanamivir 的耐药毒株较少，但是其给药方式的缺陷极大限制了其大规模使用。1997 年，Kim 等通过对 Zanamivir 分子的改造，合成可以口服的药物 Oseltamivir，其口服生物利用度可以达到 80%，极大改善了 Zanamivir 口服利用度不高的问题。体外活性试验表明，Oseltamivir 对 A 型、B 型流感病毒神经氨酸酶（NA）的半数抑制浓度都能达到纳摩尔级水平。1999 年 9 月，Oseltamivir phosphate 以商品名 Tamiflu（中文名为达菲）在瑞士上市销售，主要用于治疗 A 型和 B 型流感。片剂的达菲是第一个口服活性高的流感病毒神经氨酸酶（NA）抑制剂。虽然 FDA 批准上市的 Oseltamivir 和 Zanamivir 2 种流感病毒神经氨酸酶抑制剂，随着大流感的广泛传播和每年季节性流感的暴发发挥了重要社会价值，但随着给药的增多，也出现了越来越多的耐药毒株。耐药毒株的表现主要是神经氨酸酶（NA）的酶活位点与抑制剂的亲和力降低，常见耐药突变有两种类型：一种是 NA 骨架位点氨基酸突变，如 E119V、H274Y、N294S 和 D198N；另一种是 NA 和唾液酸直接结合的位点氨基酸突变，如 R292K 和 R152K。在 2009 年发生的甲型 H1N1 大流感期，BioCryst Pharmaceuticals 公司开发的用于治疗流感的新型药物 Peramivir 被批准用于对特定病例的紧急治疗。Peramivir 是目前唯一通过注射给药的抗流感病毒 NA 药物。另外，新型抗流感病毒神经氨酸酶（NA）药物 Laninamivir 于 2010 年在日本被批准上市销售，可以用于治疗 A 型和 B 型流感。

2）中药制剂抗流感病毒的研究

中药为天然药物，含有生物碱、黄酮、多糖等多种有效生物活性物质。针对一些单味中草药抑制或杀灭病毒的作用研究发现，单味中草药可以在病毒繁殖的吸附、穿入、复制、成熟过程中的某一单元发挥阻断作用，进而达到病毒杀灭的目的。目前针对中草药在抗流感病毒作用机理研究方面，其成分阐明清楚的有两类：一类是多酚类物质，它们可以抑制流感病毒蛋白质和 RNA 合成，同时也可抑制流感病毒的吸附作用；另一类是黄酮类物质，它们可以抑制流感病毒唾液酸酶的活性和膜融合作用。主要的代表药物包括大青叶、黄连、黄芩、鱼腥草、板蓝根、连翘、金银花等。另外，研究表明许多中药不但能够直接抑制病毒的繁殖，而且能在间接抑制病毒繁殖的过程中发挥作用。越来越多的中药方剂在防治流感方面显示出很好的治疗效果。但是针对某个有效的、能够广泛应用于临床的理想方剂作用机理方面的研究还处于空白，其主要原因可能包括：一方面是缺乏中药的基础研究，另一方面是针对如何认识、解决中药治疗疾病与西药评价体系一致性的问题还存在争论。中药是否需要与西药用相同的评价体系，如何建立完善中药有效成分方剂质量标准等都是迫切需要考虑和解决的问题。

（韩雪清　王慧煜　林祥梅）

参 考 文 献

侯义宏. 2007. 禽流感病毒多重 RT-PCR 及基因芯片技术研究. 杨凌: 西北农林科技大学硕士学位论文.

卡尔尼克 B.W. 2009. 禽病学. 10 版. 高福, 苏敬良等译. 北京: 中国农业出版社: 743-771.

王婷, 房师松, 俞慕华. 2011. 流感病毒致病机理的研究进展. 中国热带医学, 11(12): 1537-1540.

谢怀银. 2014. 流感病毒的变异及其研究现状. 安徽农业科学, 42(28): 9790-9793.

殷震, 刘景华. 1997. 动物病毒学. 2 版. 北京: 科学出版社: 704-735.

Ahmed S.S., et al. 2012. Molecular epidemiology of circulating highly pathogenic avian influenza(H5N1)virus in chickens, in Bangladesh, 2007-2010. Vaccine, 30(51): 7381-7390.

Amorim M.J., et al. 2011. A Rab11- and microtubule-dependent mechanism for cytoplasmic transport of influenza A virus viral RNA. J Virol, 85(9): 4143-4156.

Antonietta I., Fin M., Harmjan K., et al. 2015. A stable trimeric influenza hemagglutinin stem as a broadly protective immunogen.Science, 349(6254): 1301-1306.

Avilov S.V., et al. 2012. Influenza A virus progeny vRNP trafficking in live infected cells studied with the virus-encoded fluorescently tagged PB2 protein. Vaccine, 30(51): 7411-7417.

Barman S., et al. 2004. Transmembrane Domain and Cytoplasmic Tail Amino Acid Sequences of Influenza A Virus Neuraminidase in Raft Association and Virus Budding. J Virol, 78(10): 5258-5269.

Bertram S., et al. 2010.Novel insights into proteolytic cleavage of influenza virus hemagglutinin. Reviews in Medical Virology, 20(5): 298-310.

Biswas S.K., Nayak D.P. 1994. Mutational analysis of the conserved motifs of influenza A virus polymerase basic protein 1. J. Virol, 68: 1819-1826.

Castrucci M.R., Kawaoka Y. 1993. Biologic importance of neuraminidase stalklehgth in influenza A virus. J of Vriology, 67(2): 759-764.

Catchpode A.P., et al. 2003. Alternative base pairs attenuate influenza A virus when introduce into the duplex region of the conserved viral RNA promoter of either the NS or the PA gene.

J Gen Virol, 84: 507-515.

Dochez A., Mills K., Kneeland Y. Studies of the etiology of influenza. Proc SocExpBiol Med, 30: 1017-1022.

Dujarric de la Rivière M. 1918. La grippe est-elleunemaladie à virus filtrant?(Is influenza a disease of filter-passing microbes?). ComptesRendus de l'Académie des Sciences, 167: 606-607.

Essere B., et al. 2013. Critical role of segment-specific packaging signals in genetic reassortment of influenza A viruses. Proceedings of the National Academy of Sciences of the United States of America, 110(40): E3840-3848.

Estela A., et al. 2004. 3D structure of the influenza virus polymerase complex: localization of subunit domains. Proc. Natl. Acad. Sci., 101(1): 308-313.

Fodor E., et al. 1998. Attenuation of influenza A virus mRNA levels by promoter mutations. J Virol, 72(8): 6283-6290.

Fodor E., et al. 2002. A Single Amino Acid Mutation in the PA Subunit of the Influenza Virus RNA Polymerase Inhibits Endonucleolytic Cleavage of Capped RNAs. J Virol, 76: 8989-9001.

Gastaminza P., et al. 2003. Mutations in the N-Terminal Region of Influenza Virus PB2 Protein Affect Virus RNA Replication but Not Transcription. J Virol, 76: 5098-5108.

Han X.Q., Li Z.H., Chen H.J., et al. 2012. Influenza A/Beijing/501/2009(H1N1)NS1 interacts withβ-Tubulin and induces disruption of the microtubule network and apoptosis on A549 Cells. PLoS ONE, 7(11): 1-6.

Karen J. Cross, et al. 2001. Studies on influenza haemagglutinin fusion peptide mutants generated by reverse genetics. EMBO, 20: 4432-4442.

Leschke E. 1919. Untersuchungenzuraetiologie der grippe (Studies on the aetiology of influenza). Berliner KlinischeWochenschrift, 56: 11-12.

Li M.L., Rao P., Robert M. Krug. 2001. The active sites of the influenza cap-dependent endonuclease are on different polymerase subunits. EMBO, 20: 2078-2086.

Matrosovich M. N., Matrosovich T.Y., Gray T., et al, 2004. Human and avian influenza viruses target different cell types in cultures of human airway epithelium. PNAS, 101(13): 4620-4624.

Nicolle C., Lebailly C. 1918. Quelques notions expérimentales sur le virus de la grippe (Certain experimental ideas about the infectious agent of influenza). ComptesRendusdel'Académie des Sciences. 167: 607-610.

Olitsky P., Gates F. 1920. Experimental study of the nasopharyngeal secretions from influenza patients. J Am Med Assoc.; 74: 1497-1499.

Perales B., et al. 2000. The Replication Activity of Influenza Virus Polymerase Is Linked to the Capacity of the PA Subunit To Induce Proteolysis. J Virol, 74: 1307-1312.

Poch O., et al. 1990. Identification of 4 conserved motifs among the RNA-dependent polymerase encoding elements. EMBO, 8: 3867-3874.

Selter H. 1918. Zuraetiologie der influenza (On the aetiology of influenza). Deutsche MedizinischeWochenschrift, 44: 932-933.

Shope R. 1931a. Swine influenza. I. Experimental transmission and pathology. J Exp Med, 54: 349-359.

Shope R. 1931b. Swine influenza. III. Filtration experiments and etiology. J Exp Med, 54: 373-385.

Smith W., Andrewes C., Laidlaw P. 1933. A virus obtained from influenza patients. Lancet, 2: 66-68.

Taubenberger J.K., Hultin J.V., Morens D.M. 2001. Discovery and characterization of the 1918 pandemic influenza virus in historical context. AntivirTher. 2007; 12: 581-591.

Taylor R.M. 1949. Studies on survival of influenza virus between epidemics and antigenic variants of the virus.Amer J PublHealth, 39: 171.

Tong S., et al. 2013.New world bats harbor diverse influenza A viruses. PLoS pathogens 9, e1003657.

Ulmanen I., Broni B.A., Krug R.M. 1981.Role of 2 the influenza-virus core p-proteins in recognizing cap-1 structures (M7GpppNM) on RNA and in initiating viral-rna transcription. Proc Natl AcadSci, 78: 7355-7359.

Wu Y., et al. 2014. Bat-derived influenza-like viruses H17N10 and H18N11. Trends Microbiol, 22(4): 183-191.

Yamanouchi T., Sakakami K., Iwashima S. 1919. The infecting agent in influenza.an experimental research. Lancet, 1: 971.

第二章 各型流感

一、A型流感

A型流感是A、B、C三型流感中的一种，是由A型流感病毒引起人和多种动物的一种急性、热性、极易传播的传染病，呈世界性分布，普遍流行于多种动物与人之中，其流行具有突然暴发、迅速蔓延、波及面广等特点。A型流感病毒亚型众多，容易发生抗原变异及基因重排，不同的亚型在历史上造成多次大流行，给人类社会造成了严重的影响。因此，A型流感防控已成为全球重要的社会公共卫生问题之一。

到目前为止，A型流感病毒已鉴定了18种HA亚型和11种NA亚型，因而理论上认为共有198种亚型组合。

1. 流行病学

1）流行情况

（1）人类流感流行情况

早在公元前412年，"现代医学之父"——古希腊的希波克拉底就记述了类似流感的症状。1510年，在英国发生了有据可查的第一次流行性感冒大流行，从英国蔓延到意大利、西班牙、法国以至整个欧洲。对流感大流行最早的详尽描述是1580年，仅仅数月时间，罗马死亡9000人，马德里变成了一座荒无人烟的空城，意大利、西班牙增加了几十万座新坟。当时的人们把流感称为"闪电般的瘟神"。

1658年，流感大流行造成意大利威尼斯城6万人死亡，人们认为这是上帝的惩罚，是行星带来的厄运所致，所以将这种病命名为"influenza"，意即魔鬼。

1742～1743年，由流行性感冒引起的流行病曾涉及90%的东欧人。

1837年1月，在欧洲暴发了非常严重的流感，在柏林，因流感而死亡的人数超过了出生人数；在巴塞罗那造成所有的公共商业活动停止。

1889～1894年，流感席卷了整个西欧，发病广泛，死亡率高，据估计全球总共约有100万人死于这场流感，造成严重影响。

1918年，世界上暴发了历史上最著名的严重流感大流行——"西班牙流感"，A型H1N1亚型，当时对死亡人数最保守的估计是2100万，这个数字是根据当时对疾病的研究估算,不是准确数字。现在的流行病学家估计,在全球范围内大约有5000万人在这次大流感中丧生,这个数字甚至可能高达 1 亿。在这场流感之后,美国人的平均寿命下降了 10 岁。

1957 年,暴发了"亚洲流感"(H2N2 亚型),两周后袭击了亚洲的所有国家,接着又在澳洲、美洲和欧洲登陆,扩散到了许多国家,全球有 200 多万人遭遇厄运。

1968 年 7 月,流感病毒 H3N2 亚型所致的"香港流感"在香港大规模暴发。据统计,美国共有 3.4 万人因感染致死,整个伦敦很多人染病。

1976 年,驻扎于美国新泽西州福特迪克斯军事基地的一名美军士兵感染"猪流感"(H1N1 亚型)致死,很多卫生官员担心"西班牙流感"卷土重来,引发了全国性恐慌。1977 年 1 月"俄罗斯流感"(H1N1 亚型)在当时的苏联出现并流行,1978年 1 月开始在美国学生及征募的新兵中暴发。

1999 年 11 月至 2000 年 4 月,欧、美、亚三洲均发生了中度以上的流感流行,最严重的是法国,流行高峰时发病率达 661/10 万,流行的毒株仍然是 H3N2 亚型。

2003 年,全球有 400 多例禽流感病毒致人死亡,至今仍有死亡病例。

2009 年 4 月,墨西哥、美国等多个国家和地区相继暴发 H1N1(2009)流感(即甲型流感)。据世界卫生组织(WHO)公布的消息,自 2009 年 4 月暴发至 2010年 3 月,H1N1(2009)流感已在全球约 213 个国家和地区流行,导致至少 1.7 万人死亡。

(2)禽流感在禽和人类中的流行情况

1878 年,首次报道了意大利鸡群暴发的一种严重疾病,当时称为鸡瘟。1955年才证实这种鸡瘟病毒实际上就是 A 型流感病毒。在有记载的禽病史上,禽流感是一种毁灭性的疾病,每一次严重的暴发都给养禽业造成巨大的经济损失。目前,在美洲、欧洲、亚洲、非洲、澳大利亚等许多国家和地区都发生过禽流感疫情。20 世纪 90 年代以前,共暴发了 8 次禽流感,分别为苏格兰 H5N1(1959)、英国H7N3(1967)、澳大利亚 H7N7(1975)、英国 H5N2(1979)、冰岛 H5N8(1983)、美国 H5N2(1983)、美国 H7N7(1985)、冰岛 H5N1(1991)。90 年代以后,又暴发了 4 次禽流感,分别为澳大利亚 H7N3 和 H7N7、巴基斯坦 H7N3、墨西哥 H5N2、意大利 H7N1。墨西哥在 1981~1982 年进行全国范围内的家禽血清学调查,均未发现禽流感病毒感染,但在 1994 年 5 月发现了低致病力 H5N2 的流行,1995 年 1月又突然变成高致病力毒株,并在普埃布拉州和克雷塔罗州流行,随后波及 12 个州。1997 年,H5N1 禽流感病毒有史以来首次通过密切接触直接由鸡传染给人,并造成 18 人感染,6 人死亡。1998 年,香港分离出新的 H9N2 亚型病毒。1999 年,香港分离出新的 H5N1 病毒导致两名儿童感染,传染源估计为鸡。2003 年 2 月,香港两人感染 H5N1 禽流感病毒,1 人死亡。2003 年 2 月 28 日,荷兰暴发 H7N7

型禽流感疫情，至同年 4 月，病毒感染了 800 多家鸡场约 1100 万只鸡，有 83 人感染，一人死亡。2004 年 1 月，世界卫生组织确认泰国和越南 11 人感染 H5N1 禽流感病毒，其中 8 人死亡，但未发现人际传染。2004 年 1 月 27 日，我国的第一起高致病性禽流感疫情发生在广西壮族自治区隆安县，之后的 20 天内，16 个省份共发生 49 起疫情，其中 41 起发生在云南、广西、广东、湖北、湖南、江西、浙江、安徽和上海等中国南部地区，感染家禽包括鸡、鸭、鹅、火鸡、鹌鹑等，疫情共导致 14.3 万只禽被感染，900 万以上的家禽被扑杀。这是中国首次公布 H5N1 禽流感疫情。2004 年 4 月 6 日，加拿大两名养鸡工人出现感冒症状，被确诊为感染 H7N3 禽流感病毒。2004 年 8 月，越南再添三人死于 H5N1 病毒感染。2005 年 1 月至 2 月，越南新发 13 例人感染禽流感病例，其中 12 人死亡。2005 年 2 月，柬埔寨出现首例禽流感病例。2005 年 3 月，越南再添 15 例人感染 H5N1 禽流感病毒病例，柬埔寨报告同类诊断一例。2005 年 4 月 19 日，死于越南一所医院的柬埔寨女青年被确认感染了禽流感，这使柬埔寨当年因感染禽流感死亡的人数增至 4 人。2005 年 6 月，越南一名农场工人因接触感染禽流感病毒的病鸡而感染禽流感病毒，该患者并未表现出任何患病症状，但他的血液中携带 H5N1 亚型感病毒抗体。2005 年 7 月 21 日，印尼卫生部确认，一名 38 岁的农场工作人员因感染 H5N1 病毒死亡。2005 年 8 月至 9 月，越南又新增 4 例人感染病例，其中 3 人死亡。2005 年 10 月 10 日，来自印尼楠榜省的一名 21 岁的男性青年感染禽流感。2005 年 10 月 10 日，土耳其西部巴勒克埃西尔省有 7 名被怀疑感染流感病毒的人正在接受治疗。2005 年 10 月 19 日，泰国北碧府帕侬县一名 48 岁男子因感染禽流感病毒而死亡；23 日，在北碧府帕侬县新发现的禽流感病毒疑似感染者与死者同乡。2005 年 10 月 25 日，印尼出现第四例人感染禽流感死亡病例。2005 年 10 月 26 日，3 名法属留尼旺岛居民被疑在一次泰国旅行中感染了 H5N1 亚型禽流感病毒。2005 年 10 月 29 日，越南中部广平省洞海市越古医院死亡 2 人，被怀疑死于禽流感。2005 年 11 月 1 日，越南首都河内再有两人证实感染 H5N1 禽流感，其中 1 人死亡。2005 年 11 月 7 日，印度尼西亚已确认 9 起人感染 H5N1 病例，其中 5 例死亡。2011 年 12 月 20 日，在香港特区一家禽批发市场发现死鸡感染 H5N1 禽流感，次日上午销毁该批发市场内全部 17 000 只活鸡，同时暂时禁止所有本地农场鸡只出场 21 天，暂停所有活家禽包括鸡苗的进口 21 天。2011 年 12 月 31 日，深圳宝安沙井陈姓公交司机被确诊感染高致病性禽流感并死亡，这是当年中国报告的首例人禽流感病例。2012 年 1 月 22 日，贵州 1 人感染高致病性禽流感，经抢救无效死亡。2012 年 7 月 2 日，墨西哥 170 万家禽感染禽流感 H7N3 亚型病毒，其中 87 万只死亡。2013 年 3 月底，在上海和安徽两地率先发现 3 人感染 H7N9 禽流感病例，H7N9 型禽流感是全球首次发现的新亚型流感病毒，该病毒为新型重配病毒，其内部基因来自于 H9N2 禽流感病毒。2014 年 8 月 28 日，黑龙江省哈尔滨市双城区周家镇东跃村部分养殖场的鹅出现疑似禽流感症状,发病 20 550 只,死亡 17 790 只,该起疫情为 H5N6 亚型高致病性禽流感疫情。2014 年 1 月,我国报道了江西省南昌市发生的 1 例人感染 H10N8 禽流感死亡病例。2014 年 12 月至 2015 年 8 月在美国暴发了 A 型 H5N8、H5N2、H5N1 流感疫情,死亡率为 100%,造成了 10 亿美元的经济损失,是美国暴发的有史以来最大的禽流感疫情。

2. 易感宿主与传播途径

1)易感宿主

A 型流感病毒可感染人和哺乳动物及禽类,每种动物对于流感病毒感染的敏感性不尽相同,具有相对的种属特异性。H1N1、H2N2、H3N2 亚型主要感染人类,其他亚型的自然宿主是多种禽类、猪、马及一些水生哺乳动物。1997 年以来,H5N1 型高致病性禽流感非常活跃,甚至造成一些散发性的人类感染和死亡病例,但科学界迄今未证明禽流感病毒能在人际间传播,它们也不大可能直接在人体内发生重组。禽流感病毒对人类致病性高,曾多次引起世界性大流行。禽流感病毒中能直接感染人的亚型有 H5N1、H7N1、H7N2、H7N3、H7N7、H7N9、H9N2 和 H10N8 等。能在人际间传播的流感病毒的直接源头通常是猪。感染猪的流感病毒大约有 10 种不同亚型,目前在猪群中广泛流行的只有 H1N1、H1N2 以及 H3N2 毒株。猪流感在多数情况下会导致病猪体重减轻,但致死率低,一般在发病 7~10d 后自然康复。许多情况下,猪可感染一株或者多株病毒,而不表现出任何临床症状。其他哺乳动物,如猫、犬、虎、狮、马和海洋哺乳动物等,也可自然感染 A 型流感。豚鼠等实验动物可通过人工实验而感染。

2)传播途径

所有的 A 型流感病毒的传染源主要是流感患者,其次为隐性感染者,还包括被感染的动物。主要传播途径是带有流感病毒的飞沫,经呼吸道进入体内而感染。少数也可通过共用手帕、毛巾等间接接触而感染。流感病毒传染性非常强,一经传入人群后,可迅速蔓延,传播速度和广度与人口密度有关。病毒进入人体后,可通过咳嗽反射被清除,或机体的特异黏膜 IgA 抗体中和及黏膜分泌物中非特异性抑制物灭活,仅感染少数呼吸道上皮细胞,引起细胞空泡病变、变性,并可迅速产生子代病毒体扩散至邻近细胞,再重复病毒增殖周期,病毒得到大量增殖,引发疾病。流感病毒的 NA 可降低呼吸道黏液层的黏度,使细胞表面受体暴露,利于病毒的吸附,促进含病毒的液体散布至下呼吸道,在短期内使许多呼吸道细胞受损。流感病毒一般只引起表面感染,不引起病毒血症。

流感病毒侵袭的目标是呼吸道黏膜上皮细胞,也有侵袭肠黏膜的病例,引起胃肠型流感。病毒侵入体内后，通过血凝素受体吸附于宿主细胞表面，进入胞浆；进入胞浆后，病毒囊膜与细胞膜融合释放出 ss-RNA，ss-RNA 的八个节段在胞质内编码 RNA 聚合酶、核蛋白、基质蛋白、膜蛋白、血凝素、神经氨酸酶、非结构蛋白等组件；基质蛋白、膜蛋白、血凝素、神经氨酸酶基因等编码蛋白在内质网或高尔基体上组装 M 蛋白和囊膜；在细胞核内，病毒的遗传物质大量复制并与核蛋白、RNA 聚合酶等装配病毒核心；最终病毒核心与膜上的 M 蛋白和囊膜结合，以出芽方式释放到细胞外，复制周期为 8h 左右。

3）流行特点

病毒可在人和人、猪和猪、马和马、犬和犬、猫和猫、鸡和鸡、水禽和水禽、飞禽和飞禽等之间传播，随着流感病毒的突变株出现，近些年来相继出现了一些跨越种属之间的传播扩散的病毒株，造成几起世界性的流感大规模暴发。近一个世纪以来，在人间流行的 A 型流感病毒主要是 H1、H2、H3 和 N1、N2 等不同组合构成的亚型。另外，禽流感病毒 H5N1、H9N2、H7N7 也可感染人。1999 年，香港出现过 H9N2 型禽流感的人类感染，2003 年，荷兰出现过 H7N7 型禽流感的人类感染。

禽类只感染 A 型流感病毒，已从水禽体内分离到 A 型流感病毒的 16 种 HA 亚型和 9 种 NA 亚型病毒。从蝙蝠体内分离到了 H10 和 H11，N10 和 N11 亚型。禽流感可分为高致病性、低致病性和非致病性三大类，由 H5 和 H7 亚型毒株（以 H5N1 和 H7N7 为代表）所引起的疾病称为高致病性禽流感（HPAI），其发病率和死亡率都很高，危害巨大。典型的禽流感病毒还有 H7N7 亚型、H5N2 亚型。目前东南亚地区出现的人类感染是 H5N1 型。许多家禽和鸟类（包括野鸟）对 A 型流感病毒都有易感性，而鸽的抵抗力则比家禽强得多，可不被感染或仅呈隐形感染。但实验接种结果表明，鸽子亦可感染，鸽子人工感染禽流感病毒后，症状因毒株的致病性不同而有差异，从无症状感染到较高的死亡率。

猪流感通常暴发于猪之间，但很少导致猪死亡。早在 1918 年，美国、匈牙利和中国就有关于猪流感的报道，这与 1918 年西班牙人类大流感的时间一致，病毒属于 H1N1 亚型。猪流感虽呈世界性分布，但主要以地方性流行为主。单纯的猪流感病毒感染表现为发病率高（100%），病死率低（约 5%）的特点，其严重程度与流行毒株、猪的日龄和健康状况、环境条件及细菌性继发感染相关。2009 年 4 月，墨西哥暴发猪流感，世卫组织命名为 A/H1N1（2009），我国也称为甲型 H1N1 流感，属于 A 型流感病毒。该疫情迅速向全球蔓延，有 39 个国家发现感染病例，横跨几大洲，感染个案达 17 000 多例。我国确诊病例为 51 例，并出现了第二代（由输入性而感染的病例称为第二代）病例。另外，在墨西哥、纽约等地出现了一些小规模的群体流行事件。6 月 3 日，非洲出现了第一例确诊猪流感病例，世卫组织也把危险等级提高到了最高的 6 级，可见其也有较强的传染性。人感染 H1N1（2009）

流感后，潜伏期一般为1~7d，较猪流感、禽流感潜伏期长。秋冬季节属高发期，但全年可传播，其季节性不强，不像一般的流感有很强的季节性。近年在美国等地也出现过人感染猪流感病例，患者大多为与病猪有过直接接触的人。人可能通过接触受感染的生猪或接触被猪流感病毒感染的环境，或通过与感染猪流感病毒的人发生接触而感染猪流感。

马流感病毒在自然条件下只引起马属动物发生流行性感冒，无年龄、性别、品种的差异。主要经呼吸道飞沫感染，亦可通过被污染的饮水、饲料经消化道感染，还能通过交配传染。病马退热后可能较长时间带毒和排毒，成为传染源。马流感一年四季均可发生。北方地区以春夏之交多发，传播迅速，在易感畜群中短期内引起广泛流行，发病率极高，有时可达100%。马流感是很早就有报道的疾病。目前有H7N7和H3N8两个亚型，在自然条件下，不存在马和人流感病毒的种间交叉感染，也没有交叉保护作用，两个亚型病毒之间，也不能产生交叉免疫性。马流感病毒感染的获得性免疫是持久的。自然感染后的康复马有较长时期的免疫力，体内血凝抑制抗体也可保持相当长的时间。曾对1974年夏至1975年年初在我国暴发的马流感自然感染后的部分康复马，逐年进行了血凝抑制抗体的水平调查，结果证明这些马匹至1980年仍保有一定水平的血凝抑制抗体。

犬也可感染流感，到目前为止，发现犬感染的流感病毒有H3N8、H3N2、H1N1和H5N1亚型。实验研究表明，H3N8分离株与马流感H3N8分离株的HA与NA基因的同源性达到96%~98%。在澳大利亚，2007年暴发马流感，靠近感染马厩的不同年龄和品种的犬也发生呼吸系统疾病。马源H3N8、禽源H5N1和人源H3N2亚型流感病毒都能感染犬。研究证明，这种H3N8犬流感是马匹流感病毒变种，能传染犬，但从未感染过人。2002年，英国的一群猎狐犬表现出重症呼吸道症状，对康复犬的血清学检测表明存在H3N8抗体，这些犬在发病前一周曾饲喂过生马肉和内脏。2004年，亚洲高致病性禽流感疫情暴发时，在泰国的犬血清中检出H5N1亚型禽流感病毒抗体，被检的629只犬中，有1/4抗体阳性。2006年，泰国的一只犬在吞食了禽流感感染鸭的生肉后发病，从病犬体内分离到H5N1亚型禽流感病毒。2007年，在韩国，Song等从表现严重呼吸道症状的犬体内分离到禽源H3N2亚型流感病毒，进而通过动物实验证实了病毒对犬的致病性。李守军等也发现自2006年起在我国南方地区由H3N2亚型流感病毒引起的犬肺炎较为常见。2009年11月25日，中国农业大学报告，该校动物医学院临床医院从52份发病犬鼻咽拭子样品中，检出两份样品呈H1N1流感病原学阳性。基因序列分析表明，该病毒与当时人群中流行的病毒［H1N1（2009）］同源性为99%。此次犬感染H1N1（2009）流感病毒，极有可能是由养犬者或与犬有密切接触的H1N1（2009）流感患者传染所致。

猫科动物感染流感情况是：20世纪70年代前的血清调查结果表明，在猫体内很少发现流感病毒抗体，只有 H3 亚型抗体阳性。应用人 H2N2、人 H3N2、海豹 H7N7 和禽 H7N3 流感病毒接种猫后，发现这些流感病毒可在猫呼吸道内复制并导致抗体阳转，但均不能引起临床症状。2002 年，夏咸柱等（2003）首次从临床表现为高热、废食和间有神经症状的虎病料中分离获得 1 株流感样病毒粒子，经生物学特性及序列分析鉴定均为 A 型 H5N1 亚型高致病性流感病毒，并命名为虎流感病毒（TIV）。泰国于 2004 年发现 H5N1 亚型禽流感病毒对猫科动物的感染，随后因高致病性禽流感疫情在多个国家蔓延，欧洲也发现了猫感染禽流感的病例。猫科动物感染禽流感均是在当地的禽类禽流感疫情发生的时候，推测可能是由于猫科动物通过食入感染的鸟、天鹅、鹅、鸡或鸽子而被感染。另外，在美国还发现了 H1N1（2009）流感病毒对猫的感染。

　　鼠也可感染流感，而且鼠会将流感病毒传播给暴发场所以外的家禽。美国农业部国立野生动物研究中心的科研人员研究证明：他们在艾奥瓦州暴发低致病性禽流感的斗鸡场捕获了 6 只鼠，均呈 A 型流感抗体阳性。采用 5 株不同亚型的低致病性禽流感病毒（3 株分离自野鸟，2 株分离自鸡）感染在野外捕获的老鼠，结果发现，野鸟源禽流感病毒接种鼠后能够有效复制，而鸡源禽流感病毒则相对差些。多元回归模型分析显示，病毒在不同性别的鼠上复制能力差异显著，即雌性老鼠显著高于雄性。未进化的禽流感病毒可在禽场外生活的鼠体内高效复制，说明鼠极有可能作为传播媒介将禽流感病毒传播给家禽。

4）分子流行病学

　　A 型流感病毒的抗原性主要是针对其表面的 HA 和 HA 蛋白而言，尤其是 HA 蛋白。HA 诱导产生的抗体能有效中和病毒感染，但当 HA 发生变异时，病毒就能逃避宿主细胞免疫系统的识别而引起大流行。HA 蛋白内部含有 4 个抗原决定簇，包括：Sa（141～142、170～174、176～181）；Sb（201～212）；Ca1（183～187、220～222、252～254）和 Ca2（154～159、238～239）；Cb（87～92）。一般认为，一个新的抗原变异株的出现并具有流行病学的意义，要求 HA1 区蛋白分子上有 4 个以上氨基酸位点发生替换，且替换需涉及 2 个及以上抗原决定簇位点。何军等对 2009～2011 年安徽省 A 型 H1N1［H1N1（2009）］病毒进行基因特征分析发现，在 56 例毒株中，除 Cb 外的其余 3 个抗原决定簇均有毒株发生氨基酸位点改变。与疫苗株 A/California/01/2009（H1N1）相比，除首例毒株 HuaiNan01 外，其余毒株均有 S220T 氨基酸位点突变，而相比于 2009 年该省的分离株，2011 年的分离株均有 S202T 氨基酸位点突变。由于 2009 年的毒株在其他位点突变并未形成新流行，202 和 220 位点分别位于抗原决定簇 Sb 区和 Ca 区，这 2 个位点均由丝氨酸（S）突变成苏氨酸（T），因此研究者认为，S202T 位点的改变可能与 2011 年 H1N1 重新流行密切相关，并且这 2 个位点上丝氨酸和苏氨酸极性的不同可能一定程度上影响了 HA 的抗原性。与疫苗株相比，有 2 例毒株的受体结合位点（RBS）190 螺旋（190～198）发生 S193G 的改变，130 环（135～138）和 220 环（221～228）未发生变化。据统计，全球 2009～2010 年的部分毒株（1273 例）中，NA 基因出现 V106I 和 N248D 的突变分别高达 85.1% 和 85.9%，表明这 2 个位点的变异已经成为全球性趋势。N248D 突变可促成 NA 基因分成 14 个分支，其中只有 2 个为旧分支，其余为新出现的分支。这些位点的突变对流感毒株抗原性的影响有待进一步研究。

NA 在整个进化历程中逐渐分化为三群，N2 亚型最先分出，后来 N7、N9 和 N6 亚型分为一支，N1、N8 和 N5 为一支，这三群 NA 之间氨基酸的同源性一般为 40%～46%，同一群内不同亚型间 NA 的氨基酸同源性在 54%～68%，其中以 N5 和 N8 亚型的氨基酸序列同源性最高，可达 68%，局部区域氨基酸的同源性高达 82%。这些足以说明 N5 和 N8 间的亲缘关系要比其他亚型近得多。在 N5 这支进化群内，N1 是典型的人流感和哺乳动物流感亚型，N8 也是最常见的马流感亚型，如果说将来有新的感染人或哺乳动物的 NA 亚型，也许 N5 亚型是一个非常值得注意的候选亚型。

猪具有感染人流感病毒和禽流感病毒的能力，在流感病毒的变异重组中扮演着重要角色，因此，通过对中国部分地区猪流感（SI）的分子流行病学研究，希望能为动物流感乃至人流感的疾病预测及防制提供理论指导和重要依据。我国学者先后在黑龙江、河南、山东、浙江、安徽、江西、北京、广东、广西 9 个省份的不同猪场进行了 600 份样品的采集，分离到 22 株流感病毒，其中 H1N1 亚型 1 株、H3N2 亚型 4 株、H9N2 亚型 4 株。在广东省一猪场分离到 1 株人源 H1N1 亚型流感病毒（A/swine/Guangdong/96/06），结合华中农业大学公布的 2 株人源 H1N1 亚型流感病毒的全基因序列，对这 3 株病毒进行了相关的遗传演化分析。3 株流感病毒的 8 个基因片段核苷酸同源性分析结果表明：A/swine/Guangdong/96/06 与 2000 年左右的人流感病毒有较高的同源性，8 个基因片段核苷酸同源率在 98.8%～99.6%；A/swine/Tianjin/01/04 和 A/swine/Henan/01/06 与 1986 年左右的人流感病毒有较高的同源性，8 个基因片段核苷酸同源率在 98.2%～100%。3 株流感病毒的遗传演化分析结果及 HA、NA 氨基酸分析结果也表明：这 3 株流感病毒都属于人源谱系的流感病毒，基本保留了人流感病毒的特性，分别起源于 2000 年左右的人流感病毒和 1986 年左右的人流感病毒。这些流感病毒的存在，特别是古老的人流感病毒在猪体内的存在，对我国流感病毒的生态分布和遗传演化研究具有非常重要的意义。早在 1970 年，第一株完全人源的 H3N2 亚型流感病毒（Hong Kong/68-like）从台湾省的猪群中分离到，此后 Victoria/75-like、Sydney/97-like、New York/99-like 和 Moscow/99-like 的 SIV 陆续从我国猪群中分离到；在 1980 年左右，2 株三源重组的 H3N2 亚型猪流感病毒在我国出现；最近，二源重组的 H3N2 亚型猪流感病毒（HA

和 NA 基因来自人流感病毒，PB2、PB1、PA、NP、M 和 NS 基因来自禽流感病毒）和三源重组的 H3N2 亚型猪流感病毒（HA 和 NA 基因来自人流感病毒，NP 基因来自古典的 H1N1 亚型（SIV，PB2、PB1、PA、M）和 NS 基因来自禽流感病毒，在我国猪群中被分离到。这些猪流感病毒的存在，特别是重组的猪流感病毒的存在，充分地证实了猪确实能作为流感病毒产生的"混合器"，具有重要的人类公共卫生意义，进一步说明了加强我国猪流感监控的重要性。

H9N2 亚型禽流感病毒不仅可以感染禽，而且也可以感染猪和人。2007 年 3 月，正值猪呼吸与繁殖综合征（PRRS）发病期间，研究人员在广西壮族自治区多个猪场共采集临床样品，同时进行了 PRRSV 和猪流感病毒的 RT-PCR 检测，其中分离出 4 株 PRRSV 和流感病毒，流感病毒代表毒株命名为 A/swine/Guangxi/7/07（H9N2）。序列分析表明，A/swine/Guangxi/7/07 的 8 个基因片段与 A/Pigeon/Nanchang/2-0641/00 和 A/Wild Duck/Nanchang/2-0480/00 有较高的同源性，可能起源于 A/Duck/Hong Kong/Y280/97-like H9N2 亚型禽流感病毒。为了进一步了解我国禽源 H9N2 亚型猪流感病毒的遗传演化规律，从 GenBank 中调取了另外 24 株 H9N2 亚型猪流感病毒进行了相关的研究。遗传演化分析表明，这 25 株禽源 H9N2 亚型猪流感病毒可以划分为 10 个基因型，其中 B 型的 5 株病毒起源于 A/Duck/Hong Kong/Y280/97，C 型的 5 株病毒起源于 A/chicken/Shanghai/F/98，其余的 15 株存在复杂的重组现象。

流感病毒的分子流行病学研究在阐明病毒抗原的分子进化机制及致病能力等方面做出了贡献，也在一定程度上遏制流感肆虐，但流感病毒变异和毒力改变的深层机制尚未明了。深入研究流感病毒分子流行病学特征并加强其对监测力度，不仅可及时地发现抗原变异株并掌握毒株的耐药情况，防止新一轮的流感暴发和研制安全有效的药物与疫苗，为科学有序地做好流感防控提供科学依据，也是阐明流感病毒的起源及免疫机制的重要手段。

3. 诊断

OIE 陆生动物卫生法典（2014 年版）中规定高致病性禽流感为"必须通报性疾病"。我国《一、二、三类动物疫病病种名录》（中华人民共和国农业部公告第 1125 号）将 H5N1 高致病性禽流感列为一类动物疫病，猪流行性感冒列为三类动物疫病，《中华人民共和国进境动物检疫疫病名录》（农业部国家质量监督检验检疫总局公告第 2013 号）将 H5N1 高致病性禽流感列为一类动物疫病，猪流行性感冒归为二类传染病，根据《中华人民共和国进出境动植物检疫法》有关规定，输入动物检出一类传染病、寄生虫病的，同群动物退回或者扑杀；动物检出二类传染病、寄生虫病的，退回或者扑杀，同群其他动物在隔离场或者其他指定地点隔离观察。

在流感流行期，结合临床症状对流感做出诊断并不困难，但要确诊或流行监测时，必须进行实验室检查，主要包括病原分离培养、血清学和核酸检测方法。世界动物卫生组织（OIE）、世界卫生组织（WHO）、美国和欧盟等组织和国家都对 A 型流感的诊断做出了一些规定。此外，每个亚型的具体诊断方法将在各自的章节进行详述。

1）常规诊断方法

（1）标本的采集与处理

病毒分离标本的采集：病毒分离成功与否很大程度上取决于采集标本的质量及其保存、运输等环节。多数标本取自患者上呼吸道鼻咽腔，其次为气管和支气管分泌物以及肺活检材料等。血清标本采集：血清标本应包括急性期和恢复期双份血清。急性期血样应尽早采集，最迟不超过发病后 7d。恢复期血样应在发病后2～4 周采集。单份血清一般不能用作诊断。将血液标本 2000～2500r/min 离心15min，收集血清，弃血凝块。血清可在 4℃存放一周，长期保存置–20℃。标本应在低温下，24h 内运送至实验室。标本至实验室后，病毒分离标本应尽快进行接种分离，48 h 内能进行接种的可置于 4℃保存，如未能接种应置–70℃或以下保存。血清标本可在 4℃存放一周，长期保存置–20℃或以下。标本送至实验室后，含棉拭子的标本，先将棉拭子在管壁反复挤压后取出。鼻腔或咽部洗液，用手将装标本的管充分振荡，将黏液打碎。置 4℃待其自然沉淀 5～10min，取上清 5ml。上清液可直接接种或低温保存。

（2）病毒分离

病毒分离是流感诊断最常用和最可靠的方法之一，多用鸡胚来分离流感病毒。近年来随着分子生物学技术的发展，发现通过鸡胚所分离到的流感病毒，其抗原性与原始标本的有所不同，而通过 MDCK 细胞分离出的，其抗原性与原始标本的相似。另外，MDCK 等一些细胞对新发现的 H10 和 H11 毒株的敏感性大大超出鸡胚的敏感性，因此，MDCK 等一些细胞已成为流感病毒分离不可缺少的一种宿主系统。MDCK 分离的病毒在很多国家尚未批准用于疫苗生产，因此，在病毒分离时同时采用鸡胚和 MDCK 细胞两套系统。流感病毒 H10 和 H11 毒株不凝集鸡红细胞，故近来在流感病毒鉴定中常用豚鼠或人红细胞代替。然而，这两种细胞无细胞核，沉积慢，一般在红细胞凝集及凝集抑制测定中需 60min 才能观察结果，同时在 U 形孔板中，很难沉积成像眼泪样的点，中间时常有小空洞。

（3）快速诊断

主要是采用分子生物学和血清学检测技术。常用荧光素标记的流感病毒免疫血清进行免疫荧光染色检查抗原，或用 ELISA 检查患者咽漱液中的抗原。用单克隆抗体经免疫酶标法，仅用 24～72h 即可快速检测 A、B 型流感病毒在感染细胞内的病毒颗粒或病毒相关抗原。PCR、核酸杂交或序列分析等方法也被用于检测流感病毒核酸或进行分型。

分子生物学检测技术：主要包括普通 RT-PCR、实时荧光 RT-PCR、NABSA、LAMP、基因芯片和核酸探针等。实时荧光 RT-PCR 在国内外得到越来越广泛的应用，现在已经成为 OIE 和 WHO 都推荐的检测方法。依赖核酸序列的扩增技术（NASBA）是一项以 RNA 为模板的快速等温扩增技术，这项技术特别适用于 RNA 分子的检测，现已成功开发出可检测流感群特异性（H1-H15）（NASBA-AIV）、H5 亚型（NASBA-H5）、H7 亚型（NASBA-H7）的 NASBA 检测试剂盒。DNA 芯片技术在流感病毒的检测中得到了初步的应用，该技术的突出特点是高通量，可在一次反应中检测一种病原的多个基因或一份样品中的多个病原，并且自动化程度高，可以大批量检测临床样品。由于流感病毒拥有众多的型和亚型，无论是哪一种诊断方法，都无法同时对所有的流感病毒进行精确分型。基因芯片技术为流感病毒通过一次试验对型和亚型进行全面系统鉴定提供了可能的途径。

血清学检测技术：包括琼脂凝胶免疫扩散试验（AGID）、HI 和 ELISA，这些都是检测流感病毒抗体的常用方法和标准化技术。而其他的一些技术，如 NT、Dot-ELISA 等应用较少。针对流感病毒的 M 和 NP 蛋白，可实现 A 型流感病毒抗体的通用检测，而针对流感病毒 HA 和 NA 蛋白，可实现不同亚型的特异性检测。

2）OIE 监测技术标准体系

OIE 动物流感检测技术标准体系是在动物分类的基础上，分别制定 A 型禽流感、马流感、猪流感的诊断技术。每类诊断技术按检测病原和抗体分为鉴定技术和血清学试验方法两大部分，由于分子生物学和其他诊断技术的快速发展，以及对禽流感研究的更为深入，在禽流感检测技术标准中专门将抗原捕获和分子生物学技术作为单独一个部分予以介绍，但对所有针对每类动物的分子生物学方法，均未推荐所设计的特定毒株的引物探针，未制定预防临床样品之间交叉污染的操作程序，未组织对 RT-PCR 分子生物学方法进行验证。此外，由于禽流感病毒还需要鉴别毒力，为此制定了专门针对禽流感病毒致病性的检测技术。

目前常用方法为病毒分离鉴定、抗原捕获检测和分子生物学检测方法。病毒分离鉴定周期长且存在生物安全限制。Taqman 荧光实时定量检测病原的技术具有灵敏度高、特异性强、快速诊断、高通量、操作简单、重复性好、自动化程度高、易标准化操作和试验的生物安全性高等突出优点，灵敏度比普通 PCR 灵敏度高 100 倍以上，是国际上公认的快速准确的技术之一。用 AGID 试验检测核衣壳或者混合抗原含量，证明尿囊液中有禽流感病毒，但现在流行使用各种 ELISA 试验。用 A 流感核衣壳单克隆 ELISA 检测 A 型流感病毒，此法敏感，特异性好，有商用试剂盒。接种后孵育胚有血凝活性无菌液体，绝大多数是由流感病毒或者禽副黏病毒引起（少数禽呼肠孤病毒有血凝性，或者含菌液可能由细菌引起血凝），仍需鉴别诊断。中和试验用于鉴定和滴定禽流感病毒时，常用鸡胚和组织细胞进行，中和试验作为经典的方法在病毒鉴定中具有重要意义，许多新的检测方法都要与之进行比对，但中和试验操作烦琐，检测时间长，成本高，故一般不常使用。此外，荧光抗体技术对于禽流感病毒的鉴定和病毒抗原在细胞内的定位具有重要意义。产生荧光的抗原一般为核衣壳蛋白（NP）和基质蛋白（M），NP 抗原荧光主要表现为核内荧光，而 M 抗原的荧光主要为胞质荧光。

3）WHO 监测技术标准体系

根据全球流感流行的历史和近年禽流感的流行状况，WHO 在 1999 年就发布了指导全球流感大流行应对准备工作的计划，并在 2005 年、2007 年和 2009 年分别对此计划进行了更新和完善。2002 年世界卫生组织（WHO）颁布了《动物流感诊断和监测手册》（*WHO Manual on Animal Influenza Diagnosis and Surveillance*），其中规定了动物流感诊断和监测的实验室方法，推荐了各种快速检测方法，包括样品处理、鸡胚培养分离病毒、细胞培养分离病毒、血凝抑制试验鉴定分离毒株亚型、通过血凝抑制试验对流感病毒感染进行血清学诊断、神经氨酸酶试验和神经氨酸酶抑制试验、检测抗体的中和试验、通过反转录-聚合酶链反应（RT-PCR）鉴定流感病毒、静脉接种致病试验（IVPI）鉴别流感病毒和新城疫病毒（NDV）、琼脂凝胶沉淀试验（AGP）检测禽流感抗体的步骤。2009 年，H1N1 流感［H1N1（2009）］暴发后，WHO 又规定了实验室诊断 H1N1 流感病毒（2009）的规程［WHO information for laboratory diagnosis of pandemic H1N1（2009）］。

4）美国监测技术标准体系和特点

美国动物流感检测参考的专业标准是 OIE 法典和 WHO 动物流感诊断和监测手册。此外，马流感在美国属于地方性动物疾病，对马流感的防控没有全国性要求。在美国，马流感也不是必须上报的疾病，是否从疑似病例采样做诊断由兽医决定。马流感的诊断主要是由州兽医诊断实验室进行，位于艾奥瓦州埃姆斯的美国农业部兽医服务实验室进行马流感的诊断，这些实验室没有规定的诊断技术，大多数使用 RT-PCR 方法。目前发布的禽流感检测技术似乎也同样适用于马流感。

5）欧盟技术标准体系和特点

欧盟 2006 年 8 月 4 日通过了禽流感诊断手册，并作为欧盟委员会导则（2005/94/EC）。该导则规定了 A 型流感病毒诊断方法和结果评价方法。

4. 防控与预警

流感病毒传染性强、传播快，易造成大流行。预防流感除加强自身体育锻炼增强体质、保持居室卫生、流行期间避免人群聚集、公共场所要进行必要的空气消毒之外，接种疫苗可明显降低发病率和减轻症状。但由于流感病毒不断发生变异，只有经常掌握流感病毒变异的动态，选育新流行病毒株，才能及时制备出有特异性预防作用的疫苗。

1）流感防控措施

为科学、规范、有序地开展流感病毒的预防控制工作，有效防范高致病性流感疫情向人间传播，预防控制可能出现的流感疫情，根据《突发公共卫生事件应急条例》等相关法律法规要求，结合目前对流感疫情发展变化形势和流感病原学、流行病学特点的认识基础上，制定相应控制流行扩散措施，预防控制流感疫情发生、传播、蔓延扩散。

（1）出现疑似或确认动物类高致病性禽流感疫情

卫生行政部门接到当地农业部门的疑似和确诊的动物流感疫情通报后，立即组织疾病预防控制及相关医疗卫生人员，对病、死动物密切接触者自最后接触病、死动物之日起进行医学观察 7 天，并填写相应报表汇总，上报。捕杀、处理病、死禽的人员，在动物类流感疫区进行相关工作的医务人员和疾病预防控制等职业暴露人员，应做好个人防护。在发生动物流感疫情的县（市、区），对有动物类接触史的流感样病例和不明原因肺炎的病例，开展流感疫情监测。协助农业等有关部门对消毒工作进行指导和效果评价。疫区的饮用水应进行消毒处理，保证其微生物指标符合《生活饮用水卫生标准》。对病、死动物密切接触者及现场处理疫情的工作人员，可预防性投服神经胺酸酶抑制剂类药物。具体服用范围、剂量和服用时间由省级卫生行政部门组织专家讨论、确定。广泛开展面向公众的健康教育活动和爱国卫生运动，提高群众的健康意识和自我防护能力。在疫情发展不同阶段，通过对社会公众心理变化及关键信息的分析及时调整健康教育策略，及时组织相应的科普宣传。

（2）出现疑似或确诊流感病例

出现疑似或确诊流感病例时，除采取上述预防控制措施外，还应采取以下措施：①病例的诊断与报告：a.国家对人流感疫情报告实行专报管理。各地必须使用"国家疾病监测个案专报信息系统"，报告发现的疑似或确诊病例。b.执行职务的医务人员及所在医疗机构，立即进行诊断，发现流感病例、疑似病例后，应及时按内容、方式、时限、程序进行网络直报，同时填报《传染病报告卡》。②病例的隔离救治：诊断为疑似和确诊病例后，立即送指定医院进行隔离治疗，做好院内感染控制和医务人员的个人防护工作。③疫点消毒处理：疾病预防控制机构组织、指导对疫点和病例活动范围内的污染场所进行终末消毒。④开展流行病学调查：疾病预防控制部门接到疫情报告后，立即组织专业人员对疑似病例和确诊病例进行个案调查、追溯可能的感染来源，开展传播途径及暴露因素等方面的流行病原学调查，填写流感病例个案调查表进行网络直报。⑤密切接触者医学观察：对患者、死禽和病例的密切接触者进行医学观察 7 天。⑥实验室检测：各级疾病预防控制专业人员和医务人员，对病例进行标本采集、包装、运送和实验室检测。各省级实验室流感病毒检测结果阳性，或发现无法鉴定的流感毒株，应立即将原始标本及分离物送国家流感中心进一步复核、确认。

（3）出现可能的人传人病例

出现疑似或确诊人流感病例，流行病学调查结果提示病例之间存在人传人的可能时，除采取上述预防控制措施外，还应采取以下措施：①密切接触者医学观察：对病、死禽和病例的密切接触者进行隔离医学观察 7d。②在更大范围内加强流感疫情监测：除在发生流感疫情的县（区）外，各省根据疫情扩散、波及的范围，在更大的范围内有禽类接触史的流感样病例和不明原因肺炎病例开展流感疫情监测。当有明确的流行病学和病原学证据证明流感病毒可以在人与人之间传播时，按照《突发公共卫生事件应急条例》等相关法律法规要求采取相应的预防控制措施。

2）人的流感病毒疫苗预防

（1）疫苗种类

全病毒灭活疫苗、裂解疫苗和亚单位疫苗，国产和进口产品均有销售。每种疫苗均含有 A 型 H1 亚型、A 型 H3 亚型和 B 型 3 种流感灭活病毒或抗原组分。这三种疫苗的免疫原性和副反应相差不大。

（2）疫苗接种

流感疫苗的预防接种应严格按照国家关于生物制品和预防接种的有关规定和要求管理。开展流感疫苗的群体性预防接种，必须经省级卫生行政部门的批准，由县级以上卫生行政部门组织实施。做好流感疫苗预防接种副反应或事故监测、报告和调查工作，发现问题要迅速采取有效措施认真妥善地处理好。发现群体性预防接种副反应或事故要及时上报卫计委。大部分流感出现在 11 月到次年 2 月，但某些流感会延伸到春季，甚至夏季。含有最新病毒株的疫苗会在夏季末期开始提供使用，9 月就可以接种疫苗。《中国流行性感冒疫苗预防接种指导意见》提出，在流感流行高峰前 1～2 个月接种流感疫苗，能更有效发挥疫苗的保护作用。接种流感疫苗的最佳时机是在每年的流感季节开始前。在我国，特别是北方地区，冬、春季是每年的流感流行季节，因此，9、10月份是最佳接种时机。当然，在流感流行开始以后接种也有预防效果。接种流感疫苗是预防流感的有效措施。接种流感疫苗可以显著降低受种者罹患流感及流感相关并发症的风险，同时还可以减少患流感后传染给他人的风险。1～15岁儿童接种流感疫苗的保护效力为77%～91%；65岁以下成人接种流感疫苗可减少87%流感相关的住院；60岁以上老人接种流感疫苗后，保护流感相关呼吸道疾病的效力为58%；为敬老院和慢性病护理机构中的老人接种流感疫苗，可减少30%～70%流感和肺炎相关的住院。

流感疫苗接种后，能迅速在人体内产生保护性抗体，通常两周内就会产生效果，保护性抗体能在人体内持续1年，但由于接种疫苗后人体内产生的抗体水平会随着时间的延续而下降，并且每年疫苗所含毒株成分因流行优势株不同而有所变化，所以每年都需要接种当年度的流感疫苗。可以保护与疫苗毒株抗原性类似的毒株感染发病或减轻发病症状。由于抗体水平下降，每年疫苗所含毒株因流行株不同而不同，每年都需要接种当年的流感疫苗，才能达到最佳的免疫效果。流感疫苗接种后可能出现低烧，而且注射部位会有轻微红肿，但这些都是暂时现象而且发生率很低，无须太在意。但少数人会出现高烧、呼吸困难、声音嘶哑、喘鸣、荨麻疹、苍白、虚弱、心跳过速和头晕，此时应立即就医。

3）动物流感病毒疫苗预防

目前，用于禽流感强制免疫的疫苗主要有三种：禽流感-新城疫重组二联活疫苗（rl-H5）、重组禽流感病毒H5亚型二价灭活疫苗（H5N1，Re-5+Re-4株）、禽流感H5-H9二价灭活疫苗。不论是活疫苗还是灭活苗，影响禽流感免疫效果的因素很多，实践中应对疫苗种类的选择、防疫程序的制订、接种途径、操作方法给予充分的重视，才能尽量避免免疫失败或不良反应。鸡禽流感疫苗首免日龄在12～15d，如果日龄太小，鸡免疫系统尚未完全建立，会造成免疫系统损伤，影响免疫效果。另一方面，母源抗体高滴度时，免疫不仅不能刺激机体产生应有的免疫应答，抗体反而会被中和，结果免疫失败。最好通过实验室检测禽流感母源抗体水平来确定首免日龄。说明书中禽流感油乳剂灭活苗免疫保护期为4个月，这是在实验室条件下采用SPF鸡检测得出的数据，而实际生产中影响禽流感疫苗免疫效果的因素很多，如饲养管理、营养水平、日龄大小、健康状况等，导致疫苗的保护期长短不一。所以，不能机械地照搬说明书中的保护期来推测免疫时间，有条件的，应根据HI抗体检测结果来指导何时免疫。要选择合适的疫苗对鸡群免疫接种，由于禽流感病毒血清型众多，不同亚型之间不能完全保护。在生产实践中应针对当前和本地流行的疫情来选择血清型、病毒株相同的疫苗。如果疫苗毒株的抗原性与感染病原的差异较大，很难取得良好的防疫效果。疫苗要妥善保存，疫苗对温度要求很严格，灭活疫苗要保存在低温、干燥、阴暗的地方，适宜温度为2～8℃；活疫苗为冻干苗，则在冰箱冷冻室-15℃以下保存，切忌反复冻融。疫苗使用前例行检查，仔细核对抗原亚型、毒株、生产厂家、生产日期、失效期等，有出现包装破损、活疫苗瓶非真空、油苗破乳分层、颜色改变等现象的疫苗，严禁使用。严格掌控疫苗的用量，不可随意改变。稀释液的选择与用量要掌握好，注射、点眼、滴鼻免疫接种时，可选用蒸馏水、生理盐水。饮水免疫时，最好用凉开水，其次是干净新鲜的深井水，不能用含消毒药物的水。灭活苗使用前应预温在25℃左右，预温可使油乳剂苗黏度降低、稀薄、易注射、吸收好。参加免疫操作的人员必须经验丰富，能熟练掌握疫苗的配制、免疫操作方法，确保每只鸡有足够的疫苗用量，同时疫苗较快地用完。鸡群健康是禽流感免疫的基础，只有健康的鸡群才能产生良好的免疫应答，鸡群不健康时接种会造成免疫失败。

4）流感治疗

对于流感患者，可以使用干扰素、金刚烷胺、奥司他韦等药物进行治疗，干扰素是一种可以抑制病毒复制的细胞因子，金刚烷胺可以作用于流感病毒膜蛋白和血凝素蛋白，阻止病毒进入宿主细胞，奥司他韦可以抑制神经氨酸酶活性，阻止成熟的病毒离开宿主细胞。可应用解热药、缓解鼻黏膜充血药、止咳祛痰药等。儿童忌用阿司匹林或含阿司匹林以及其他水杨酸制剂的药物，避免引起儿童 Reye 综合征。为了防止病毒进一步传播以及变异，对疑似和确诊患者应进行隔离治疗。使用抗病毒治疗的疗效不错，但要达到更好的治疗效晚，要注意，应该在发病 48h 内试用抗流感病毒药物。有一种对流感病毒 H5N1 和 H9N2 有抑制作用的新型抗流感病毒药物是神经氨酸酶抑制剂奥司他韦（Oseltamivir，达菲）。金刚烷胺和金刚乙胺也可抑制流感病毒株的复制。金刚烷胺成人剂量每日 100～200mg，儿童每日 5mg/kg，分 2 次口服，疗程 5 天。治疗过程中应注意中枢神经系统和胃肠道不良反应。特别注意的是：肾功能受损者酌减剂量；有癫痫病史者忌用。

5. 研究进展

1）免疫方面

A 型流感病毒的多亚型与易变异，使得免疫成为一大难题，为此，也受到许多专家学者的关注，在免疫方面有许多新的研究进展，尤其是在细胞免疫方面（杨文涛等，2015）。

（1）病毒对 T 细胞免疫逃逸策略

A 型流感病毒能诱导强大而广泛的 CD8⁺ T 细胞免疫，它为不同亚型流感病毒或新亚型突变株提供保护。通过产生促炎性细胞因子和杀伤病毒感染的细胞，流感特异性 CD8$^+$ T 细胞不仅能启动初次免疫应答发挥作用,而且还能产生免疫记忆,促进病毒的清除和宿主的恢复。在初次免疫应答阶段,选择 CD8$^+$ 细胞毒性 T 淋巴细胞(CTL)应答是克隆型 T 细胞受体(TCR)与感染细胞表面的主要组织相容性复合体 I(MHC I)表位之间的相互作用的结果。TCR 组成特点和 MHC I 沟槽内靶向肽的序列或互补性结构等皆是 CD8$^+$ CTL 免疫原性的关键因素。在人体内,T 细胞能选择发生免疫逃逸突变的流感病毒复制。最近,研究人员在免疫受损的儿童体内发现持续感染的流感病毒突变株,它们是在 CD8$^+$ CTL 表位顺序上发生了突变。此外,在免疫缺陷小鼠体内能很容易地分离到 CD8$^+$ T 细胞免疫逃避的变异体。选择 CD8$^+$ T 细胞逃逸突变显然是由选择压力所致,在 MHC 不匹配的小鼠体内,由于缺乏免疫压力导致突变体可自由复制。流感病毒容易针对锚定 MHC 肽表位氨基酸残基发生免疫逃逸,因此,A 型流感病毒特异性 CD8$^+$ CTL 提供一定程度的交叉保护可能因病毒突变而改变。

　　针对流感病毒而言,NP 是流感病毒特异性 CTL 反应的重要靶标之一。目前,已经鉴定的多数 CTL 表位相对比较保守,然而,已有证据表明 NP 中氨基酸变异与流感病毒逃避特异性 CTL 有关。早期研究显示,流感病毒株 HLA-B 2705 限制性表位 NP$_{383\sim391}$ 和 HLA-B 08 限制性表位 NP$_{380\sim388}$ 的锚定残基 NP$_{384}$,发生突变 R384G,导致变异株完全替换了携带野生型表位的病毒株,并且完全逃避了特异性 CTL 的识别。进一步研究发现,在体外 R384G 突变严重影响了流感病毒特异性 T 细胞反应。从 1918 年到 2009 年的 NP$_{418\sim426}$ 变种病毒的免疫学与结构学特征进一步表明 TCR 潜在接触的残基发生突变导致免疫逃逸,同时也指出交叉保护的 CTL 群对 NP$_{418\sim426}$ 变异病毒能产生应答。据最新报道,新型 H7N9 病毒中 CTL 逃逸突变体的 HLA-A 0101 限制表位 NP$_{44\sim52}$ 的锚定残基发生突变。

　　虽然免疫显性的 T 细胞可能产生逃逸突变体,但它在抗 A 型流感病毒感染方面具有很大的价值。对 A 型流感病毒而言,NP 中氨基酸变异导致流感病毒产生 T 细胞免疫逃避,它却是 T 细胞最主要的免疫源性流感病毒蛋白。利用反向遗传学方法研究了流感病毒特异性 CD8$^+$ T 细胞对免疫显性 DbNP366 肽反应潜在免疫逃逸机制。该研究用改造的流感病毒 NPM6I 和 NPM6T 感染小鼠,尽管初次免疫应答的指标不理想,但在呼吸道接种携带相同突变的其他亚型流感病毒时,对这些免疫逃逸变体提前免疫可产生二次 CD8$^+$ T 细胞应答且与未突变 NP 表位免疫应答相近。因此,对于经常发生的病毒免疫逃逸,它有可能产生广泛保护性 T 细胞免疫力。流感病毒等 RNA 病毒通常具有高突变率,在病毒变异之前,针对预测的突变进行初次免疫,可有效防止逃逸突变在感染宿主中发生。

(2)CD4$^+$ T 细胞在抗流感免疫中的作用

　　机体感染流感病毒后,呼吸道中树突状细胞携带流感抗原离开组织迁移至附近的引流淋巴结。在此，携带流感抗原的树突状细胞激活幼稚 T 细胞。流感特异性 CD4$^+$T 细胞经过逐步活化、增殖和分化，演变成效应 T 淋巴细胞。最近几年，很多研究才逐渐发现流感病毒感染诱导 CD4$^+$T 细胞免疫应答的重要意义。经典理论认为，CD4$^+$T 细胞的主要职责是为了 CD8$^+$T 细胞和 B 细胞提供帮助参与抗病毒免疫反应促进病毒清除，CD4$^+$ T 细胞提供的 IL-2 还能促进效应 CD8$^+$ T 细胞产生 IL-10，因此 CD4$^+$ T 细胞是效应 CD8$^+$ T 细胞产生广谱细胞因子所必需的。研究显示，利用 NP 和 HA 抗原肽免疫小鼠，增加的抗原特异性 CD4$^+$ T 细胞能促进流感病毒特异性 B 细胞反应，因此，在血清中能检测到高滴度的 NP 特异性抗体。在引流淋巴结中还存在分泌 NP 特异性抗体的细胞、高频率的生发中心 B 细胞和滤泡辅助性 T 细胞（Tfh）。滤泡辅助性 T 细胞是一类为 B 细胞反应提供必要帮助的专职性 CD4$^+$ T 细胞的亚群。流感病毒感染能诱导产生 Tfh 细胞，Tfh 细胞可以促进生发中心形成及协助 B 细胞产生高亲和力抗体。在流感病毒感染期间，大多数情况下 Tfh 细胞是在感染部位的引流淋巴器官内被激活，且引流淋巴器官中新型迟发型抗原呈递细胞能够更好地激活 Tfh 细胞。此外，不仅 IL-6 和 IL-21 能控制 Tfh 细胞发育，IL-2 信号也能抑制 Tfh 细胞发育和生发中心 B 细胞发育。然而，在 B 细胞对流感病毒感染的初次免疫应答过程中，CD4$^+$ T 细胞的辅助是有限的且具有选择性。

CD4$^+$ T 细胞通过直接接触靶细胞发挥细胞毒性效应机制和间接作用于其他免疫细胞等多种机制对抗流感病毒感染。有研究提出 CD4$^+$ T 细胞的多种机制可以作为一种协同作用方式抵抗流感病毒感染。研究表明，从活体分离记忆性流感病毒特异性 CD4$^+$ T 细胞回输受体小鼠体内，可以同时增强病毒特异性 CD8$^+$ T 细胞和 B 细胞抵抗流感病毒感染。回输的 CD4$^+$ T 细胞分化成 Th1 和 Th17，它们能有效介导流感病毒的清除和提供保护作用，而 Th0 和 Th2 CD4$^+$ T 细胞却不能发挥这种作用。机体防御流感病毒感染的主要策略有两种，一是通过增加流感病毒特异性 CD8$^+$ T 细胞和 B 细胞反应；另一种是诱导肺内固有免疫细胞因子 IL-6、IL-1β、趋化因子 CXC 配体 9 和趋化因子 CC 配体 2 表达。CD4$^+$ T 细胞除了有辅助 CD8$^+$ T 细胞和 B 细胞的作用之外，也具有直接的效应活性抵抗流感病毒感染。现已证明 CD4$^+$ T 细胞也能表达溶细胞分子，如颗粒酶 B，直接对流感感染的细胞产生细胞毒作用。细胞毒性 CD4$^+$ T 细胞在体内发育依赖固有免疫抗病毒因子 I 型干扰素和获得性免疫细胞因子 IL-2 协同发挥作用；在流感病毒感染时，细胞毒性 CD4$^+$ T 细胞的发育还受两种转录因子的调控。这些数据充分提示细胞毒性 CD4$^+$ T 细胞的发育是通过 Th1 途径的。

（3）CD8$^+$ T 细胞应答产生的免疫病理损伤

在有效控制流感病毒感染方面，CD8$^+$T 细胞发挥着极其重要的作用。无论是在感染早期还是感染晚期，CD8⁺T 细胞的出现与病毒的清除同步，其作用方式为直接杀伤被感染细胞或释放促炎性细胞因子 TNF-α 和 IFN-γ 等，同时构成了炎性细胞渗出的主要成分。CD8⁺T 细胞免疫是一把双刃剑，在肺损伤方面也有重要作用。T 细胞缺陷小鼠感染 A 型流感病毒后，肺病例损伤的发展以及死亡过程明显延迟，表明在 A 型流感病毒感染过程中，CD8⁺T 细胞对免疫性病理损伤有重要的影响。通过流感病毒特异性的 TCR 转基因小鼠模型表明，A 型流感病毒感染剂量与 CD8⁺T 细胞的作用呈剂量相关性，低剂量病毒感染时，CD8⁺T 细胞具有保护作用，高剂量病毒感染时，CD8⁺T 细胞与严重的病理损伤和致死有关。

CD8⁺ T 细胞控制肺脏炎症和损伤，机体清除流感病毒时，为减少免疫介导的病理损伤，需要严格控制感染造成的炎症反应。在控制流感病毒感染期间多重免疫负调节机制有利于减轻炎症反应。dLN 中活化的效应 CD8⁺T 细胞能够产生高水平的效应细胞因子 IFN-γ 和微量调节细胞因子 IL-10。在 T 细胞浸润肺期间阻断 IL-10 的功能，将会导致严重的肺炎和致死性损伤。因此，效应 CD8⁺T 细胞迁移至感染的肺脏之后，它会迅速产生调节性细胞因子 IL-10 以减轻呼吸道炎症等抗病毒免疫反应。此外，在流感病毒感染造成的炎症方面，细胞因子 IL-27 发挥着重要的保护作用。利用 IL27ra-/-小鼠证实 IL-27 具有限制免疫病理损伤和嗜中性粒细胞募集以及降低 IL-10 依赖和非依赖途径的 Th1 或 Th17 反应，缺乏 IL-27 信号加重小鼠病情并增加死亡率，但是在体内流感病毒数量高峰期给予重组 IL-27 治疗却能降低死亡率。

（4）Tregs 在流感病毒免疫中的作用

调节性 T 细胞（Tregs）是 CD4⁺亚群 T 细胞能持续高度表达 CD25 分子的一类 CD4⁺ CD25⁺ T 细胞，1995 年在正常人和小鼠的外周血及脾脏组织中被发现。重要的是，Treg 缺乏可引起自身免疫性疾病。根据发育和分化途径的差异，可以将 Tregs 分为天然 Treg 和诱导产生的 Treg 两类，这两类 Treg 共同协作，发挥维持机体免疫稳态的作用。

Tregs 细胞具有免疫抑制功能且为非抗原特异性和无 MHC 限制。Tregs 细胞免疫抑制功能表现在其经 TCR 介导的信号刺激活化后能够抑制普通 T 细胞的活化和增殖。但是，Tregs 的去除会严重降低 Tfh 对流感病毒的反应和阻碍流感病毒特异性 GCs 的蓄积；利用 TGF-β 不能产生这种作用，但是通过增加 IL-2 却能调节这种作用。由于 IL-2 抑制 Tfh 细胞的分化，影响 GCs 的形成及后续抗原特异性 B 细胞分化成记忆性 B 细胞和浆细胞。因此，Tregs 可通过控制 IL-2 信号过量促进 Tfh 和 GC B 细胞对流感的应答。

病毒感染期间在保护宿主免受免疫介导的病理损伤方面，Tregs 起着核心作用。天然 Treg 能够降低流感病毒造成的致死率，过继转移的 Tregs 对 H1N1 型流感病毒感染能产生完全的保护。在 H1N1 病毒感染期间,具有抗病毒作用的 CD8[+]和 CD4[+]效应 T 细胞通过产生 IL-10 细胞因子控制肺部炎症。此外,研究还发现,再次感染流感病毒与初次感染相比,抗原特异性的记忆性 Tregs 能在肺引流淋巴结和肺实质中快速蓄积;在体外,记忆性 Tregs 能有效抑制抗原特异性的记忆性 CD8[+]T 细胞增殖。若再次感染流感病毒前去除记忆性 Tregs,抗原特异性的记忆性 CD8[+]T 细胞反应、肺脏炎症反应和气管的细胞因子(趋化因子)的表达都相应增加;若用幼稚 Tregs 代替记忆性 Tregs 却不能恢复这种记忆性 CD8[+]T 细胞反应。抗原特异性的记忆性 Tregs 亚群能抑制流感病毒再次感染时产生的细胞免疫反应,为评价疫苗效果提供一种新参数。小鼠感染 H5N1 时,机体中 CD8[+] Foxp3[+] Tregs 显著增多,它还高表达 CD25、GITR 和 IL-10。在过继转移实验中发现 CD8[+] Tregs 抑制 CD8[+] T 细胞反应,促进 H5N1 病毒感染,导致高致死率和增加小鼠肺内病毒滴度。通过研究 IL-10R-/-小鼠发现,在 CD8[+] Tregs 抑制 CD8[+] T 细胞反应过程中 IL-10 发挥着重要的作用。

(5)病毒利用其神经氨酸酶蛋白逃避 NK 细胞激活受体的识别

自然杀伤(NK)细胞在抗病毒感染和消灭转化细胞的过程中发挥核心作用。通过抑制和激活受体控制病原体感染细胞和肿瘤细胞的识别。曾表明 NK 细胞激活(杀伤)受体中的天然细胞毒性受体 NKp44 和 NKP46,可与流感病毒感染的细胞表面表达的病毒血凝素(HA)蛋白相互作用。进一步发现,NKp44/NKP46 和病毒的 HA 之间的相互作用是唾液酸依赖性的,并可以导致消灭感染的细胞。在此证明了流感病毒具有反击机制,病毒使用其神经氨酸酶(NA),阻止 NKp44 和 NKP46 受体识别 HA,从而降低 NK 细胞消灭感染细胞的能力。

2)防治

(1)基于核蛋白的抗病毒靶点研究

A 型流感病毒 NP 蛋白相对保守,是一个潜在的抗病毒药物的靶点。国内外许多学者已将其作为新的有效的抗病毒药物靶点。

阻止病毒核蛋白的入核,从而抑制病毒的复制:Nucleozin 是被发现的第一个小分子的流感病毒 NP 抑制剂。Nucleozin 可诱导 NP 聚集成大的聚合体,引起 NP 在胞质的集聚,抑制 A 型流感病毒 NP 的入核及核内蓄积,从而干扰病毒的复制。Nucleozin 能有效地抑制流感病毒复制,并且能明显延长感染致死剂量的 H5N1 病毒小鼠的存活时间。NP289 上的酪氨酸转变为组氨酸(Y289H)可导致病毒对 Nucleozin 耐受。2009 年暴发的 A 型 H1N1(甲型 H1N1)流感是天然的 Y289H 突变体,在病毒感染的 MDCK 细胞模型中表现出对 Nucleozin 的耐受。3061(FA-2)是与 Nucleozin 作用机制相似的复合物,其抑制 A 型流感病毒的 IC_{50} 值达到亚微摩尔级水平，对 H1N1（A/WSN/1993）和 H3N2（A/Brisbane/10/2007）感染的小鼠有保护作用，但同时也发现 NP52 上一个酪氨酸转变为组氨酸（Y52H）对该复合物耐药。

抑制核蛋白寡聚化，从而抑制病毒复制：一个重要的潜在靶点被发现位于尾环结合口袋。NP 的尾环结合口袋在寡聚体的形成中起重要作用，通过将一个 NP 的尾环插入到另一个 NP 的尾环结合口袋形成 NP 寡聚体。尾环肽（Residues 402～428）可以抑制 NP 寡聚化，从而减缓病毒复制。进一步的 NP 突变发现，NP 上的 E399…R416 之间形成的盐键在 NP-NP 的相互作用中起重要作用。通过虚拟筛选方法发现，1 种复合物（Compound3）能破坏 E399…R416 之间盐键，抑制寡聚体的形成，发挥抗病毒效应。同时，这种复合物对于 Nucleozin 耐药突变（Y289H 和 Y52H）病毒有效。由于 E399…R416 的高度保守，不易产生耐药突变，这使得 NP 上 E399…R416 之间盐键可作为一个新的有效的抗病毒作用的靶点。

诱导高阶核蛋白寡聚体形成，阻止核蛋白入核，从而抑制病毒的复制：一种复合物 Triazole（Compound 5）能够诱导一种高阶 NP 寡聚体形成，抑制病毒的复制。在流感病毒感染的小鼠模型上，Triazole 能减轻实验组小鼠体重的下降，降低肺部病毒的滴度，从而降低小鼠的死亡率。还有相关类似物，如 1H-1，2，3-triazole-4-tarboxamide 能抑制 A 型流感病毒 H1N1（A/WSN/33）、H3N2（A/HK/8/86）的复制，同时也能抑制高致病性 H5N1（A/RS14）、金刚烷胺耐药型 A/WSN/33（H1N1）和奥司他韦耐药型 A/WSN/1993（H1N1，274Y）等病毒的复制。研究人员认为，高阶 NP 寡聚体的发现可能揭示 Nucleozin 及其类似物的作用机制，通过形成高阶 NP 寡聚体阻止 NP 的入核来达到抑制病毒复制的作用。

干扰核蛋白与 RNA 结合，抑制病毒的复制：NP 的另一个重要的潜在靶点位于与 RNA 结合的区域。在病毒的生命周期中，NP 与 RNA 等结合形成 RNPs，参与病毒的复制过程，降低 NP 与 RNA 的结合可能会抑制病毒的复制。有研究表明，Naproxen 能与 RNA 竞争结合 NP 上的 RNA 结合位点，形成 Naproxen-NP 复合物，从而减弱 RNA 与 NP 的结合。进一步的分子对接和分子动力学模拟实验表明 NP 上的 R361、R355 和 Y148 对 Naproxen 的结合非常重要。同时，在抗流感病毒药理作用方面，Naproxen 不仅可减少 NP-RNA 的形成，而且能抑制环氧合酶 2 的生成，从而减轻炎症反应。还有研究人员设计合成一种化合物 3-mercapto-1，2，4-triazoles 能与 NP 富含精氨酸的区域（R174-K184）结合，干扰 NP 与 RNA 的结合而抑制病毒复制。该化合物在体外对多种 H1N1（A/California/07/2009、A/New Caledonia/20/ 99）、H3N2（A/Perth/16/09）和 H5N1（A/Chicken/Kurgan/2005）病毒复制有不同程度的抑制作用，口服给药可有效预防和治疗病毒感染小鼠。Naproxen 的发现具有重要意义，这预示着病毒 RNA 与单体 NP 的结合位点将是一个新的抗病毒靶点。

干扰核蛋白与 RNA 依赖的 RNA 聚合酶结合，抑制病毒复制：在病毒增殖过程中，NP 与 RNA 依赖的 RNA 聚合酶（RDRP）的结合是复制过程中不可缺少的一部分，这使 NP 与 RDRP 的结合位点成为一个新的抗病毒研究的靶点。有研究发现，NP 头端顶部的一些氨基酸序列对 NP 和 RDRP 的结合是不可或缺的。通过对 NP 头端顶部 203～209 氨基酸（DRNFWRG）的突变研究显示 R204、W207 和 R208 对 NP 与 RDRP 的结合至关重要。在 R204、W207 和 R208 突变为丙氨酸时，RDRP 功能完全失活，通过 RT-PCR 检测，发现 rRNA 减少，mRNA 几乎不能检测到。同时 R204、W207 和 R208 的突变不会影响 NP 的核定位信号、RNA 的结合位点、寡聚化位点的功能。R204、W207 和 R208 处于相对保守的功能区域，这为抗病毒的研究展示了一个新的方向，使得 NP 与 RDRP 之间的结合位点可能成为一个有效的靶点。

（2）以 PA 亚基内切酶活性为靶点的抗流感药物研究

基于内切酶抑制剂筛选模型或虚拟筛选得到的、在细胞水平具有抗流感作用的内切酶抑制剂有很多，涉及多种结构，包括：4，5-二羟基嘧啶衍生物、2，4-二氧丁酸衍生物，2，6-二酮吡嗪类天然产物 flutimide、N-羟基酰亚胺衍生物、地钱素、沙利度胺衍生物、C60 衍生物、3-羟基喹啉类化合物，EGCG 和 EGC、THC-19 等。虽然这些化合物由于活性有限或毒性较大而未进入临床研究，但结构生物学的发展为这些化合物的进一步优化、新化合物的设计提供了重要信息（连雯雯等，2015）。

有学者分别利用结构生物学获得多种内切酶抑制剂与 H5N1、H1N1 的 PA_N 的晶体结构，发现化合母核上的羟基主要与酶活性中心的锰离子结合，而其他取代基则通过氢键或 π 键叠加，与酶活性中心中的疏水口袋相互作用，并指出内切酶抑制剂的强度可能与其结合的口袋数目有关，在优化内切酶抑制剂时应该尽可能通过增加取代基，增强化合物与酶活性中心疏水口袋的结合。进一步对参与 L-742001 结合的疏水口袋中及附近的氨基酸残基进行点突变，分析不同氨基酸残基在内切酶活性和抑制剂结合中的贡献，进而发现了一些同时参与内切酶活性和抑制剂结合的氨基酸残基（T20、T24、A37、T38、R84、V122、Y130），但是突变这些氨基酸残基后对内切酶活性和抑制剂活性影响不大，因此内切酶抑制剂优化时应该考虑加强抑制剂与这些氨基酸残基的作用，提高抑制剂活性的同时又可以防止耐药性的产生。根据 3 个共平面的氧原子可以与酶活性中心的 2 个锰离子形成相互作用，设计了 2-羟基苯甲酰胺母核，对其进行取代，分析不同化合物的内切酶抑制作用及其与内切酶活性中心的相互作用。这些结构信息将加快以 PA 亚基内切酶活性为靶点的抗流感药物的研究进程。

（3）疫苗的研究进展

灭活疫苗流感病毒灭活疫苗主要分为四类，包括全病毒灭活疫苗、裂解疫苗、亚单位疫苗以及病毒原质体疫苗。

全病毒疫苗即完整的病毒粒子，其包含病毒全部抗原和脂质外壳。将流感病毒接种于鸡胚尿囊腔中，两天后收获尿囊液，加入福尔马林使其灭活，然后采用离心或色谱方法对尿囊液进行进一步的浓缩和纯化，得到病毒原液，最后加入适当的佐剂即为流感全病毒灭活疫苗。灭活疫苗免疫原性高且具有相对较低的生产成本，是目前最常用的方法。但这种方法对流感病毒进行分离或传代易引起其抗原性的改变，且批量化生产时易造成污染。近年来，使用非洲绿猴肾细胞（Vero细胞）代替鸡胚成为流感疫苗生产的发展趋势。Vero细胞已成功开发出了多种疫苗，以低感染复数接种 Vero细胞时，亦可获得高产量的流感病毒，且当细胞维持液中胰酶浓度为 $12.5\sim15\mu g/ml$，pH 为 $7.4\sim7.6$ 时，可得到最大产量。但灭活疫苗仍存在许多缺陷，因灭活疫苗是一种死疫苗，失去了病毒的自然感染能力，皮下接种只能刺激机体产生相应的 IgG 抗体，无法刺激呼吸道黏膜产生分泌型免疫球蛋白 A（sIgA），故不能有效地阻止病毒在呼吸道内繁殖；由于流感病毒具有很高的变异性，需要每年接种，无疑增加了接种的痛苦和潜在的感染风险；其保护作用有限，交叉保护作用很弱；由于存在病毒膜脂质成分，具有较强的反应原性，在儿童中发热率高，不适用于 12 岁以下儿童。

裂解型流感病毒灭活疫苗：采用合适的裂解剂和裂解条件将流感病毒裂解，去除核酸和大分子蛋白，只保留其抗原有效成分 HA 和 NA，以及部分基质蛋白（M蛋白）和核蛋白（NP），然后进一步分离纯化制备而成。

亚单位疫苗：在裂解疫苗的基础上开发出的一种新型疫苗，其只包含病毒的HA 和 NA 抗原蛋白，其他基质蛋白均被去除。这类疫苗大大降低了不良反应的发生，安全性较高，但相应的，免疫原性也大大削弱，常不能引起有效的免疫应答。

病毒原质体疫苗：一种新型疫苗。流感病毒中的基质蛋白是由高度保守的氨基酸残基组成的膜蛋白，与 HA 和 NA 的易变性形成了鲜明对比。国外研制出针对流感病毒 A 的核蛋白和基质蛋白 1（MVA-NP+M1）的新型疫苗，并进行了 I 期临床试验。该疫苗具有良好的安全性和耐受性，诱导产生的 T 细胞数远高于目前市售的任何一种流感疫苗。

减毒活疫苗（LAIV）：将病毒在人工培育的条件下，使其致病性大部分丧失，但仍保留其免疫原性，故仍可刺激机体免疫细胞产生抗体的一类疫苗。其与自然感染具有很大的相似性，克服了灭活疫苗对儿童和老人免疫原性低的不足，所以其诱导的免疫反应相比灭活疫苗更加迅速和强烈。与灭活疫苗相比，优势主要表现在：能有效地控制流感病毒在呼吸道的繁殖；可滴鼻或喷鼻途径给药；对不同亚型的流感病毒具有一定的交叉保护作用。

LAIV 一般为经鼻接种的三价季节性疫苗，包括两种 A 型（H1N1 和 H3N2 亚型）和一种 B 型流感病毒。LAIV 在婴幼儿、儿童和成人中均具有良好的耐受性。

LAIV 相对于三价灭活流感疫苗（TIV）显示出了更好的免疫效果，在许多国家 6～59 个月的婴幼儿和儿童中已进入了Ⅲ期临床试验。而在成人中，这种优势却不明显，故欧洲健康署还未批准其应用于成人。目前，应用比较广泛的 LAIV 为冷适应性疫苗，通常由基因重组的方法获得。研究表明，重组病毒并不会具有更强的毒力或产生更强的损伤作用，这为 LAIV 的安全应用提供了额外的依据。此外，一些单价 LAIV 可对多种病毒亚型起作用，如有研究表明，H7N3 减毒流感疫苗亦可预防 H7N9 禽流感病毒的感染。

基因工程疫苗：使用 DNA 重组技术，将天然或人工合成的病毒遗传物质定向插入细菌、酵母菌或哺乳动物细胞中，使之充分表达，再经纯化而制得的疫苗。由于病毒主要的免疫学结构为 HA，其含有大多数的抗原决定簇，所以采用基因工程的方法直接合成 HA 为制备流感疫苗提供了新思路。长期以来，人们认为流感疫苗生产中血凝素分子必须在脊椎动物细胞中表达，以实现蛋白质分子的折叠、糖基化和分泌，但随着研究的深入，这种说法已经不是很准确。美国疾控中心的一个实验室通过敲除 HA 的 N 端糖基化位点制得的 DNA 疫苗，将其免疫小鼠，结果发现其免疫原性并没有明显的变化。随后，另外两个团队在大肠杆菌中也成功表达出了流感病毒 HA。

美国一家公司通过昆虫细胞病毒载体（杆状病毒）感染昆虫（黏虫、草地贪夜蛾）细胞，成功表达了流感血凝素——FluBlok。FluBlok 是一种新型的蛋白疫苗，其包含三种全长的重组 HA 蛋白，即 A 型 H1N1 流感病毒 HA、A 型 H3N2 流感病毒 HA 和乙型流感病毒 HA。FluBlok 是首个采用 DNA 重组技术生产的三价流感疫苗，相比于传统的鸡胚生产模式，其具有可大量制备、纯度高等特性。临床试验显示这种疫苗具有良好的耐受性和免疫原性。2013 年 1 月 16 日，美国 FDA 批准 FluBlok 上市，用于预防 18～49 岁人群的季节性流感。美国 Novavax 公司采取与 FluBlok 相似的方法，通过杆状病毒载体感染昆虫细胞得到了一种病毒样微粒（virus-like particles，VLPs）。该微粒含有 HA、NA 和流感病毒基质蛋白。基质蛋白可使 HA 和 NA 牢固地结合其上，从而构成一个 VLPs。这种微粒的优点在于能够利用树突状细胞微粒识别机制来摄取该粒子。美国弗劳恩霍夫分子生物技术中心使用烟草花叶病毒载体在烟叶中表达出了 HA。将植株反向放置在容器中，然后向其中缓慢加入载体病毒 DNA 溶液，直到淹没叶片为止。在真空的环境下，叶片底部的气孔打开，将 DNA 吸入其中，从而得到表达。这种疫苗在 I 期临床试验中显示出了免疫原性。加拿大 Medicago 公司使用农杆菌作为载体也取得了成功。

核酸疫苗：包括 DNA 疫苗和 mRNA 疫苗。DNA 疫苗即把一个或多个编码抗原蛋白的基因克隆到真核表达载体上，再将此重组载体导入机体内，从而表达得到抗原蛋白，激活机体的免疫反应。相对于普通疫苗，DNA 疫苗有以下优点：质粒 DNA 稳定性较高；生产工艺简单，成本低；相对于减毒活疫苗，不具有感染的风险；一个质粒 DNA 可编码多种抗原蛋白；可诱导体液免疫和细胞免疫双重反应。目前，DNA 疫苗的主要给药方式仍是肌肉注射，这使得疫苗很难穿过细胞膜，仅有少量到达抗原呈递细胞（APC）而引起免疫反应，这无疑限制了 DNA 疫苗的应用。有研究人员使用乳化分散法，将猪流感病毒 DNA 疫苗封装于聚乳酸-羟基乙酸共聚物（PLGA）微球中，测定了其免疫应答强度，结果显示，微球具有较高的封装率和稳定性，表达出的抗原蛋白具有良好的生物活性且表达持续时间长，明显提高了 DNA 疫苗的免疫效率。随后，使用复合凝聚法将猪流感病毒 DNA 疫苗封装于壳聚糖纳米粒子中，亦取得了良好的效果。

mRNA 疫苗作用机制与 DNA 疫苗相似，mRNA 疫苗经接种后，不需要转运到细胞核中而可以直接被翻译，从而延长了其半衰期。相比于 DNA 疫苗，mRNA 疫苗具有更高的抗原蛋白表达量，给药量可以得到更精确的控制，且可以降低整合到宿主基因组的风险。通过优化 mRNA 疫苗的 GC 含量和 UTR 序列，再将其整合到核酸精蛋白上，从而使 mRNA 免受 RNase 的降解，提高了其稳定性。流感 mRNA 疫苗对流感病毒感染的小鼠、雪貂和猪模型均具有良好的免疫效果。

通用疫苗：通用流感疫苗所采用的抗原蛋白通常有 HA、M（M1 和 M2）、NP 和 NA 蛋白。目前，研究最多的是基于 M2、NP 和 M1 的通用流感疫苗。M2（M2e）是一种小膜本体蛋白，起 pH 依赖的质子通道作用，在 HA 的成熟加工和病毒基因组释放到细胞质的过程中必不可少。然而，基于 M2 蛋白的疫苗免疫原性较弱，因此人们采用了许多方法以克服此缺点，如将 M2 肽段整合到免疫原性强的载体蛋白上，或通过杆状病毒或哺乳动物细胞表达的蛋白质而得的 VLPs 进行递送。

A 型流感病毒中 NP 和 M1 蛋白的氨基酸序列较保守，因这些蛋白未暴露在病毒表面，主要引起细胞免疫应答，尤其是 CTL 应答。在小鼠中，除了 CD8$^+$ CTLs 外，NP 抗体还参与了基于 ADCC 的病毒清除作用。而在人体中，抗 NP 抗体水平变化多样且很少通过三价灭活疫苗而增加，因此，NP Ab 介导的 ADCC 在人体异源亚型免疫中的保护作用尚不明确。

目前，人们采用基于载体或基于直链肽段的抗原递送方法来诱发人体有效的 CTL 应答。临床 I 期和 II 期试验使用改良的安卡拉疫苗病毒（MVA）表达 NP 和 M1 蛋白，结果表明，尽管过高剂量仍会引起一些不适，如恶心、呕吐等反应，但总体上 MVA-NP+M1 疫苗安全性较高。另有研究使用从 A 型和 B 型流感病毒中分离出的多种病毒蛋白（HA、NP、M1），制成含有多种线性表位的重组蛋白，这种疫苗即使在高剂量下亦具有良好的耐受性，其产生的抗体可诱导 ADCC 作用，具体机制尚不清楚。

近年来流感疫苗的研究飞速发展，一些新型疫苗技术也在流感疫苗的生产中得到了成功应用。新的疫苗给药方式如微粒介导透皮输送（PMED）系统等也显示出广阔的应用前景，各种优化的疫苗组合方式，如佐剂在疫苗中的联合应用，成了未来研究的主要趋势。

二、B 型流感

流感病毒属于正黏病毒科，根据病毒的 NP 蛋白及 M 蛋白的差异，病毒被分为 A、B 和 C 三型。B 型流感病毒是流感的主要病原之一，也是季节性流感的主要病原，能够广泛感染人群并引发重症病例。1940 年，Francis 和 Magill 首次分别从人群中分离了 B 型流感病毒。B 型流感病毒宿主特异性较强，迄今为止，只发现其感染人和海豹，它的起源及其是否有其他自然储存宿主仍未知。对该病毒的抗原特性和 HA1 核苷酸的序列分析显示，B 型流感病毒只有一个亚型。对血清型和 HA 蛋白序列的多样性进行分析，结果显示，病毒可以分为三个分支，分别为最早出现的 I 型（B/Lee/40 毒株为代表）、II 型（B/Yamagata/16/88 毒株为代表，简称 Yamagata 系）和 III 型（B/Victoria/2/87 为代表，简称 Victoria 系）。B 型流感病毒只有抗原性漂变，通过抗原变异来逃避人体免疫系统的监视和清除。因此，相对于 A 型流感病毒，B 型流感病毒进化速度较慢，对公共安全的危害性相对较小。在发现早期，B 型流感每隔 2～4 年就会成为当年流感的主要流行株。近几年来，B 型流感病毒活动呈现加强的趋势，在世界各地都曾发生以 B 型流感病毒为主的流行。我国大部分地区对 B 型流感病毒的监测显示，在季节性流感中，B 型流感病毒的活动一直处于优势，Yamagata 系和 Victoria 系流感病毒都为地方 B 型流感病毒的主要流行株。

1. 流行病学

1）流行情况

与 A 型流感病毒常以流行形式出现并能引起世界性大流行不同，B 型流感病毒常常引起局部暴发且不会引起世界性大流行。1940 年，Francis 和 Magill 首次分别从人群中分离 B 型流感病毒。1990 年，有研究报道了世界范围内流行的 B 型流感病毒。根据抗原特性和 HA1 区的核苷酸序列，B 型流感病毒可以分为三大谱系，分别为最早出现的以 B/Lee/40 毒株为代表的 I 型、以 B/Yamagata/16/88 毒株为代表的 II 型（简称为 Yamagata 系）和以 B/Victoria/2/87 为代表的 III 型（简称 Victoria 系）（Rota，1990）。根据两个谱系的遗传距离推测，Yamagata 系和 Victoria 系大约起源于 1969 年。但是这两个谱系是如何形成、发展及相互联系的，并无实证。

B 型流感病毒的 HA 蛋白相对保守，这使得 B 型流感病毒不能像 A 型流感病毒的各种 HA 亚型一样在禽类自然宿主中以抗原转换的方式进行重组，而更多的是以抗原漂移的方式发生突变。B 型流感病毒的 Yamagata 系和 Victoria 系同时在人群中流行，有研究显示其不同的基因片段也会以交换的方式进行重组（图 2-1）。

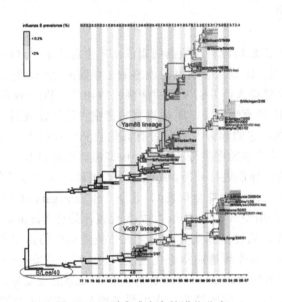

图 2-1　B 型流感病毒的进化分支

　　一些研究表明，Yamagata 系和 Victoria 系可能在 1983 年以前就开始在世界范围内同时流行，并有显著的差异。这两个谱系很可能起源于 1979 年 B/Singapore/222/79 毒株。尤其是 Victoria 系，有文献报道称这个谱系来源于最早被分离的 B/Canada/3/85、B/Victoria/3/85 等毒株。而 1985 年，Victoria 系在全球开始大规模的流行，直到 1990 年以后，人们才认识到这个谱系的存在具有重要的流行病学意义。

　　Victoria 系在世界范围内除 1993 年、1994 年及 1999～2001 年在亚洲分离到该毒株，其他地区都未分离到（Nerome，1994）。我国的流感监测表明，1990～2001年，人群中分离出的 B 型流感病毒的活动呈现 3 次高峰，分别为 1994 年、1997年和 2000 年。根据 2001 年上半年的资料统计表明，全国大多数地区虽以 Yamagata系为主，但西南地区及浙江省还可分离到 Victoria 系 B 型流感病毒（张烨，2001）。

2）易感宿主

　　B 型流感病毒只有一个亚型，迄今发现只感染人和海豹。荷兰科学家 Osterhans等（2000）首次报道了从荷兰海滩的一些发病的海豹身上分离了 B 型流感病毒。进一步研究表明，此毒株 B/seal/Netherlands/1/99 的序列与 4～5 年前在人类中流行的 B 型流感病毒毒株几乎完全一致。由此推测，B 型流感病毒可源于海豹，或许海豹是其天然的储存宿主。研究结果还显示,海豹体内的 B 型流感病毒变异较慢,推测与病毒在海豹体内所受的进化压力相关。研究结果提出,人类可能再次感染进化程度较低且流行过的 B 型流感病毒。

3)流行特点

B 型流感病毒每年都呈不同程度的流行,在某些流感流行季节会成为优势流行株。与 A 型流感病毒不同, B 型流感病毒的流行呈现以下几个特点:①A 型流感病毒可以多宿主发病,如人、鸟和猪等,但是 B 型流感病毒主要在人群中流行(Rota,1990)。②A 型流感病毒容易引起大规模流行和季节性流行, B 型流感病毒主要引起人发病、暴发或小流行,几年发生一次。③B 型流感病毒所引起症状同 A 型流感病毒所引起的症状没有太大的差别,主要是头疼、发烧、肌肉酸痛等。感染对象主要为老年人和儿童,会引起继发致死性肺炎等。此外,B 型流感病毒还能引起儿童的 Reye 综合征,一种病死率较高的疾病(Corey, 1977)。

4)分子流行病学

B 型流感病毒发现于 1940 年,其流行规模比 A 型流感病毒小得多,过去一直认为它只感染人的呼吸道。B 型流感病毒无亚型之分,和 A 型流感病毒一样,也是依靠病毒外膜蛋白,特别是血凝素蛋白(hemagglutinin)的重链区(HA1)的变异,改变抗原特性来逃避机体已有的免疫保护。B 型流感病毒的基因变异只有点突变或多点突变或缺失或插入所造成的抗原性漂移,而没有基因重配所造成的抗原性转变,因此其基因进化速度比人甲型流感病毒要慢 2~3 倍(Chen and Holmes, 2008)。该病毒的基因特性同 A 型流感病毒有相似之处,但也有其自身的特点。

与 A 型流感病毒一样, B 型流感病毒的基因组也是由 8 个节段组成, 所有的节段都具有保守的 5′端和 3′端。5′端和 3′端部分互补,形成锅柄状。锅柄状结构对于病毒 RNA 聚合酶的结合是必需的。病毒基因组与核蛋白(nucleoprotein,NP)及 PB1、PB2、PA 蛋白结合在一起轻度螺旋化形成核衣壳。核衣壳的外面是由基质蛋白和双层类脂形成的包膜,包膜上有许多突起,为病毒的表面抗原-血凝素抗原(hemagglutinin antigen, HA)和神经氨酸酶抗原(neuraminidase antigen,NA)(Pybus et al., 2007)。

B 型流感病毒(influenza B virus)同 A 型流感病毒(influenza A virus)一样,属于正黏病毒科,为单股负链、分节段 RNA 病毒,其基因组由 8 个节段组成,分别为 PB2、PB1、PA、HA、NP、NA、MP 和 NS,编码 12 个蛋白质,包括 4 个膜蛋白,分别为 HA、NA、BM2 和 NB,3 个 RNA 酶的亚单位:PA、PB1、和 PB2,以及核蛋白 NP,基质蛋白 BM1,核输出蛋白 NEP 及非结构蛋白 NS1(Lazarowitz,

1971)。根据已有的研究，一些容易发生突变的位点被筛选出来（$P<0.01$）（表 2-1）（Chen and Holmes，2008；Schild et al.，1983；Smith et al.，2004）。

表 2-1　　B 型流感病毒的选择压力

名称	特异性序列的数目	密码子的数目	阴性选择的密码子数目	阳性选择的密码子数目	阳性选择的密码子的位置
HA	94	585	58	5	90、131、179、180、277
HA-Vic87	40	585	29	0	
HAI-Vic87（MAP）	63	347	15	3	131、179、214
HA-Yam88	54	585	10	2	71、90
HA1-Yam88（MAP）	146	347	53	3	164、212、214
NA	98	467	43	3	345、373、396
PB2	90	752	72	1	391
PB1	97	770	81	0	
PA	91	726	21	1	258
NP	90	560	52	2	513、520
M1	66	248	24	0	
NS1	71	218	10	2	115、195

　　NB 蛋白是一种Ⅲ型跨膜蛋白，大量分布于被感染细胞的表面，并被组装入病毒粒子，是 B 型流感病毒的结构蛋白之一。NB 蛋白由 100 个氨基酸组成，包括由 18 个氨基酸组成的 N 端胞外区、22 个氨基酸组成的跨膜区和 60 个氨基酸组成的 C 端胞内区。有研究认为 NB 蛋白由与 A 型流感病毒的 M2 蛋白相似的离子通道功能，也有研究证明 NB 蛋白缺失的流感病毒在体外细胞传代时不受影响，但在感染小鼠时突变病毒的复制会减慢。BM2 是一种三型跨膜蛋白，由 109 个氨基酸组成，包括由 23 个氨基酸组成的跨膜区和 86 个氨基酸组成的胞内区，为病毒粒子的结构蛋白，具有离子通道活性，在病毒感染细胞早期对病毒粒子的解离和病毒 vRNP 的释放起重要作用。在 B 型流感病毒的进化过程中高度保守，分子质量约 12kDa，在细胞内存在磷酸化的 BM2，分子质量约 17kDa。BM2 在病毒感染的后期产生，通过反面高尔基网运输到细胞膜表面并以四聚体的形式存在，该蛋白质对 M1 的细胞膜定位、病毒的组装和病毒形态都有重要作用。

　　目前对 B 型流感 M1 的研究还比较少，M1 在病毒囊膜内形成一层基质层，能分别与病毒囊膜上的糖蛋白的 C 端胞内区和病毒 vRNP 复合物相互作用，在病毒的组装过程中起重要作用。

　　B 型流感病毒的复制过程都在宿主的细胞核中进行，包括 3 个过程，均以病毒 RNA 为模板，转录成 mRNA，合成子代 vRNA，以及合成作为模板的 cRNA。基因表达的第一步是基因转录成 mRNA。B 型流感病毒 mRNA 的转录的一个特点是起始 mRNA 合成所需的引物是来自宿主细胞的 mRNA。该引物是由病毒所具有的帽子依赖性内切酶切除宿主细胞 mRNA 的帽子结构端 10～13 个碱基而形成，该引物不与病毒 RNA 的 3′端碱基以氢键结合，仅发挥起始信号的作用。引物的甲基化帽子结构对这种起始作用是必需的（Obayashi et al.，2008；Parvin et al.，1989；Toyoda et al.，1996；Engelhardt et al.，2005；Honda et al.，1988；Nakada，1992；Lee et al.，2003；Shimizu et al.，1994）在 mRNA 合成过程中起催化作用的是由病毒 PB1、PB2、PA 蛋白组成的复合体。该复合体结构于病毒 RNA 的 3′端，PB2 识别并结合带有帽子结构的引物位于复合体的后面。PB1 蛋白则催化每个碱基的延伸，位于复合体的前面，至于 PA 蛋白的具体功能不很清楚。B 型流感病毒大部分 mRNA 转录终止加上 Poly（A）尾后，直接进入细胞质中核糖体上进行翻译，但 NS2 蛋白的 mRNA 需要经过自我剪接才能成为成熟的 mRNA。

翻译后的蛋白质还必须进行各种加工，如糖基化、切除信号肽等才能形成具有生物学活性的蛋白质，这些过程都是在宿主细胞质中完成的。当蛋白质表达量达到一定程度便会发生病毒基因组的复制，然后病毒装配形成子代病毒。

病毒基因组的复制是 RNA 全长合成，和基因组的转录为不同的机制，与 mRNA 的转录相比有两点不同：不需要引物起始合成；需要通过 PolyA 位点处的终止作用。

病毒进化的速度主要取决于两个方面：一是基因本身所具有的基础突变的速度；二是外面环境、特别是宿主的免疫选择所形成的选择压力。基因的基础突变主要是由于聚合酶的校正能力决定的。B 型流感病毒 RNA 聚合酶没有校正功能，其突变速度比 DNA 病毒要快得多。B 型流感病毒的表面抗原 HA 和 NA 的核苷酸变异的速度只有人 A 型流感病毒的 20%～30%，并且 B 型流感病毒中变异核苷酸数目里只有 30%造成氨基酸的突变。在其 3′端非编码区起始密码子 AUG 前常有数目不等的腺苷酸 A 的插入或者腺嘌呤-鸟嘌呤的突变，这些非编码区的变异其作用目前仍不清楚。

2. 诊断

目前，针对 B 型流病毒的诊断与 A 型流感类似，主要利用分子生物学的方法，包括荧光定量 RT-PCR 的快速检测方法、PCR-RFLP 技术、胶体金免疫层析试纸条快速检测技术、直接荧光染色等。对病毒的分型，主要包括多重荧光定量 RT-PCR、基因芯片检测方法等。

3. 防控与预警

在 B 型流感病毒疫苗的研发方面也进行了大量的研究，同 A 型流感病毒一样，目前仍然没有解决其抗原性变异所带来的问题。目前使用的大部分流感疫苗为灭活苗，包括3种成分：A型流感H3N2、H1N1和一个谱系的B型流感病毒。流感疫苗每年通过世界卫生组织公布其疫苗成分供各国使用。自20世纪90年代后，Yamagata和Victoria两个系的病毒共同流行，但在世界各地会呈现不同的流行比例。世界卫生组织（WHO）于2012年2月将疫苗组分中的B型Victoria系病毒更换为B型Yamagata系病毒B/Wisconsin/01/2010。

目前没有很好的治疗B型流感病毒的药物。有些对A型流感病毒有效的药物，如金刚烷胺等对B型流感病毒却无效，具体原因未知。目前对中草药的研究也不容忽视，中国和日本还开展了中草药治疗B型流感的研究（王振华等，2007；杨怡姝等，2001；余道军和万海同，2002）。

DNA疫苗是B型流感疫苗研发的新技术。DNA疫苗就是直接注射带有抗原编码基因的载体DNA，该载体DNA表达的抗原进一步引起机体的体液免疫和细胞免疫。NP基因是流感病毒较为保守的基因，其变异较慢，用含A型流感病毒NP基因的DNA疫苗免疫小鼠的结果表明，NP基因所表达的蛋白，引起的细胞免疫对各亚型甲型流感病毒都有抵抗作用。

针对流感病毒大流行的情况，我国也制定了多项法规，如《中华人民共和国传染病防治法》《中华人民共和国国境卫生检疫法》《中华人民共和国药品管理法》《突发公共卫生事件应急条例》《中华人民共和国药品管理法实施条例》《疫苗流通和预防接种管理条例》《国内交通卫生检疫条例》《国家突发公共卫生事件应急预案》《世界卫生组织国家流感大流行计划指南》等。根据流感大流行的特点，将应对工作划分为三个阶段，即准备阶段、大流行阶段和结束阶段。按照新亚型流感病毒疫情发生和流行的性质、危害程度和波及范围，将新亚型流感病毒疫情划分为一般（Ⅳ级）、较大（Ⅲ级）、重大（Ⅱ级）和特别重大（Ⅰ级），依次用蓝色、黄色、橙色和红色进行预警，分别实行Ⅳ级、Ⅲ级、Ⅱ级和Ⅰ级应急反应。

4. 研究进展

目前B型流感病毒在其致病性及分子机制的研究方面已经获得了一定进展。2012年，B型流感病毒的NP蛋白结构得到了解析，结果显示，NP蛋白的结构由一个头部、一个身体部位和一个尾部环组成，其中，头部和身体部位的沟槽区对RNA的结合非常重要，包含了一个柔性的带电环状区（氨基酸序列125～149的区域），两个Lys对RNA结合起了十分关键的作用。这些研究的发现为寻找NP蛋白的药物靶位点具有十分重要的意义（Ng et al.，2012）。2012年，Science杂志报道了高度保守的B型流感病毒的抗原表位，针对HA的头部区的抗体CR8033和CR8071，以及识别HA的茎部区域的单抗CR9114。这些抗体能识别HA的保守区域，对研发单抗治疗，以及研发A型和B型流感病毒广谱疫苗提供了基础（Dreyfus et al.，2012）。

B 型流感病毒的反向遗传学的搭建成功，对研究 B 型流感病毒的致病机理、传播机制及疫苗研发开辟了新的途径。反向遗传学是利用分子生物学手段，将 B 型流感病毒的 8 个基因片段扩增出来，分别构建到真核表达载体中后，在真核细胞中对病毒进行拯救。2014 年，利用反向遗传学技术，Cao 等（2014）首次证实了 M 蛋白具有核定位信号，为 B 型流感的治疗药物的研发提供了基础。此外，有研究将 NS1 蛋白的羧基端缺失后，获得了拯救病毒。进一步的小鼠的攻毒试验显示，该病毒的致病性减弱，为疫苗的研发提供了新的参考。

2011 年，Klenk 的研究团队将 B 型流感病毒 H 蛋白的剪切位点进行了修饰，改造病毒的复制特性的研究，体液免疫反应和小鼠的攻毒试验等显示，该修饰过的病毒可能是未来疫苗研发的候选（Stech et al.，2011）。2012 年，Terajima 的研究团队在 HA 的融合区发现了 CD4$^+$T 细胞表位，这个表位在 HA 的 16 种亚型和 B 型流感细胞中均很保守，为多肽疫苗的研究提供了有力的证据（Babon et al.，2012）。

在未来的研究中，B 型流感病毒的致病机理、传播机制、治疗药物的研发及疫苗研发仍然是研究的热点。反向遗传学、基因芯片等新技术和新手段将在 B 型流感的研究中发挥越来越多的作用。

三、C 型流感

C 型流感病毒仅引起人类不明显的或轻微的上呼吸道感染，很少引起流行。1947 年，第一株 C 型流感病毒被分离出来。由于引起的症状较轻，加上 C 型流感病毒的分离较为困难，对 C 型流感病毒的研究相对较少。

1. 流行病学

1）流行情况

C 型流感病毒不同于 B 型和 A 型流感病毒，很少引起流行，仅引起偶发的上呼吸道疾病，很少导致下呼吸道疾病。自 1947 年第一株 C 型流感病毒分离以来，其抗原性一直非常稳定。C 型流感病毒只有一个型，不同的 C 型流感病毒株基因组结构很相似，具有很好的保守型（Buonagurio et al.，1986）。血清学调查表明，96%的人存在抗 C 型流感抗体。该病毒的抗体能够通过胎盘传给婴儿，使其具有被动保护抗体。1956 年，我国首次从人类分离出 C 型流感病毒，1982 年国家流感中心再次分离出该病毒。1983 年郭元吉等报道，在猪群中分离到了 15 株 C 型流感病毒（Yuanji et al.，1983），1985 年又分离到 1 株猪 C 型流感病毒。血凝抑制试验和中和试验发现，这些猪 C 型流患病毒与人 C 型流感病毒具有广泛的交叉反应。

用所分离的猪 C 型流感病毒和人 C 型流感病毒在实验条件下可以感染猪，发现病毒可以在猪群间传播（Kimura et al.，1997）。

2）易感宿主

C 型流感病毒的宿主主要是人类。1983 年郭元吉等也从猪群中分离到 C 型流感病毒。

3）分子流行病学

流感病毒的 A 型和 B 型在形态上呈球形，直径 80～120nm（Herrler and Klenk，1987；Herrler et al.，1979；Rosenthal et al.，1998；Matsuzak et al.，2006），而 C 型流感病毒则完全不同，呈丝状，反复传代繁殖后亦然，且其丝状体先端结成一束，可用电子显微镜观察到。在电镜下可以观察到 C 型流感病毒表面有蛋白突起，包括血凝素（hemagglutinin，HA）、神经氨酸酶（neuraminidase，NA）、基质蛋白 II （matrixprotein II，M2），这些蛋白形成的突起呈正六角形，排列规则。A、B 型流感病毒的单股 RNA 由 8 个节段组成，C 型流感病毒仅 7 个 RNA 节段，每个节段编码 1～2 个蛋白质（表 2-2）。

表 2-2　流感病毒 RNA 节段及编码蛋白

节段编码	编码蛋白		
	A 型	B 型	C 型
1	PB_2	PB_2	PB_2
2	PB_1	PB_1	PB_1
3	PA	PA	P_3
4	HA	HA	HE
5	NP	NP	NP
6	NA	NA、NB	M_1、CM_2
7	M_1、M_2	M_1、BM_2	NS_1、NS_2
8	NS_1、NS_2	NS_1、NS_2	—

2. 诊断

针对 C 型流感的诊断主要为分子生物学的方法，荧光定量 RT-PCR 是最常用的诊断方法（陈则和方芳，2000）。

3. 防控与预警

C 型流感造成的危害不及 A、B 二型，故目前尚没有针对 C 型流感的疫苗（蓝雨等，2013）。

4. 研究进展

由于 C 型流感病毒引起的危害较小，所以目前对其致病机理的研究较少。

（王慧煜 韩雪清 庞 海 冯春燕）

参 考 文 献

白裕兵, 浦华. 2013. 禽流感防控经济学研究综述. 中国畜牧杂志, 49(6): 19-22.

陈爱林, 等. 2012. 禽流感病毒分子生物学检测方法综述. 中国畜牧兽医文摘, 28(11): 57-58.

陈宣烁, 等. 2006. 禽流感病毒分子生物学的研究进展. 中国畜牧兽医, 33(1): 63-67.

陈则, 方芳. 2000. A、B、C 三型流感病毒病毒学、流行病学、临床特征和流感疫苗. 生命科学研究, 4(3): 189-196.

代涛等. 2009. 甲型 H1N1 流感疫情进展与应对策略综述. 中国健康教育, 25(8): 602-605.

何平, 许素友. 2009. 甲型 H1N1 流感疫情进展与应对策略综述. 中国卫生政策研究, 2(6): 61-62.

黄智生, 孙坚. 2015. 基于甲型流感病毒核蛋白的抗病毒靶点研究进展. 病毒学报, 31(4): 450-456.

蓝雨, 赵翔, 李晓丹, 等. 2013. C 型流感病毒 RNA 标准品的制备和实时荧光定量-反转录聚合酶链反应检测方法的建立. 疾病监测, 28(7): 528-531.

李霞. 2012. 禽流感流行特点及其防治综述. 农业技术与装备, 243(15): 13-15.

李颖婷, 谢剑锋, 郑奎城. 2015. 甲型 H1N1 流感病毒分子流行病学研究进展. 海峡预防医学杂志, 21(2): 20-23.

连雯雯, 刘艾林, 杜冠华. 2015. 流感病毒 RNA 聚合酶 PA 亚基: 潜在抗流感药物靶点. 中国药理学通报, 31(3): 297-302.

刘志军, 等. 2005. 禽流感病毒分子生物学最新研究进展. 上海畜牧兽医通讯, 4: 5-7.

戚凤春, 盛军. 2004. 禽流感病毒与人流感的关系. 微生物学杂志, 24(5): 92-95.

秦添, 黄凤杰, 顾觉奋. 2015. 流感疫苗的研究进展. 中国医药生物技术, 10(3): 263-266.

谭伟, 谢芝勋. 2015. 甲型流感病毒 vRNP 及 PB1、PB2、PA 和 NP 蛋白的核内转运机制研究进展. 生物技术通讯, 26(2): 264-267.

王曲直, 等. 2006. 神经氨酸酶茎部氨基酸缺失对 H5N1 亚型禽流感病毒生物学特性的影响. 微生物学报, 46(4): 542-546.

王振华, 杜勤, 张奉学. 2007. 青天葵抗甲、乙型流感病毒作用研究. 时珍国医国药, 12: 36.

王志丹. 2013. 我国人感染禽流感病毒现状综述. 生物技术世界, 2: 95-96.

杨文涛, 等. 2015. 流感病毒感染诱导 T 细胞免疫应答的研究进展. 病毒学报, 31(4): 440-449.

杨怡姝, 李洪源, 刘密凤, 等. 2001. 抗病毒中药 1 号在 MDCK 细胞中对流感病毒 B 的抑制作用. 黑龙江医学, 25(1): 16.

余道军, 万海同. 2002. 抗流感病毒中药研究概况. 浙江中医学院学报, 26(5): 70.

张烨, 温乐英. 2003. 2001年中国新分离维多利亚系乙型流感病毒的抗原性及基因特性分析. 中华实验和临床病毒学杂志, 17(1): 15-17.

中国动物卫生与流行病学中心国际兽医事务处. 2013. 2012年12月—2013年1月全球重大动物疫情综述. 中国动物检疫, 30(2): 78-80.

Aoki FY, et al. 2003. Early administration of oral oseltamivir increases the benefits of influenza treatment. J Antimicrob Chemother, 51: 123-129.

Babon JAB, Cruz J, Ennis FA, et al. 2012. A human $CD4^+$ T cell epitope in the influenza hemagglutinin is cross-reactive to influenza A virus subtypes and to influenza B virus. Journal of virology, 86(17): 9233-9243.

Baz M, et al. 2009. Emergence of oseltamivir-resistant pandemic H1N1 virus during prophylaxis. N Engl J Med, 361: 2296-2297.

Bdel-Ghafar AN, et al. 2008. Update on avian influenza A(H5N1)virus infection in humans. N Engl J Med, 358: 261-273.

Bearman GM, Shankaran S, Elam K. 2010. Treatment of severe cases of pandemic(H1N1)2009 influenza: review of antivirals and adjuvant therapy. Recent Pat Antiinfect Drug Discov, 5: 152-156.

Beigel JH, et al. 2005. Avian influenza A(H5N1)infection in humans. N Engl J Med, 353: 1374-1385.

Birnkrant D, Cox E. 2009. The emergency use authorization of peramivir for treatment of 2009 H1N1 influenza. N Engl J Med, 361: 2204-2207.

Böttcher-Friebertshäuser E, Lu Y, Meyer D, et al. 2012. Hemagglutinin activating host cell proteases provide promising drug targets for the treatment of influenza A and B virus infections. Vaccine, 30(51): 7374-7380.

Bright RA, et al. 2005. Incidence of adamantane resistance among influenza A(H3N2)viruses isolated worldwide from 1994 to 2005: a cause for concern. Lancet, 366: 1175-1181.

Buonagurio D A, Nakada S, Fitch W M, et al. 1986. Epidemiology of influenza C virus in man: multiple evolutionary lineages and low rate of change. Virology, 153(1): 12-21.

Cao S, Jiang J, Li J, et al. 2014. Characterization of the Nucleocytoplasmic Shuttle of the Matrix Protein of Influenza B Virus. Journal of virology, 88(13): 7464-7473.

Chen R, Holmes E C. 2008. The evolutionary dynamics of human influenza B virus. Journal of molecular evolution, 66(6): 655-663.

Corey L, Rubin R J, Thompson T R, et al. 1977. Influenza B-associated Reye's syndrome: incidence in Michigan and potential for prevention. Journal of Infectious Diseases, 135(3): 398-407.

Dapat C, et al. 2010. Rare influenza A(H3N2)variants with reduced sensitivity to antiviral drugs. Emerg Infect Dis, 16: 493-496.

Deyde V, et al. 2009. Genomic events underlying the changes in adamantane resistance among influenza A(H3N2)viruses during 2006-2008. Influenza Other Respi Viruses, 3: 297-314.

Dreyfus C, Laursen N S, Kwaks T, et al. 2012. Highly conserved protective epitopes on influenza B viruses. Science, 337(6100): 1343-1348.

Engelhardt O G, Smith M, Fodor E. 2005. Association of the influenza A virus RNA-dependent RNA polymerase with cellular RNA polymerase II. Journal of virology, 79(9): 5812-5818.

Falagas ME, et al. 2010. Treatment options for 2009 H1N1 influenza: evaluation of the published evidence. Int J Antimicrob Agents, 35: 421-430.

Francis T Jr. 1940. Anew type of virusfrom epidemic influenza. Science, 92(2392): 405-408.

Geiler J, et al. 2010. N-acetyl-l-cysteine(NAC)inhibits virus replication and expression of pro-inflammatory molecules in A549 cells infected with highly pathogenic H5N1 influenza A virus. Biochem Pharmacol, 79: 413-420.

Harper SA, et al. 2009. Seasonal influenza in adults and children-diagnosis, treatment, chemoprophylaxis, and institutional outbreak management: clinical practice guidelines of the Infectious Diseases Society of America. Clin Infect Dis, 48: 1003-1032.

Herrler G, Compans R W, Meier-Ewert H. 1979. A precursor glycoprotein in influenza C virus. Virology, 99(1): 49-56.

Herrler G, Klenk H D. 1987. The surface receptor is a major determinant of the cell tropism of influenza C virus. Virology, 159(1): 102-108.

Honda A, Ueda K, Nagata K, et al. 1988. RNA polymerase of influenza virus: role of NP in RNA chain elongation. Journal of Biochemistry, 104(6): 1021-1026.

Itoh Y, et al. 2009. *In vitro* and *in vivo* characterization of new swine-origin H1N1 influenza viruses. Nature, 460: 1021-1025.

Kashya P, et al. 2010. Protection from the 2009 H1N1 pandemic influenza by an antibody from combinatorial survivor-based libraries. PLoS Pathog, 6: e1000990.

Kimura H, Abiko C, Peng G, et al. 1997. Interspecies transmission of influenza C virus between humans and pigs. Virus research, 48(1): 71-79.

Krause JC, et al. 2010. Naturally occurring human monoclonal antibodies neutralize both 1918 and 2009 pandemic influenza A(H1N1)viruses. J Virol, 84: 3127-3130.

Lazarowitz S G, Compans R W, Choppin P W. 1971. Influenza virus structural and nonstructural proteins in infected cells and their plasma membranes. Virology, 46(3): 830-843.

Le QM, et al. 2005. Avian flu: isolation of drug-resistant H5N1 virus. Nature, 437: 1108.

Lee MTM, Klumpp K, Digard P, et al. 2003. Activation of influenza virus RNA polymerase by the 5′ and 3′ terminal duplex of genomic RNA. Nucleic acids research, 31(6): 1624-1632.

Malakhov MP, et al. 2006. Sialidase fusion protein as a novel broad- spectrum inhibitor of influenza virus infection. Antimicrob Agents Chemother, 50: 1470-1479.

Martinez O, Tsibane T, Basler CF. 2009. Neutralizing anti-influenza virus monoclonal antibodies: therapeutics and tools for discovery. Int Rev Immunol, 28: 69-92.

Matrosovich M, et al. 2003. Overexpression of the alpha-2, 6-sialyltransferase in MDCK cells increases influenza virus sensitivity to neuraminidase inhibitors. J Virol, 77: 8418-8425.

Matsuzaki Y, Katsushima N, Nagai Y, et al. 2006. Clinical features of influenza C virus infection in children [J]. Journal of Infectious Diseases, 193(9): 1229-1235.

McCullers JA. 2004. Effect of antiviral treatment on the outcome of secondary bacterial pneumonia after influenza. J Infect Dis, 190: 519-526.

Moscona A, et al. 2010. A recombinant sialidase fusion protein effectively inhibits human parainfluenza viral infection *in vitro* and *in vivo*. J Infect Dis, 202: 234-241.

Moss RB, et al. 2010. Targeting pandemic influenza: a primer on influenza antivirals and drug resistance. J Antimicrob Chemother, 65: 1086-1093.

Nakada S. 1992. Transcription of a recombinant influenza virus RNA in cells that can express the influenza virus RNA polymerase and nucleoprotein genes. Journal of general virology, 73: 1321-1328.

Napolitano LM, et al. 2010. Nonventilatory strategies for patients with life-threatening 2009 H1N1 influenza and severe respiratory failure. Crit Care Med, 38: e74-e90.

Nelson MI, et al. 2009. The origin and global emergence of adamantane resistant A/H3N2 influenza viruses. Virology, 388: 270-278.

Nerome R, Hiromoto Y, Sugita S, et al. 1998. Evolutionary characteristics ofinfluenza B virus since its first isolation in 1994: dynamic circulationofdeletion and insertion mechanism .Arch virol, 143: 1569-1583 .

Ng AKL, Lam MKH, Zhang H, et al. 2012. Structural basis for RNA binding and homo-oligomer formation by influenza B virus nucleoprotein. Journal of virology, 86(12): 6758-6767.

Obayashi E, Yoshida H, Kawai F, et al. 2008. The structural basis for an essential subunit interaction in influenza virus RNA polymerase. Nature, 454(7208): 1127-1131.

Osterhaus A, Rimmelzwaan GF, Martina BEE, et al. 2000. Influenza B virus in seals. Science, 288(5468): 1051-1053.

Parvin JD, Palese P, Honda A, et al. 1989. Promoter analysis of influenza virus RNA polymerase. Journal of Virology, 63(12): 5142-5152.

Pybus OG, Rambaut A, Belshaw R, et al. 2007. Phylogenetic evidence for deleterious mutation load in RNA viruses and its contribution to viral evolution. Molecular biology and evolution, 24(3): 845-852.

Rosenthal PB, Zhang X, Formanowski F, et al. 1998. Structure of the haemagglutinin-esterase-fusion glycoprotein of influenza C virus. Nature, 396(6706): 92-96.

Rota P A, Wallis T R, Harmon M W, et al. 1990. Cocirculation of two distinct evolutionary lineages of influenza type B virus since 1983. Virology, 175(1): 59-68.

Schild G C, Oxford J S, De Jong J C, et al. 1983. Evidence for host-cell selection of influenza virus antigenic variants. Nature, 303(5919): 706-709.

Shimizu K, Handa H, Nakada S, et al. 1994. Regulation of influenza virus RNA polymerase activity by cellular and viral factors. Nucleic Acids Research, 22(23): 5047-5053.

Shiraishi K, et al. 2003. High frequency of resistant viruses harboring different mutations in amantadine-treated children with influenza. J Infect Dis, 188: 57-61.

Smith DJ, Lapedes AS, de Jong JC, et al. 2004. Mapping the antigenic and genetic evolution of influenza virus. Science, 305(5682): 371-376.

Stech J, Garn H, Herwig A, et al. 2011. Influenza B virus with modified hemagglutinin cleavage site as a novel attenuated live vaccine. Journal of Infectious Diseases, 204(10): 1483-1490.

Toyoda T, Adyshev DM, Kobayashi M, et al. 1996. Molecular assembly of the influenza virus RNA polymerase: determination of the subunit-subunit contact sites. Journal of General Virology, 77(9): 2149-2157.

Webby RJ, Webster RG. 2003. Are we ready for pandemic influenza? Science, 302: 1519-1522.

Yuanji G, Fengen J, Ping W, et al. 1983. Isolation of influenza C virus from pigs and experimental infection of pigs with influenza C virus. Journal of General Virology, 64(1): 177-182.

Zhou B, Zhong N, Guan Y. 2007. Treatment with convalescent plasma for influenza A(H5N1)infection. N Engl J Med, 357: 1450-1451.

第三章 H1 亚 型

H1 亚型流感病毒是 A 型流感病毒已知的 18 种 HA 亚型中的一种，主要包括 H1N1、H1N2 和 H1N7 三种亚型，是人类最易感染的流感病毒之一，能引发小范围地方性的流行，也能导致季节性的大流行。H1N1 流感病毒是引起人类季节性流感的主要亚型之一（其他能引起人流感大流行的亚型包括 H2N2 和 H3N2），曾在 1918～1919 年引发"西班牙流感"，在全球范围内导致了上千万人死亡。由于 H1N1 流感病毒既能感染禽和猪，又能感染人，并且猪被认为是人流感病毒和禽流感病毒的中间宿主和流感病毒基因重组的"混合器"（Ito et al.，1998；Scholtissek，1995），因此 H1 亚型流感病毒具有重要的公共卫生意义。2009 年起源于墨西哥，造成全球大流行的 H1N1（2009）流感即是由禽流感、猪流感和人流感病毒基因混合而成的新型 A 型 H1N1 流感病毒。

一、流行病学

1. 流行情况

首次报告 H1N1 流感是在 1918～1919 年西班牙大流感期间，全球近 20 亿人感染，导致 2100 万人死亡（Laver and Garman，2001），比第一次世界大战的战亡总人数还多，而且死亡的绝大多数为青壮年，被认为人类流感历史上最致命一次流行（Webster et al.，1992）。血清学追溯研究认为，该流感的病原为 H1N1 亚型流感病毒（Shope，1931）。

H1N1 流感病毒普遍存在于猪和家禽，1930 年，学者 Shope 首次从猪体中分离到了 H1N1 亚型流感病毒。古典型 H1N1 亚型猪流感以地方性流行存在于欧美大陆，并于 20 世纪 70 年代传到了日本及我国台湾、香港等地，在亚洲广泛流行。

1976 年，美国新泽西州狄克斯堡军营 H1N1 流感暴发，美国政府发布了全国公共卫生警报，4000 万美国人注射了流感疫苗。由于及时做了预防措施，大多数人获得了免疫力，此次 H1N1 流感并未发展成大规模疫情，仅 200 人确诊，1 人死亡。

1977 年 5 月在我国的东北地区发生由 H1N1 亚型毒株引起的流感疫情，该流感即为"俄国流感"。1977 年 11 月至次年 1 月中旬该流感在苏联及中国 20 岁以下的青少年中普遍流行。其传播速度比前三次慢，出现流行一年后才蔓延至全球。血清学和遗传学分析显示，该流感与 50 年代流行的 H1N1 亚型流感十分接近。

1982～1983 年，郭元吉等从北京地区某屠宰场外表健康的猪中分到 2 株 H1N1 亚型流感病毒。迄今为止，从猪群中分离到的 H1 亚型流感病毒包括 H1N1、H1N2 和 H1N7。其中的 H1N1 和 H1N2 是在全世界范围内最广泛引起猪流感的三种亚型之二（还有一种是 H3N2），这两种亚型中根据病毒各基因节段来源的不同又可分为不同来源的流感病毒，如古典 H1N1 亚型、类禽 H1N1 亚型和类人 H1N1 亚型，以及基因重排的 H1N2 亚型毒株等。而 H1N7 亚型毒株虽然从猪体中被分离出来，但还没有证据显示该病毒已经在猪体内形成稳定谱系并造成流行。

21 世纪以来，最严重的一次疫情是在 2009 年首先由北美暴发的 H1N1 流感，随后波及全球很多国家。随着疫情的蔓延，世界卫生组织（WHO）不断提升警戒级别，于 2009 年 6 月 11 日宣布将流感警戒级别升至最高的 6 级。据 WHO 统计，截至 2010 年 3 月 19 日，该流感已经波及 213 个国家，共造成 16813 人死亡。据报道，此次流行的流感病毒是一种多元重组病毒，其血凝素（HA）基因源于 1918 年猪流感病毒，其他基因源于人、禽和欧洲猪流感病毒（Garten et al., 2009；Neumann et al., 2009）。

2. 易感宿主、传播方式和感染症状

H1N1 亚型流感病毒的易感宿主主要是人、禽和猪，以及其他一些哺乳动物，如雪貂、海豹、猫等；H1N2 亚型流感病毒主要感染猪，但也有从人和禽分离到该亚型病毒的记录（郭捷等，2014）；H1N7 亚型流感病毒主要感染猪。人群对 H1N1 流感病毒普遍易感，根据世界卫生组织在美国和欧洲地区统计显示，青少年和年轻成年人是发病率较高的群体。虽然猪体内已发现 H1N1（2009）流感病毒，但尚无证据表明动物为人类感染的传染源，患者和无症状感染者为主要传染源。

H1N1 流感感染者的呼吸道分泌物中有 H1N1 流感病毒，通过感染者咳嗽或打喷嚏等方式实现传播；除了呼吸道分泌物，接触其他某些体液（例如腹泻的排泄物）也可能感染 H1N1 流感。有研究者认为通过飞沫将病毒传播给他人是暴发的主要传播途径，未发现病毒经空气传播的证据。大多数确诊的 H1N1 流感病例临床表现为热性呼吸道疾病。病程具有自限性，症状与季节性流感类似，包括发热 37.5℃（腋温）、咳嗽、咽喉痛、流涕、头痛和肌痛，但大约 38% 的病例出现呕吐或腹泻等不属于季节性流感的特征。一些患者病情较重需住院，部分患者病情可迅速进展，来势凶猛，突然高热，体温超过 39℃，甚至继发严重肺炎、急性呼吸窘迫综合征、呼吸衰竭及多器官功能不全或衰竭，导致死亡。患者肺部体征常不明显，部分患者可闻及湿罗音或有肺部实变体征等。该病一年四季均可发生，以春季、冬季较为多发。本病会导致猪的抗病力降低，使其对其他疾病的易感性增加，增加疾病的损害程度，是规模化养殖中普遍存在并难以根除的群发性疾病，给养

猪业造成巨大的经济损失。

H1N1 亚型禽流感病毒属于低致病性禽流感病毒，对感染禽只引起轻微症状或无症状，却可以通过基因重排给高致病性流感病毒提供基因片段，对禽类和人类健康有潜在的危害。

3. 流行特点

流感最显著的流行病学特征是突然发生和迅速传播，可造成局限性暴发、中等或大规模流行，甚至世界性大流行。H1N1（2009）流感病毒已发生抗原变异，故人群普遍易感，使流行具有突然发生和传播迅速的特点。根据病毒变异程度、人群易感状态等因素，呈现散发、暴发、流行和大流行等不同规模和形式。目前认为 H1 流感的高风险人群有 3 类：孕妇，特别在妊娠晚期者，发生重症的危险性是一般人群的 4～5 倍；年龄在两岁以下的儿童，神经系统疾患可增加儿童发生重症病例的风险；罹患慢性肺部疾病者，包括哮喘和老年人。

2009 年造成全球流行的 H1N1 流感，具有以下几个特点：一是传播速度快，十多天时间内疫情蔓延至世界四大洲 23 个国家和地区；二是对青壮年攻击性强，确诊的感染死亡者多为年轻人，年龄集中在 25～45 岁；三是症状危重，出现较多重症患者和死亡病例；四是患者在发病前一天已可排毒，有些人感染后不发病，但仍然具有传染性，隐性感染比例较高。

4. 分子流行病学

1930 年美国分离到第一株猪流感病毒 A/Swine/Iowa/15/31（H1N1），它属于 H1N1 亚型（Shope，1931）。人们把这种病毒和与它接近的病毒称为经典的 H1N1 亚型流感病毒（cH1N1）。1930 年到 90 年代末，"古典系猪流感"在猪群中循环发生并保持抗原性的相对稳定，目前它仍然在猪群中广泛传播。

1994 年，欧洲猪体内开始流行重配病毒 H1N2 亚型，这株病毒的最初报道是在英国（Brown et al.，1995），以后又传播到比利时（Van et al.，2000），本病毒是 20 世纪 80 年代再次暴发的人流感 H1N1 亚型和当时盛行的类人型 H3N2 亚型的重配，类人型 H3N2 亚型流感病毒的 HA 被人流感 H1N1 亚型的 HA 代替而其他基因保持不变。几乎同一时间，在美国分离到了又一株 H1N2 亚型的重配病毒，不同于欧洲的 H1N2 亚型重配病毒的是由古典型 H1N1 亚型和重配 H3N2 亚型流感病毒杂交而得（Karasin et al.，2000，2002）。日本在 1978～1992 年（Ito et al.，1998）也有过关于重配病毒 H1N2 亚型引起猪流感的报道。进化分析表明日本猪流感病毒是由古典 H1N1 流感病毒和类人 H3N2 流感病毒重配而来，法国猪流感病毒是由类禽 H1N1 和类人 H3N2 重配而来。首先发生在英国的 H1N2 猪流感暴发是由人源 H3N2 和 H1N1 重配传播到猪，而后在整个欧洲大陆流行，最后又与禽源流感病毒发生重配（Brown et al.，1998）。2003 年，在美国首先出现的 H1N2 亚型流感病毒传播到韩国，后被证实为古典 H1N1 和猪-人-禽三重配 H3N2 流感病毒的在猪体重配的结果（Jung and Chae，2004）。2004 年，在我国浙江地区从发病猪体内分离到第一株 H1N2 亚型自然重配流感病毒，其 NA 基因更接近于 1995 年流行的类人 H3N2 毒株，其余 7 个片段更接近于古典 H1N1 亚型。此毒株并未稳定成系，因此并未在其他地区发现此毒株的流行（Qi and Lu，2006）。此前，古典 H1N1 猪流感病毒和人源 H3N2 流感病毒都被证实在我国出现过（Guan et al.，1996；Peiris et al.，2001）。

　　除了 1977 年在美国科罗拉多州的猪群中分离到一株人源 H3N2 亚型流感病毒（Karasin et al.，2000），截至 1998 年，美国猪群中分离到的流感病毒只有 cH1N1 病毒（Olsen，2002）。1998 年 8 月，从北卡罗来纳州的猪群中分离出一株新型的 H3N2 亚型流感病毒（double reassortant H3N2 virus）。它的基因组包含人流感病毒的 HA、NA 和 PB1 基因片段，另外 5 个基因片段来自于 cH1N1（Zhou et al.，1999）。随后，在其他国家分离到三重组的 H3N2 亚型流感病毒，它的基因组包含来自人流感病毒的 HA、NA 和 PB1 基因片段，来自经典猪流感病毒的 matrix（M），nonstructural（NS）和 nucleoprotein（NP）基因片段，来自于禽流感病毒的 polymerase acidic（PA）和 PB2 基因（Webby et al.，2000；Zhou et al.，1999）。后来，H3N2 亚型和 cH1N1 亚型发生重组产生了 H1N2 亚型的流感病毒（Karasin et al.，2000）、H1N1 亚型的流感病毒（rH1N1）（Webby et al.，2004）和 H3N1 亚型流感病毒（Lekcharoensuk et al.，2006）。H3N2、rH1N1 和 H1N2 亚型的流感病毒在美国和加拿大的猪场呈地方性流行或循环流行（Richt et al.，2003；Webby et al.，2004）。加拿大和美国的猪群中又分离到类人的 H1 亚型流感病毒，它和经典的 H1 亚型猪流感病毒在遗传学和抗原分析结果上均存在明显不同（Karasin et al.，2006），而且随后这株新型病毒在美国的猪群中广泛传播（Vincent et al.，2009）。

　　迄今为止，猪流感已遍及欧洲、美洲、非洲、亚洲等世界各地，已经分离出 H1N1、H1N2、H2N3、H3N1、H1N7、H3N3、H4N6、H5N1 等多种血清型，其中在猪群中广泛流行的猪流感病毒主要有古典猪 H1N1 毒株、类禽 H1N1 毒株和类人 H3N2 毒株。

　　H1N1（2009）流感病毒的基因组含有猪、禽、人流感病毒的基因片段（Zimmer and Burke，2009），分别是：NA 和 M 基因来源于 1979 年以后在欧亚大陆流行的流感病毒，它们一直存在于欧亚猪群中，并且之前在欧亚以外的猪群从未被分离出；HA、NP 和 NS 基因来源于北美普通的流感病毒，属于古典系流感病毒，1918 年引入猪群，此后一直存在于古典系和三源重组流感病毒中；PB2 和 PA 基因来源于北美禽流感病毒，1998 年引入北美猪群；PB1 基因来源于人类季节性 H3N2 流感病毒，它是在 1968 年由禽类引入人群，1998 年北美猪流感病毒三源重组事件发生时再由人引入猪群，如图 3-1 所示。

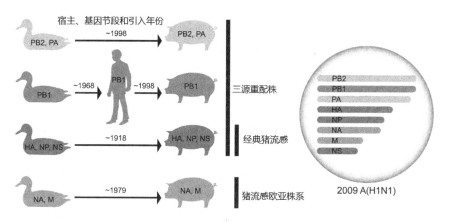

图 3-1　H1N1（2009）流感病毒的基因来源（Garten R J et al.，2009）

二、诊断

1. 检疫

OIE 陆生动物卫生法典（2014 版）在 H1 亚型流感易感动物（禽和猪）的相关章节中未提及针对 H1 亚型流感病毒的检疫要求。在"通报性禽流感病毒感染"一章中，通报性禽流感的定义为病原为 H5 或 H7 亚型流感病毒，或者静脉接种致病指数（IVPI）大于 1.2（或造成至少 75% 死亡率）的禽流感病毒所引起的家禽感染。按照该定义，目前已知的 H1 亚型流感病毒均不属于通报性流感病毒。

我国《一、二、三类动物疫病病种名录》（中华人民共和国农业部公告第 1125 号）将猪流行性感冒归为三类动物疫病，《中华人民共和国进境动物检疫疫病名录》（农业部国家质量监督检验检疫总局公告第 2013 号）将猪流行性感冒归为二类传染病，根据《中华人民共和国进出境动植物检疫法》有关规定，输入动物检出二类传染病、寄生虫病的，退回或者扑杀，同群其他动物在隔离场或者其他指定地点隔离观察。

2. 诊断

临床表现：人感染 H1N1 流感的临床表现与季节性流感和其他流感症状类似，如高热、咳嗽、咽喉痛、全身乏力以及厌食等。其潜伏期可达 7 天，主要症状特点为突然发热、咳嗽、肌肉痛和疲倦，一些患者还出现腹泻和呕吐症状。部分患者病情可迅速进展，来势凶猛，突然高热、体温超过 39℃，甚至继发严重肺炎、急性呼吸窘迫综合征、肺出血、胸腔积液、全血细胞减少、肾功能衰竭、败血症、休克及 Reve 综合征、呼吸衰竭及多器官损伤，最终导致死亡。猪感染 H1 亚型流感的临床症状以突发、发热、咳嗽、喷嚏、呼吸困难、食欲下降、衰竭，之后迅速康复或死亡为主要的特征，如果未发生继发感染或并发症病猪可在 3～7 天之内康复，在无并发症情况下其致死率低于 1%～4%；多数猪只感染后不表现临床症状，有症状比例仅为 25%～30%。禽只感染 H1N1 亚型禽流感病毒一般只引起轻微症状或无症状。

　　实验室诊断：根据 2014 版《陆生动物诊断试验和疫苗手册》第 2.8.8 节有关规定，H1 亚型流感的主要诊断方法包括：①病原分离鉴定；②血清学方法：a.血凝抑制（HI）试验，b.酶联免疫吸附（ELISA）。目前广泛使用的诊断方法还包括反转录聚合酶链反应（RT-PCR，含套式 PCR 及多重 PCR），实时荧光 RT-PCR，基因芯片等，这些方法具有特异、灵敏、快速简便及高通量的优点，因而获得了广泛应用。

三、防控与预警

　　在人类流感史中，几乎在每一次的人类流感大流行前后都会有猪流感的暴发和流行。有报道表明，1918年暴发的西班牙流感大流行的 H1N1亚型毒株在基因和抗原方面与古典型 H1N1猪流感病毒极其相似，对其三个基因片段 HA、NA 和 NS 的核苷酸序列进行分析，结果显示 HA 片段是重组基因，可能是导致1918年流感大流行的原因（Gibbs et al.，2001）。已有大量的研究结果证明，在1957年暴发的"亚洲流感"大流行和1968年暴发"香港流感"大流行的 H2N2 和 H3N2亚型毒株都是重组病毒毒株，毒株在猪体内混合感染后发生了基因重配（Kawaoka et al.，1989）。所以作为猪流感的主流亚型，H1亚型流感病毒在临床上对人类健康具有潜在的重大威胁。

　　疫情监测和防控：对猪流感特别是 H1 亚型流感的监测作为预测流感大流行的最重要手段已在欧美发达国家中达成共识；"禽-猪-人"的种间传播中，猪只在流感病毒的传播中间宿主及多重宿主中扮演着的重要角色，具有重要的公共卫生意义，在流感的流行病学、病原学及生态学中占有重要的地位。因此，H1 流感不仅具有深远的人类公共卫生意义，还具有重要的家畜传染病学和兽医公共卫生意义。经验表明，接种疫苗和强化养殖场防疫管理是预防和应对 H1 流感疫情的有效手段，具体措施包括所有繁育母猪和公猪全部接种 H1N1 流感疫苗，延长仔猪哺乳期，禁止交叉饲养等（Mughini-Gras et al.，2015）。

　　对于人感染 H1N1（2009）流感，其传染途径与季节性流感类似，通常是感染者咳嗽和打喷嚏等呼吸道分泌物通过空气传染的，因此应尽量避免前往人群拥挤的公共场所，避免接触流感样症状（发热、咳嗽和流涕等）或肺炎等呼吸道患者。平时应注意个人卫生，经常使用肥皂和清水洗手，尤其在咳嗽或打喷嚏后。多加强体育锻炼，提高自身的免疫力。出现流感征兆或病症者，例如发烧，要尽早到医院发热门诊检查确诊。感冒后患者应在家休息，在没有被确诊之前最好限制与其他人接触。

对于已经被确诊为新型 H1N1（2009）流感的患者，目前还没有专门针对人类感染 H1N1（2009）流感的特效药，通常使用的抗流感药物有 4 种，但临床显示，H1N1（2009）流感对其中的 2 种具有抗药性。因此美国疾控中心（CDC）建议使用瑞士罗氏制药公司生产的磷酸奥司他韦胶囊（商品名为"达菲"）和英国葛兰素史克公司生产的扎纳米韦吸入粉雾剂（商品名为"乐感清"）。同时，患者应注意多休息，多饮水，对于协助治疗有很大帮助。

在疫情流行期间，对感染患者进行隔离治疗、对进出境人员进行卫生检疫和旅行限制、对公众进行健康教育宣传等是阻止疫情蔓延的有效措施。

疫苗：疫苗免疫是防控流感最有效的措施，目前已经商品化的和正在研发的猪流感疫苗，主要有 H1 流感全病毒灭活疫苗、减毒活疫苗、亚单位基因工程疫苗、基因重组活载体疫苗和核酸疫苗等（Crank et al.，2015）。由于流感病毒亚型多，且经常发生变异（抗原漂移或抗原转变），即使是同一亚型流感病毒在不同的宿主中也会发生变化。当前，针对特定毒株而制备的流感疫苗不能提供有效的交叉免疫保护，所以每年都必须更改生产疫苗的毒株。因此，研制通用的流感疫苗，在应对流感病毒突变后的突然暴发，迅速建立有效的免疫屏障，阻止流感大范围蔓延，降低其危害性方面具有极其重要的现实意义。

四、研究进展

1. 流感病毒的致病机理

流感病毒在感染过程中通过血凝素（HA）的受体结合位点与宿主细胞表面的唾液酸受体结合后，在胞吞作用的介导下，将流感病毒转入细胞中，流感病毒从宿主细胞的结合位点上裂解下来是病毒神经氨酸酶（NA）作用的结果。流感病毒的毒力依赖于神经氨酸酶与血凝素的协调，血凝素发生突变的烈性病毒需要在神经氨酸酶上发生相应突变以维持病毒的毒力。因此，对神经氨酸酶抑制剂具有抵抗性的流感病毒其活性和毒力均有所降低。

流感病毒的 NS1 蛋白可能是病毒感染人体细胞的另一重要成分，目前被认为是影响宿主免疫应答的重要调节因子，可介导病毒逃逸机体的免疫攻击，研究发现，H5N1 流感病毒表达 NS1 蛋白具有抑制干扰素（IFN）和肿瘤坏死因子（TNF-α）

的功能。流感病毒 M2 除在病毒核衣壳形成过程中发挥重要作用外，还可通过二硫键构成四聚体，在高尔基体外形成质子通道，调节高尔基体跨膜转移通道的 pH 梯度，影响 HA 的正常转运和天然构象的形成。

此外，研究表明负责编码 RNA 聚合酶亚单位 II 的 PB2 蛋白有可能与流感病毒的致病性有关，通过反向遗传学研究发现，参与病毒复制的 PB2 蛋白氨基酸残基谷氨酸（Glu）627 赖氨酸（Lys）变异能显著降低病毒的感染致死剂量，增强病毒对宿主细胞的侵袭能力和复制活性。相关研究还证实，PB2 氨基酸残基天冬酰胺（Asn）701-天冬氨酸（Asp）变异也是导致病毒株致病性增强的重要原因。流感病毒的致病性还与宿主的免疫反应有关，流感病毒的感染可诱导人浆细胞和骨髓树突细胞分泌趋化因子，这些因子包括白介素-1α/β、白介素-6、干扰素 α/β、白介素-8、肿瘤坏死因子 α/β 等，从而抑制病毒的复制和释放。

流感病毒可破坏宿主细胞 Pre-mRNA，抑制细胞 mRNA 的翻译，导致细胞溶解或细胞凋亡。病毒感染后病毒 RNA 聚合酶复合物（RNP）与宿主细胞 mRNA 的 5′端结合，引起宿主细胞 mRNA 的裂解，其 5′端帽状结构经转以后作为病毒 mRNA 合成的引物，介导病毒 mRNA 的翻译复制，去帽后的宿主 mRNA 则被降解。病毒 NS1 蛋白还可阻碍细胞 pre-mRNA 与 RNA 聚合酶的结合，抑制宿主 mRNA 输出到细胞质中翻译表达。

2. H1 流感病毒的诊断方法

流感病毒诊断的经典方法为病毒分离鉴定，由于其操作程序繁杂、耗时费力，因此难以广泛应用，血凝抑制（HI）试验是 OIE 推荐的常规方法。病毒中和实验（VN）也是一种经典方法，其敏感性比 HI 试验强，但在过去很少使用，因为其操作烦琐，耗时费力，近些年随着现代病毒学技术（包括可培养流感病毒的细胞系和病毒滴度快速测定方法）的发展，才获得广泛使用。当前病毒中和实验（VN）作为标准来评价其他新的检测方法。近年来分子生物学技术发展很快，例如，PCR 酶联免疫分析（PCR-EIA）、荧光 PCR、多重 PCR 及核酸体外扩增（NASBA）等技术均已应用于流感病毒的快速诊断中，甚至可以用于强毒或弱毒监测。Poon 等（2009）发现 PCR 检测方法可检测早期感染 H1N1 流感的患者，至少比病毒分离方法敏感 500 倍，因此目前对 H1 流感病毒的快速检测主要依赖于分子生物学的方法。

由于 ELISA 方法具有灵敏度高、特异性强、操作简便、检测迅速和非放射性以及可以批量测定等诸多优点，因此 ELISA 也是流感病毒流行病学普查及早期快速诊断的最有效和最实用的方法。国外早在 1981 年就开始用单抗对流感病毒血凝素抗原表位进行基础性研究。Karaca 等（1988）发现可将不同株流感病毒 McAb 分为群特异性、血清型特异性和株特异性。目前针对不同亚型流感病毒的单抗，如 H1、H5、H7、H2、H4 等都已成功研制。

3. H1N1 猪流感疫苗研究进展

包括 H1N1 亚型流感在内的猪流感不仅对养殖业具有严重的危害,同时由于它既可以传染给禽类,又可以传染给人,因此对猪流感的防控还具有重要的公共卫生意义。疫苗免疫是防控猪流感最有效的措施,目前已经商品化的和正在研发的猪流感疫苗主要有猪流感全病毒灭活疫苗、减毒活疫苗、亚单位基因工程疫苗、基因重组活载体疫苗和核酸疫苗等。

1）全病毒灭活疫苗

全病毒灭活疫苗能刺激机体产生高滴度的 IgG 抗体水平,而且还具备制备工艺简单、安全性好、不会出现毒力返强和变异、免疫持续时间长等优点,能有效阻止病毒感染后的复制等优点。目前,在已研制的猪流感疫苗中,技术最成熟同时已用于生产的全病毒灭活疫苗主要是 H1N1 型和 H3N2 亚型单价或双价苗。欧美国家商品化的猪流感疫苗有 MaxiVac-Flu（H1N1 亚型猪流感灭活疫苗）、PRV/Marker Gold-MaxiVac-Flu（猪伪狂犬病四基因缺失疫苗-H1N1 亚型猪流感灭活疫苗）、MaxiVac-M+（H1N1 亚型猪流感-猪肺炎霉形体灭活疫苗）、MaxiVac Excell（H1N1 亚型-H3N2 亚型猪流感二价联苗）等（Macklin et al.，1998）。Lim YK 等用福尔马林灭活全病毒制备灭活疫苗接种猪,结果显示：在免疫猪的鼻腔分泌液与血清中都检测到了病毒特异的 IgG、IgM 和 IgA；攻毒结果显示该疫苗能有效抑制病毒的复制（Lim et al.，2001）。虽然灭活疫苗免疫效果较好,但是也具有以下缺点：①对于免疫耐受性的动物、幼年和老年动物免疫效果不佳；②受到母源抗体的影响易引起免疫失败；③接种后有一些副作用诸如疼痛、肌痛等；④有时会出现对鸡胚蛋白的过敏性反应；⑤对鉴别诊断疫苗免疫猪和自然感染猪造成障碍；⑥病毒在鸡胚内传代容易产生变异,引起免疫效力下降（Bikour et al.，1996；Kitikoon et al.，2006；Reeth et al.，2004；Vincent et al.，2010，2008）。

2）弱毒活疫苗

流感病毒的毒力减弱主要采用冷适应的手段,将流感病毒在低温条件下培养,筛选得到在 25℃ 和 33℃ 条件下能够进行有效复制,且不能在 37℃ 条件下复制的温度敏感性冷适应流感毒株。这种毒株的特异性导致其在温度较低的上呼吸道能够有效复制,但是在下呼吸道上不能复制,而一般的病毒感染会对下呼吸道,例如肺脏产生损伤,因此,该疫苗既可以产生抗体,获得免疫,又能避免引起流感症状（Belshe et al.，1992）。近年来,反向遗传操作技术的发展促进了流感病毒活疫苗的研究（Hoffmann et al.，2000）。利用该技术可将当前流行毒株的 HA 和 NA 基因与冷适应毒株的其他基因重组，获得的重组病毒可以作减毒疫苗株（Hai et al.，2008；Talon et al.，2000），Vincent 等研究表明，弱毒活疫苗的同源性保护较好，但其对异源病毒攻击的保护效力较弱（Vincent et al.，2008），同时考虑到该疫苗使用的是活病毒，若投入生产其安全性有待研究，因此各国至今仍没有批准其临床使用。

3）亚单位基因工程疫苗

亚单位基因工程疫苗是将 HA 基因与表达载体连接，通过酵母表达系统或哺乳类动物细胞表达系统表达相应蛋白，将表达的产物经过纯化作为疫苗。由于这种疫苗的抗原是经过纯化的，所以显著地提高了外源蛋白的表达量。因为该疫苗针对的是病毒特定的蛋白，所以产生的抗体不针对流感病毒的其他蛋白，因此不会干扰流感病毒的血清学检测，同时该疫苗还具有安全性好，不存在毒力返强、散毒和环境污染的问题，具有良好的应用前景。Johansson 等用纯化的 HA 和 NA 免疫 BALB/C 小鼠，免疫后能够产生相对应的特异性抗体，而且攻毒实验表明：HA 免疫组能够阻止病毒的复制，而 NA 组不能阻止病毒的复制（Johansson，1989）。也有科学家用杆状病毒表达系统表达 HA 蛋白，获得了较好的免疫效果（Belshe，2004；Treanor et al.，1996，2006，2007），但是蛋白质纯化的过程较复杂，若大量生产则成本相对较高，而且该疫苗只包含病毒的部分蛋白质，所以存在免疫原性低、使用剂量大、免疫水平差等缺点。Wood 等（2001）研究表明：对猪进行首次免疫 HA 亚单位基因工程疫苗的剂量至少达到 15mg 以上才能提供机体足够的保护，因此对于亚单位疫苗而言，蛋白纯化等生产工艺还有待进一步改进。

4）基因重组活载体疫苗

该疫苗是利用基因工程的方法将病原的免疫保护性抗原基因整合到某种非致病性病毒载体基因组中，制备成基因重组活载体疫苗。免疫后随着病毒在机体内的复制，使得目的抗原基因得到表达，从而刺激机体产生相应的抗体。常用的病毒载体有：痘病毒、腺病毒、疱疹病毒和反转录病毒等。由于活载体疫苗存在病毒自身的复制，因此免疫剂量不需很大就可在机体内产生足够的外源蛋白。同时还能够刺激机体产生体液免疫应答和细胞免疫应答，具有不会出现毒力返强、无需添加佐剂、抗体产生迅速、免疫持续时间长及免疫效果好等优点。

5）核酸疫苗

核酸疫苗又称为 DNA 疫苗，其原理是利用病原的保护性抗原基因与真核表达质粒载体相连接，构成重组质粒，经大量提取质粒后采用肌肉多点注射或基因枪的方法将大量质粒 DNA 导入机体细胞，使外源的抗原基因通过机体内源性表达系统表达，诱导机体产生特异性的体液免疫应答和细胞免疫应答反应。猪流感病毒DNA疫苗的研究方向主要将猪流感病毒的 HA 或 NA 基因连接到真核表达质粒中。Wong 等将 A/PR/8/34 毒株的 HA 基因与脂质体 pCI 载体相连接，制备 pCI-HA DNA疫苗，采用肌肉注射的方式免疫 BALB/c 小鼠，用致死性的 A/PR/8/34（H1N1）毒株进行攻毒，ELISA 检测结果显示该 DNA 疫苗能够诱导小鼠产生较高的抗体效价。在攻毒之后，该疫苗能够为小鼠提供完全的保护（Wong et al.，2001）。Chen 等将 HA、NA 和 NP 基因分别与载体连接，构成三种 DNA 疫苗，免疫不同种类（BALB/c、B10 及 C3H）的小鼠。结果表明 NA 基因 DNA 疫苗能够对各种小鼠提供显著的免疫保护；HA 基因 DNA 疫苗只能对 BALB/c 小鼠提供较好的保护；NP 基因 DNA疫苗对不同品种的小鼠只能够产生很少的抗 NP 抗体，且不能提供保护（Chen et al.，1999），因此 NA 基因有望成为流感 DNA 疫苗的新的研究方向。但是 DNA 疫苗也存在抗原基因效率低，免疫效果欠佳等缺点，因此提高抗原蛋白的表达水平对疫苗的免疫原性和保护效力起着十分重要的作用。

6）流感通用疫苗的研究进展

由于流感病毒亚型多，且经常发生变异（抗原漂移或抗原转变），即使是同一亚型流感病毒在不同的宿主中也会发生变化。当前，针对特定毒株而制备的流感疫苗不能提供有效的交叉免疫保护，所以每年都必须更改生产疫苗的毒株。因此，研制一种通用的流感疫苗就能够有效地解决这一问题，而且对于应对流感病毒突变后的突然暴发，迅速建立有效的免疫屏障，阻止流感大范围蔓延，降低其危害性方面具有极其重要的实际意义。

根据 HA 基因的优缺点，大多通用疫苗的研究都针对 HA 基因相对保守的序列或区域来制备疫苗。当病毒感染细胞时，病毒表面的 HA 与细胞膜相结合，从而脱掉信号肽成为 HA0，在宿主蛋白酶的作用下裂解为两个 HA1 和一个 HA2 亚单位。HA1 亚单位构成球状头部，含受体结合位点（RBS）和抗原决定簇，具有很高的变异性；HA2 与部分 HA1 片段构成茎部，其锚定在病毒囊膜脂质双层中，是高度保守的区域。这些保守区域中的部分是作为表面环暴露在 HA 前体分子（HA0）上，特别是 HA2 N 端的 11 个氨基酸，称之为融合多肽，在所有 A 型流感病毒的亚型中其都具有高度的保守性，在 B 型流感病毒中也仅有 2 个氨基酸的差异。因此，Ekiert 等（2009）针对此区域制备的单抗 CR6261 能够抵抗致死性 H5N1 和 H1N1流感病毒攻击。Yoshida 等（2009）发现位于 HA1 的 B 抗原决定簇上有能够对 A型流感病毒的 H1、H2、H3、H5、H9 和 H13 亚型产生良好交叉保护效力的抗原表位，制备针对此表位的单抗 MAb S139/1，经检测 MAb S139/1 不仅具有中和活性和血凝抑制活性，而且免疫小鼠实验表明该疫苗具有较好的异源保护效力。还有的研究是从免疫的策略及方法上进行改善，以提高"通用"的能力。由于大多数保护性抗体直接针对 HA 分子多变的头部,而针对 HA 分子保守柄部的保护性抗体数量较少,但此类抗体却能对多数流感病毒株产生阻断感染的作用,因此美国纽约西奈山医学院的 Steel 等构建了一种只含有流感 HA 的柄部即缺乏球状头部的免疫原,将其免疫小鼠,结果显示该疫苗产生的抗体水平明显高于含有全部 HA 的疫苗,而且对致死性的病毒的攻击提供一定的保护(Steel et al.,2010)。此外,美国国立卫生研究院 NIAID 疫苗研究中心的 Wei 等先用含 H1 HA 编码序列的质粒 DNA 对小鼠进行初次免疫,再用可表达含相同 HA 编码序列的重组腺病毒进行加强免疫,结果表明:免疫后小鼠的血清能中和 H1N1、H2N2 和 H5N1 流感病毒,免疫组的小鼠还能抵御 H1N1 病毒的攻击,用类似的方案免疫雪貂也获得了相同的保护效果(Wei et al.,2010)。

相对于 HA 和 NA 而言,流感病毒 M2 蛋白的胞外区编码序列 M2e 高度保守,在目前发现的人流感病毒中几乎没有发生变化。不同亚型流感病毒的 M2e 序列有很高的相似性,Liu 等(2005)对 716 株 A 型流感病毒的 M2e 序列进行分析发现,只有少数位点发生了氨基酸突变。此外,M2 蛋白的抗血清能有效抑制流感病毒的复制,更为重要的是 M2e 蛋白诱导的保护性免疫具有很高的广谱性,因此 M2e 成为能够诱导交叉保护效力的通用流感疫苗的理想靶抗原。目前,关于 M2e 通用疫苗的研究主要采用了以下几种方法:①基于 M2e 蛋白的 DNA 疫苗:Lalor 等将 A 型流感病毒的 M2 蛋白及 NP 或 HA 全基因分别与载体质粒相连接,构建了真核表达质粒 VR10551/M2,加以佐剂 Vaxfectin 分别免疫 BALB/c 小鼠和雪貂,并用致死量的流感病毒 A/Vietnam/1203/04(H5N1)攻击小鼠和雪貂。结果显示经重组质粒 VR10551/M2 免疫的小鼠和雪貂的存活率明显高于对照组,并且基本没有发病特征(Lalor et al.,2008)。②基于 M2e 蛋白的合成肽疫苗:Mozdzanowska 等(2003)将 M2e 在甘露糖骨架上通过共价键与 HA 上 2 个抗原肽相连,该抗原肽能与辅助性 T 细胞(TH)的决定簇肽链特异结合,从而构建了多能抗原肽(Multiple antigen peptide,MAP),免疫小鼠实验结果发现血清中能检测到高水平的抗 M2e 特异性抗体。攻毒实验发现该疫苗能够保护小鼠抵抗流感病毒的攻击,而且可有效抑制病毒的复制。③基于 M2e 的基因工程亚单位疫苗:Slepushkin 等将流感病毒 A/Ann/Arbor/6/60(H2N2)的 M2 蛋白通过杆状病毒载体在 sf9 细胞中表达,将获得的 Bac-M2 蛋白免疫小鼠后,检测死亡率、免疫保护效应及体重等指标,结果表明:该疫苗可以保护小鼠免受同型或异型 A 型流感病毒致死性的 A/Hong Kong/1/68(H3N2)的攻击,但对 B 型流感病毒 B/Ann Arbor/1/55 的感染不能起到交叉保护作用(Frace et al.,1999)。④利用反向遗传技术构建的 M2 蛋白的基因缺失活疫苗:Watanabe 等(2001)将流感病毒 A/Udom/72(H3N2)的 M 基因进行突变,将 M2 蛋白跨膜区 29~31 位的氨基酸去除,与病毒株 A/WSN/33(H1N1)的其他基因共同构建了 M2del29-31 流感病毒。实验表明:与野生型病毒株相比,M2del29-31 在细胞中生长情况没有明显改变，但在小鼠体内其生长却减慢。免疫及攻毒实验表明 M2del29-31 能够刺激小鼠产生显著的抗体反应，用致死剂量的野生型毒株 A/WSN/33（H1N1）攻击后，免疫组的小鼠可产生明显的保护作用（Watanabe et al.，2002）。

　　流感病毒核蛋白（NP）结构保守，在病毒进化过程中变异率低，在同一亚型毒株之间的氨基酸同源性大于 90%，其抗原肽诱导的细胞免疫具备较好的种间交叉反应，而且 NP 蛋白主要是通过诱发机体产生杀伤性 T 淋巴细胞（Cytotoxic T lymphocytes，CTL）来产生免疫应答（Jameson et al.，1998，1999），以上优势对研究新型广谱流感疫苗具有重要意义。Saha 等（2006）将 NP 与 I 型单纯疱疹病毒的间层蛋白 VP22 融合制备 VP22/NP 质粒 DNA 疫苗，免疫小鼠发现 VP22/NP 质粒 DNA 疫苗能提供较好交叉保护效力。还有研究者将 NP 蛋白与流感病毒其他保守蛋白进行偶联，制备通用疫苗，Rao 等（2010）制备了 M2+NP+HA 的疫苗，与其制备的 M2+NP 疫苗相比，该疫苗不仅能够产生较高的抗体滴度而且对病毒的攻击能够起到很好的保护作用。此外，科学家还在寻找新的疫苗类型和免疫途径，以增强免疫效果。传统疫苗把病毒灭活之后肌肉接种，现在新的疫苗类型包括 DNA 疫苗、病毒载体疫苗、病毒样颗粒疫苗、重组沙门氏菌表位肽疫苗以及蛋白亚单位疫苗等，可以使用新的黏膜免疫途径，甚至结合纳米技术以提高免疫效果。以上大量研究从各个方面致力于研发一种最有效的流感通用疫苗，期望能"以不变应万变"的理念解决目前流感疫苗存在年年替换的缺点。目前，位于加利福尼亚伯克利的 Dynavax Technologies 公司正在研制一种同时使用 M2 和核蛋白的疫苗，已经处于前临床试验阶段。

　　通用流感疫苗研发也存在许多困难。首先，流感病毒突变快，要找到保守并且有效的部位比较难。其次，这些保守部位比较隐蔽，所诱导的免疫反应水平相对较低，特别是在保护某一型病毒方面效果不如传统疫苗。另外，免疫途径和佐剂还有待进一步的研究。克服这些困难将对流感通用疫苗的研制和生产具有巨大的推动作用，是目前流感通用疫苗研究的热点和难点。

4. H1 流感病毒监测

　　薛峰等（2007）对 2003 年在我国华东地区水禽中分离到的 1 株 H1 亚型禽流感毒株 Duck/Yangzhou/163/2003 进行了致病特性和序列分析研究，结果表明该毒株具有典型的低致病性禽流感病毒的特征序列。郭捷等（2013）2011～2012 年从广西地区分离纯化到了 6 株 H1 亚型流感病毒，其中 4 株来自鸭源、1 株鸡源和 1 株鸟源，序列测定均为 H1N2 亚型。根据对其进行鸡胚半数感染量（EID_{50}）、鸡胚半数致死量（ELD_{50}）和致病性实验研究，6 株分离纯化的 H1 亚型流感病毒都属于低致病性流感病毒。Nelson 等（2015）通过对当下美国猪群流感病毒的系统发生分析，发现曾于 2009 年造成全球流行的 H1N1（2009）流感病毒（pandemic H1N1，pH1N1）在 2009～2014 年持续地从人群传至猪群，成为美国猪群流感病毒变异的重要来源。由于猪流感病毒的持续变异对人具有潜在的重要威胁，应关注猪群流感病毒的发生和变异情况，建议对养猪场工作人员进行预防接种和定期监测，了解流感病毒在人-猪共存的环境中的变异情况，以对可能发生的 H1 流感大流行做好早期预警和准备。

（杨　素　陈　轩　黄海超）

参 考 文 献

郭捷，等. 2013. H1 亚型禽流感病毒的分离鉴定. 动物医学进展, 34(11): 20-23.

郭捷，等. 2014. 一株鸟源 H1N2 型禽流感病毒全基因序列分析. 中国兽医学报, 34(6): 874-882.

郭元吉, Webster RG. 1992. 猪型流感病毒血凝素的核甘酸全序列分析. 中华实验和临床病毒学杂志, 9(1): 11-14.

徐百万，田克恭. 2009. 猪流感. 北京: 中国农业出版社: 166-174.

薛峰，等. 2007. 1 株 H1 亚型水禽流感病毒分离株的致病特性和表面膜蛋白基因的序列分析. 中国兽医学报, 27(6): 785-794.

Belshe R.B., et al. 1992. Immunization of infants and young children with live attenuated trivalent cold-recombinant influenza A H1N1, H3N2, and B vaccine. J Infect Dis, 165: 727-732.

Brown IH, et al. 1995. Disease outbreaks in pigs in Great Britain due to an influenza A virus of H1N2 subtype. Veterinary Record, 136(13): 328-329.

Brown IH, et al. 1998. Multiple genetic reassortment of avian and human influenza A viruses in European pigs, resulting in the emergence of an H1N2 virus of novel genotype. Journal of General Virology, 79(12): 2947-2955.

Chen Z., Li Y., Krug R. M. 1999. Influenza A virus NS1 protein targets poly(A)-binding protein II of the cellular 3'-end processing machinery. EMBO J, 18: 2273-2283.

Crank M C, et al. 2015. Phase 1 study of pandemic h1 DNA vaccine in healthy adults. PLoS One. 10(4): e0123969.

Ekiert D C, et al. 2009. Antibody recognition of a highly conserved influenza virus epitope. Science, 324: 246-251.

Frace A M, et al. 1999. Modified M2 proteins produce heterotypic immunity against influenza A virus. Vaccine, 17: 2237-2244.

Garten R J, et al. 2009. Antigenic and genetic characteristics of swine-origin 2009 A(H1N1)influenza viruses circulating in humans. science, 325(5937): 197-201.

Gibbs M J, et al. 2001. The haemagglutinin gene, but not the neuraminidase gene, of 'Spanish flu' was a recombinant. Phil Trans R Soc Lond B Biol Sci, 356(1416): 1845-1855.

Guan Y, et al. 1996. Emergence of avian H1N1 influenza viruses in pigs in China. Journal of virology, 70(11): 8041-8046.

Hai R, et al. 2008. Influenza B virus NS1-truncated mutants: live-attenuated vaccine approach. J Virol, 82: 10580-10590.

Hoffmann E., et al. 2000. A DNA transfection system for generation of influenza A virus from eight plasmids. Proc Natl Acad Sci U S A, 97: 6108-6113.

Ito T, Suzuki Y. 1997. Receptor specificity of influenza A viruses correlates with the agglutination of erythrocytes from different animal species. Virology, 227(2): 493-499.

Jameson J, et al. 1999. Human CD8+ and CD4+ T lymphocyte memory to influenza A viruses of swine and avian species. J Immunol, 162: 7578-7583.

Jameson J, Cruz J., Ennis F.A. 1998. Human cytotoxic T-lymphocyte repertoire to influenza A viruses. J Virol, 72: 8682-8689.

Jung K, Chae C. 2004. Phylogenetic analysis of an H1N2 influenza A virus isolated from a pig in Korea. Brief Report. Arch Virol, 149(7): 1415-1422.

Karasin A I, et al. 2000. Genetic characterization of H3N2 influenza viruses isolated from pigs in North America, 1977-1999: evidence for wholly human and reassortant virus genotypes. Virus Res, 68(1): 71-85.

Karasin A I, et al. 2002. Genetic characterization of H1N2 influenza A viruses isolated from pigs throughout the United States. Journal of clinical microbiology, 40(3): 1073-1079.

Karasin A I, Carman S, Olsen C W. 2006. Identification of human H1N2 and human-swine reassortant H1N2 and H1N1 influenza A viruses among pigs in Ontario, Canada(2003 to 2005). Journal of Clinical Microbiology, 44(3): 1123-1126.

Karasin A I, Olsen C W, Anderson G A. 2000. Genetic characterization of an H1N2 influenza virus isolated from a pig in Indiana. Journal of clinical microbiology, 38(6): 2453-2456.

Kawaoka Y, Krauss S, Webster RG. 1989. Avian-to-human transmission of the PB1 gene of influenza A viruses in the 1957 and 1968 pandemics. J Virol, 63: 4603-4608.

Lalor P A, et al. 2008. Plasmid DNA-based vaccines protect mice and ferrets against lethal challenge with A/Vietnam/1203/04(H5N1)influenza virus. J Infect Dis, 197: 1643-1652.

Laver G., Garman E. 2001. Virology. The origin and control of pandemic influenza. Science, 293: 1776-1777.

Lekcharoensuk P, et al. 2006. Novel swine influenza virus subtype H3N1, United States. Emerg Infect Dis, 12(5): 787-794.

Lim Y.K., et al. 2001. Mucosal vaccination against influenza: protection of pigs immunized with inactivated virus and ether-split vaccine. Jpn J Vet Res, 48: 197-203.

Liu W., et al. 2005. Sequence comparison between the extracellular domain of M2 protein human and avian influenza A virus provides new information for bivalent influenza vaccine design. Microbes Infect, 7: 171-177.

Macklin M.D., et al. 1998. Immunization of pigs with a particle-mediated DNA vaccine to influenza A virus protects against challenge with homologous virus. J Virol, 72: 1491-1496.

Mozdzanowska K., et al. 2003. Induction of influenza type A virus-specific resistance by immunization of mice with a synthetic multiple antigenic peptide vaccine that contains ectodomains of matrix protein 2. Vaccine, 21: 2616-2626.

Mughini-Gras L, et al. 2015. Control of a Reassortant Pandemic 2009 H1N1 Influenza Virus Outbreak in an Intensive Swine Breeding Farm: Effect of Vaccination and Enhanced Farm

Management Practices. PLoS Curr. 7. pii: ecurrents.outbreaks. 4211b8d6cedd8c870db7 23455409c0f8.

Nelson M I, et al., 2015. MLContinual Reintroduction of Human Pandemic H1N1 Influenza A Viruses into Swine in the United States, 2009 to 2014. J Virol. 89(12): 6218-6226.

Neumann G., Noda T, Kawaoka Y. 2009. Emergence and pandemic potential of swine-origin H1N1 influenza virus. Nature, 459: 931-939.

Peiris JS, et al. 2001. Cocirculation of avian H9N2 and contemporary "human" H3N2 influenza A viruses in pigs in southeastern China: potential for genetic reassortment?. Journal of virology, 75(20): 9679-9686.

Poon LL, et al. 2009. Molecular detection of a novel human influenza(H1N1)of pandemic potential by conventional and real-time quantitative RT-PCR assays. Clinical Chemistry, 55(8): 1555-1558.

Qi X, Lu CP. 2006. Genetic characterization of novel reassortant H1N2 influenza A viruses isolated from pigs in southeastern China. Arch Virol, 151(11): 2289-2299.

Rao SS, et al. 2010. Comparative efficacy of hemagglutinin, nucleoprotein, and matrix 2 protein gene-based vaccination against H5N1 influenza in mouse and ferret. PLoS One, 5: e9812.

Reeth K, Brown IH, Pensaert M. 2000. Isolations of H1N2 influenza A virus from pigs in Belgium. Veterinary Record, 146(20): 588-589.

Richt JA, et al. 2003. Pathogenic and antigenic properties of phylogenetically distinct reassortant H3N2 swine influenza viruses cocirculating in the United States. J Clin Microbiol, 41(7): 3198-3205.

Saha S., et al. 2003. A fused gene of nucleoprotein(NP)and herpes simplex virus genes(VP22) induces highly protective immunity against different subtypes of influenza virus. Virology, 354: 48-57.

Shope RE. 1931. The etiology of swine influenza. Science, 73(1886): 214-215.

Shope RE. 1939. An intermediate host for the swine influenza virus. Science, 89(2315): 441-442.

Steel J, et al. 2010. Influenza virus vaccine based on the conserved hemagglutinin stalk domain. MBio, 1.

Treanor JJ, et al. 2007. Safety and immunogenicity of a baculovirus-expressed hemagglutinin influenza vaccine: a randomized controlled trial. JAMA, 297: 1577-1582.

Vincent AL, et al. 2009. Characterization of a newly emerged genetic cluster of H1N1 and H1N2 swine influenza virus in the United States. Virus genes, 39(2): 176-185.

Vincent A.L., et al. 2008. Failure of protection and enhanced pneumonia with a US H1N2 swine influenza virus in pigs vaccinated with an inactivated classical swine H1N1 vaccine. Vet Microbiol, 126: 310-323.

Vincent A.L., et al. 2010. Efficacy of inactivated swine influenza virus vaccines against the 2009 A/H1N1 influenza virus in pigs. Vaccine, 28: 2782-2787.

Watanabe T, et al. 2001. Influenza A virus can undergo multiple cycles of replication without M2 ion channel activity. J Virol, 75: 5656-5662.

Watanabe T, et al. 2002. Influenza A virus with defective M2 ion channel activity as a live vaccine. Virology, 299: 266-270.

Webby RJ, et al. 2004. Multiple lineages of antigenically and genetically diverse influenza A virus co-circulate in the United States swine population. Virus Res, 103(l-2): 67-73.

Webby RJ, Goyal SM, Webster RG. 2000.Evolution of swine H3N2 influenza viruses in the United States. J Virol, 74(18): 8243-8251.

Webster RG, et al. 1992. Evolution and ecology of influenza A viruses. Microbiol Rev, 56: 152-179.

Wei CJ, et al. 2010. Induction of broadly neutralizing H1N1 influenza antibodies by vaccination. Science, 329: 1060-1064.

Wong JP, et al. 2001. DNA vaccination against respiratory influenza virus infection. Vaccine, 19: 2461-2467.

Wood J.M. 2001. Developing vaccines against pandemic influenza. Philos Trans R Soc Lond B Biol Sci, 356: 1953-1960.

Yoshida R., et al. 2009. Cross-protective potential of a novel monoclonal antibody directed against antigenic site B of the hemagglutinin of influenza A viruses. PLoS Pathog, 5: e1000350.

Zhou NN, et al. 1999. Genetic reassortment of avian, swine, and human influenza A viruses in American pigs. J Virol, 73(10): 8851-8856.

Zimmer SM, Burke DS. 2009. Historical perspective--Emergence of influenza A(H1N1)viruses. N Engl J Med., 361(3): 279-285.

第四章 H2 亚 型

H2 亚型流感病毒是 A 型流感病毒已知的 18 种 HA 亚型中的一种，是人类最易感染的流感病毒之一。H2 流感病毒主要是 H2N2 亚型，但也有从猪体内检测出 H2N3 的报道（Ma et al.，2007）。H2 亚型流感病毒在 1957 年造成了全球范围内的流感大流行，其代表株 Sigapore/57（H2N2）的 HA、NA 和 PB1 基因均来自于禽源流感病毒，其余基因则源于先前流行的人源流感病毒（Kawaoka et al.，1989）。H2 亚型流感病毒在 1968 年后从人群中消失，但与 1957 年大流感毒株抗原性相近的 H2 病毒一直在野禽（包括野鸭和海鸥）中存在和流行。国内学者曾在 2006 年从经由三江自然保护区迁徙的绿头鸭体内分离出一株 H2N2 流感病毒。

一、流行病学

1. 流行情况

1918 年流感大流行后，在 20 世纪 30 年代到 50 年代早期，流感又恢复为常态局域性流行且病毒毒力相对低弱的模式，直到 1957 年再次出现由 H2N2 流感病毒引发的亚洲流感，该流感于 1957 年 2 月最初发生在中国南部贵州省和云南省，3 月后在中国各省份广泛传播，4 月相继波及中国的香港和台湾、新加坡和日本（Stuart-Harris et al.，1985）。日本于 5 月首次分离到造成这次流感大流行的毒株，并命名为 A/Kayano/57（H2N2）。5 月后疫情传播至印度、澳大利亚、印度尼西亚，6 月到达巴基斯坦、欧洲、北美、中东，7 月至南非、南美、新西兰、太平洋群岛，8 月到达中、西、东非，东欧和加勒比海地区。亚洲流感陆地传播路线主要有两条：第一条路线横跨俄罗斯至东欧，第二条路线是在美国艾奥瓦州格利奈尔的一次大型会议上，200 余参会的流感患者回家时将流感传播到各地。除此之外此次流感主要经海运传播，并在 6 个月的时间内波及全球。此次流感有 2 次高峰，第一次高峰出现在 1957 年 10 月，疾病的流行与学校开学时间吻合。第二次流行高峰出现在 1958 年初，欧洲、北美、苏联和日本等地区都出现了流感暴发。第 1 波以学龄儿童感染为主，而第 2 波主要波及老年人。这次大流行造成当时 40%~50% 的人感染，其中 25%~30% 患者表现临床症状。H2N2 病毒流行 11 年后被 1968 年的 A 型流感病毒 H3N2 亚型取代，至今再未从人群中发现 H2N2 流感病毒的踪迹，直到

1972 年，人们才重新在禽类中分离到 H2 亚型流感病毒（Sehafer，1993）。

2. 易感宿主

H2N2 亚型流感的易感宿主主要为人和禽。H2N3 的感染宿主为禽和猪。

1957 年亚洲大流感期间，虽然身体健康的患者发生死亡的报告并不罕见，但与 1918 年流感不同的是亚洲大流感的大多数患者具有潜在的心肺慢性疾病,例如，纽约医院通过详细分析发现风湿性心脏病是最常见的潜在因素，而且妊娠晚期的孕妇也具有易感性。在感染亚洲流感病毒的 33 名患者中，72.7%（24/33）患有慢性疾病或者处于妊娠状态，21.2%（7/33）患者有白细胞减少综合征。

3. 流行特点

H2N2 大流感的显著特点是发病率高、致死率高。资料表明，1957 年亚洲流感大流行高峰期间发病率高于 50%，且发病人群集中在 5～19 岁（Glezen，1996）。全球不完全统计，1957～1958 年大流行共造成数百万人的死亡。接下来的 3 年（1958～1960 年），随着人体内 H2N2 病毒特异性抗体水平逐渐增长，同时由于病毒毒力减弱，人群对 H2N2 的感染率逐渐降低。

H2N2 流感的第二个特点是流行时间短，且自 1968 年后至今未在人群中再次出现。H2N2 病毒只在人群中流行了 11 年，之后被 H3N2 病毒取代，从人际消失。与 H1 流行年份和 H3 流行年份的流行时间相比，H2 这种流行特点的具体原因尚未知。

人群抗体监测结果表明，成人体内可以检测到 H2 抗体的比例很小，在儿童体内几乎检测不到特异性 H2 抗体。因此，这种 H2 亚型流感病毒再次于人群中传播的可能性并不低。

4. 分子流行病学

H2 亚型流感最早在人群中短暂流行是 1889～1890 年（Mulder and Masurel，1958）。1957 年亚洲流感的病原体为 A/H2N2 亚型流感病毒，是人源 H1N1 与欧亚禽源 H2N2 流感病毒重配产生的新型病毒（Webster et al.，1995）；其中 HA、NA 和 PB1 基因节段为禽源，而其他基因节段为人源。系统进化分析表明，早在 1957 年之前，禽源的 PB1、HA 和 NA 基因已经从禽类传入人群中（Scholtissek et al.，1978）。H2N2 病毒流行了大概十年后与禽源 H3 病毒重组形成 H3N2 病毒，其 HA 基因和 PB1 基因来自于禽源病毒，剩余其他基因则是来自于之前流行的人源 H2N2 病毒（Scholtissek et al.，1978），这种 H3N2 病毒引起了 1968 年的人流感暴发。过去几十年中，H1N1 和 H3N2 病毒是人类季节性流感的主要病原亚型，从 1968 年以后 H2N2 病毒再未在人群中出现。

Stephen 等（2004）在关于人 H2N2 和早期 H3N2 流感病毒的基因进化及重配

的研究中，分别对 H2N2 流感病毒的不同基因节段进行了进化分析。分析表明，所有 1966~1968 年的 H2N2 分离株的 HA、NA、NP 和 NS 基因节段都分为 2 个进化支。其中 Tok67（H2N2）毒株是由进化支 I 和进化支 II 基因重配而来。H2N2 的 HA 基因在 1957 年流行早期，只存在一个进化支，随后呈现出基因进化的多样性，1967 年的分离株就已演化成 2 个进化支。在晚期 H2N2 病毒分离株中，1966/1967 年毒株的 HA 基因属于进化支 I，而 1967/1968 年分离株的 HA 基因则属于进化支 II。氨基酸序列分析表明，1967 年的 H2N2 病毒与 1957 年比较，在 25 个氨基酸位点发生了改变，其中 12 个位点对抗原性具有重要影响。1967 年同时并存的 2 个进化支中，9 个氨基酸位点存在不同，其中 3 个位点位于抗原决定簇。与其他基因类似，晚期 H2N2 病毒的 PB2、PB1 和 PA 基因也存在 2 个进化分支。1957~1968 年 H2N2 的 PB2 蛋白 2 个进化支分别存在 7 和 8 个氨基酸的差异。PA 蛋白 2 个进化分支包含了 8 个位置的置换。

二、诊断

1. 检疫法规

OIE 陆生动物卫生法典（2014 年版）在 H2 亚型流感易感动物（主要是禽类）的相关章节中未提及针对 H2 亚型流感病毒的检疫要求。在"通报性禽流感病毒感染"一章中，通报性禽流感的定义为病原为 H5 或 H7 亚型流感病毒，或者静脉接种致病指数（IVPI）大于 1.2（或造成至少 75%死亡率）的禽流感病毒所引起的家禽感染。按照该定义，目前已知的 H2 亚型流感病毒均不属于通报性流感病毒。

2. 诊断

临床表现：流感通常是一种自限性疾病，临床表现以突然发热、寒战、头痛、肌痛、流鼻涕、喉咙痛和咳嗽为特征。1957 年亚洲流感大流行的经验表明，H2 流感表现为典型的流感病毒感染综合征，临床症状多数出现在呼吸系统，导致死亡的最常见并发症是肺炎。肺内继发或伴随细菌感染是 1918 年大流感死亡病例的一个主要特征（Kilbourne，1960）。伴随着抗菌治疗技术的进步，亚洲大流感期间，无继发性细菌感染的原发性流感病毒肺炎造成的死亡病例上升，许多发生迅速死亡及肺实变或肺水肿的病例中未见细菌感染。除了 76.2%的患者天冬氨酸转氨酶水平升高外，肝功能没有其他异常。未见肾脏受累和血液异常，包括血小板减少或凝血异常。急性病例的死亡率为 27.3%（9/33）。与 1918 年流感相似，在一些进展迅速的病例中出现呼吸困难和发绀。

检验方法：H2 亚型流感的主要诊断方法包括：①病原分离鉴定；②血清学方

法：a.血凝抑制（HI）试验，b.酶联免疫吸附（ELISA）。目前，广泛使用的诊断方法还包括反转录聚合酶链反应（RT-PCR，含套式 PCR 及多重 PCR）、实时荧光 RT-PCR、基因芯片等，这些方法具有特异、灵敏、快速简便的优点。

三、防控与预警

H2N2 亚型毒株与 H1N1 类似，均由人源流感病毒与禽源流感病毒通过基因重配而来，HA、NA 和 PB1 三个基因均源于禽流感病毒，其余的基因节段来自当时人群的人流感病毒。有研究表明 1918 年的 H1N1 流行病毒毒株与 2009 年的流行病毒毒株存在高度相似性，并未发生大的变异（Xu et al.，2010），而 2009 年 H1N1 流感暴发前，H1N1 流感病毒几十年未在人类流传。H1N1 流感暴发的经验表明，目前仍在禽类和猪中流传的 H2N2 病毒，完全可能再次基因重组甚至无需巨大的变异即可引发新的流行。而且，在 H1N1（2009）流感期间，监测发现部分老年人仍对该亚型病毒仍有免疫力，这提示 2009 年 H1N1 的重新暴发可能是因为由于长期未接触病毒，人群对 H1N1 的免疫力下降。而美国的一项小规模调查显示，距 A 型 H2N2 流感上次出现 40 余年后，现在 50 岁以下人群对 H2N2 基本不具备免疫力（Nable，2010），因此 H2N2 有很大可能与 H1N1 相似的方式再次卷土重来。基于上述观点，有学者提出针对可能再次流行的 H2N2 病毒开展预防性接种疫苗的建议（Nable，2010；刘宇鹏等，2013）。

建议提前开展疫苗接种预防 H2N2 流感主要基于以下因素：①H2N2 病毒依然在自然界存在并具传染性，而人群普遍易感，接种疫苗进行预防是可行的。②H2N2 病毒的变异性并不大，1957 年上市并应用到 1960 年的疫苗在动物身上可以有效遏制目前在动物界传播的 H2N2 病毒（Chen et al.，2010）。即疫苗依然有效而无需重新研发，使得疫苗的生产供应变得易于操作。③提前注射疫苗可以避免再次发生 H2N2 流感的全球大流行而代价不高，美国每 1000 万人接种疫苗耗资约 2.5 亿美金，而假如大流行真的出现，美国疾病预防控制中心做的耗资预算为 1000 亿美金（Nable，2010）。基于风险/收益比的考虑，接种疫苗存在合理性。④接种疫苗存在滞后性，一旦大流行发生才开始接种疫苗，损失巨大。以 2009 年 H1N1 流感为例，由于疫苗生产滞后导致在此期间额外 100 多万人感染（Stöhr，2010）。所幸其致死率并不高，但以 0.5%计算，仍有 5000 多人因此丧命，间接损失难以估算。⑤以现有的知识和技术，可显著改善 1957 年 H2N2 疫苗的有效性，并可能降低成本。⑥目前接种的疫苗已经覆盖 A 型 H1N1、H3N2 和 B 型流感病毒，再加上 H2N2 可覆盖更多病毒亚型。同时，提前接种疫苗仍存在以下问题尚待解决：①H2N2 引发流感大流行只是一种可能性，其出现的概率大小还无结论。②注射疫苗费用不菲而卫生资源有限，尤其对于一些经济欠发达的国家和地区，至今许多国家仍堆积着大量购置的 H1N1（2009）疫苗而如今已毫无用处。③公众对于疫苗安全性有疑问，因为接种疫苗存在风险且效果不确定，公众是否能接受为尚未发生的疾病接种疫苗存疑。④疫苗的安全性和有效性还需进一步确认。美国近期完成了健康人群中 A 型 H2N2 活减毒疫苗 I 期临床试验，结果证实疫苗是安全的，副作用仅有头痛和肌肉骨骼痛，但遗憾的是，在健康血清阴性个体中病毒复制和低免疫原性受到限制。接受第一剂和第二剂疫苗患者分别有 24% 和 17% 检测到病毒，仅有 24% 患者有抗体反应（Talaat et al., 2013）。因此是否采取提前免疫的策略应取决于各国（地区）公共卫生部门对 H2 亚型流感再次暴发的风险评估结果，以保证有关防控措施的合理性和适用性（刘宇鹏等，2013）。

从上一次 H2N2 流感病毒大流行至今，H2N2 亚型在人群中没有再次流行，但在野鸟中可以不断分离得到。野鸟作为禽流感病毒的天然储存库，可经过粪便将流感病毒排除体外，通过季节性的迁徙将流感病毒进一步传播扩散。因此，应通过开展野生鸟类迁移观测，并对其携带的禽流感病毒状况进行主动监测，从而为 H2 禽流感和人流感的防控提供早期预警。

四、研究进展

1. 病原学研究

由于 HA 是流感病毒致病性的主要决定因素，Tsuchiya 等（2001）对 H2N2 流感病毒的 HA 抗原结构进行了深入研究，并与 H3 亚型流感病毒的 HA 抗原进行了比较分析，认为 H2 的 HA 抗原性与 H3 十分相似，但 H2 的 HA 上存在 II-A 抗原位点，即 HA 茎部区域的 40 位氨基酸残基附近，在 H3 HA 上则没有相对应的位点。早先 Okuno Y 等也研究发现，H2 HA 的 318 位和 52 位与单克隆抗体的识别有关，而这两个位点与第 40 位距离很近，均位于 HA 的茎部，而这一特殊位点在 H1 和 H3 亚型的 HA 茎部则均没有特别的发现。之前的研究表明，H1N1 和 H3N2 病毒以及 B 型流感病毒在其流行期间，在 HA 分子顶部均有糖基化位点的增加，可能这种 HA 分子顶部糖基化位点的增多有利于流感病毒对其抗原表位的掩饰，从而更有利于流感病毒在人群中的流行。然而可能由于 H2N2 病毒特殊的生物学特性，HA 蛋白的 169 位或 170 位只有一个寡糖链（两个糖基化序列子在 169~172 位相互重叠（NNTS）），且在其流行的 11 年内，HA 蛋白的顶部糖基化位点没有发生过任何改变。而用单抗筛选出的逃逸突变株在 HA 的 160、187 或 131 位均出现过一个新的糖基化位点，说明 H2N2 病毒的 HA 顶部具有获得至少一个额外糖基化位点的潜能（杜宁等，2009）。

在流行期间 H2N2 病毒 HA 的糖基化位点并未发生改变，且 H2N2 病毒在人群中的流行时间仅为 11 年，Tsuchiya 等（2002）对其原因进行了进一步的研究。用已经在 160、187 或 131 位获得额外糖基化位点的逃逸突变株作为亲本病毒，试图获得 HA 顶部存在 2 个新糖基化位点的逃逸突变株。结果表明，不可能筛选到在 160、187 和 131 位的任意 2 个位点同时出现糖基化位点的突变株，而且这三个位点出现任意一糖基化位点的单一突变株的 HA 受体结合能力和细胞融合能力都减弱，在人呼吸道上皮细胞中复制能力下降，但在体外细胞和鸡胚中的生长不受影响。Gallagher 等（1988）研究发现，A/Aichi/2/68（H3N2）在 188 位增加糖基化位点后，失去吸附红细胞的能力，但是还保留细胞融合活性。Ohuchi 等（1997）也证实 H7N1 病毒在 123 和/或 148 位去糖基化后，会增加病毒的受体结合能力，但细胞融合能力不受影响。目前还不很清楚为何当 H2N2 病毒 HA 受体结合区域存在糖基化位点时，会同时减弱病毒的受体结合能力和细胞融合能力，而对 H3 和 H7 病毒只影响其受体结合能力，这种生物学特性可能是 H2 亚型流感病毒所特有的。A 型流感病毒的复制效率受到"受体吸附活性-受体破坏活性"平衡的影响（Wagner et al.，2000），NA 的受体破坏活性降低，就会伴随 HA 的受体吸附活性相应下降。否则，相对较强的受体吸附活性会对病毒的感染晚期造成不利影响，影响子代病毒的释放，使子代病毒过多地堆集在细胞表面。Wagner 等（2000）报道 A/HongKong/8/68（H3N2）病毒的 NA 活性比 A/WSN/33（H1N1）要高很多，而作为 H3N2 病毒 NA 的祖先，H2N2 病毒的 NA 同样具有较高水平的受体破坏活性。因此，在 H2N2 的 HA 第 160、187 或 131 位发生糖基化的突变毒株由于降低了受体结合活性，从而破坏了"受体结合-受体破坏"平衡，进而减弱了病毒在体内外的复制能力；H2N2 病毒不能像 H1 和 H3 病毒那样用增加 HA 顶部糖基化位点的方式来逃避免疫压力，可能是其流行时间短的原因。

　　Okuno 等（1993）已经证实，H2N2 病毒 HA 茎部中间区域存在中和表位，且针对这个表位的特异性单抗 C179 可以与所有 H1 亚型和 H2 亚型的人流感病毒发生交叉反应（H3 亚型除外）。Tsuchiya 等（2001）同样证实了 H2N2 病毒 HA 茎部这一抗原位点（II-A）的存在，这一位点的特异性单抗与所有 H2N2 病毒分离株均有交叉反应，但与 H1N1 流感病毒无中和活性。他们同时还发现，H2N2 的 II-B 抗体像 II-A 抗体一样，可以发生广泛的交叉反应，且他们筛选的 19 株单克隆抗体中，有 3 株是 II-A 和 II-B 特异性的，说明这两个抗原表位的免疫原性并不弱。因此，1957 年亚洲流感以来，这种具有交叉反应活性的抗体可能以相当的数量存在于人群中，尤其是那些反复感染 H2N2 流感病毒的人体内，从而很大程度上限制了 H2N2 亚型流感病毒的传播和流行，这可能是造成 H2N2 病毒在人际间流行时间相对较短的另一个原因。

2. H2 亚型流感病毒的监测

过去数十年间曾从家养禽和野禽中分离到 H2 流感病毒，抗原分析结果表明在 1991 年以前分离于野禽（包括野鸭和海鸥）的大多数 H2N2 流感病毒与早期的人 H2N2 病毒的抗原性相近，说明 Singapore/57-1ike 病毒株在鸟类中仍然存在与流行。

国内学者刘金华等（2001）于 1996～2001 年，对北海道迁徙鸟的粪便样品进行禽流感病毒监测，共分离得到 55 株流感病毒。其中，仅在 2001 年分离到 1 株 H2N2（Dk/Hokkaido/95/01）和 3 株 H2N3（Dk/Hokkaido/17/01，Dk/Hokkaido/86/01，Dk/Hokkaido/107/01）亚型流感病毒。分析该 4 株 H2 亚型流感分离株和 GenBank 中其他 H2 亚型流感病毒的 HA1 片段的系统进化关系，结果分析表明分离到的四株 H2 病毒 HA 基因组成一相同的分支——欧亚分支（另一分支为美洲分支），M 和 NP 基因都分别有很近的亲缘关系，都属于欧亚分支，而 Dk/Hokkaido/107/01 的 PB2 基因和 Dk/Hokkaido/95/01 的 PA 基因则属于美洲种系。这一结果表明流感病毒的内部蛋白基因在北美和欧亚之间的迁徙鸟中可发生交流和重组，也说明尽管很少从迁徙鸟中分离到 H2 亚型流感病毒，但 H2 流感病毒仍然在其天然宿主中流行。因为在过去的几十年里没有从人中分离到 H2 流感病毒，H2 病毒有可能再一次引起人类流感的大流行。研究表明，用迁徙鸭分离的无致病性 H5 亚型流感病毒制作的疫苗，可以使小鼠对高致病性流感病毒产生有效的保护。因此，对水禽，尤其是迁徙鸟流感病毒的监测对获得未来流感病毒大流行的信息和选择流感疫苗候选株具有重要的作用。

Ma 等（2007）从美国两个农场的病猪中分离了 H2N3 流感病毒，遗传分析显示其为禽/猪重组 A 型流感病毒，其 HA、NA 和 PA 基因与禽流感病毒美洲株系亲缘关系较近，其他基因则与当时流行的猪流感病毒（禽、猪、人三元重组株）相近。该毒株在 H2 蛋白 226 位含有亮氨酸，这使得病毒与哺乳动物唾液酸-α-2，6-半乳糖病毒受体的结合能力增加。实验结果显示该病毒可直接人工感染猪和实验鼠而不需进化适应。此外，H2N3 猪分离株在猪和雪貂中能复制和通过接触传播，具有高度传染性，这表明 H2N3 病毒针对哺乳动物宿主产生了适应性进化。对来源猪场的血清学监测结果显示，病例发生 6 个月后其中一个猪场的新生小猪呈 H2N3 血清学阳性，表明 H2N3 病毒在该猪场中能持续传播，而不像其他报道的禽流感病毒在北美猪群的感染具有自限性。两个猪场病猪中各自独立分离到 H2N3 病毒，病毒的来源尚无结论，两个猪场之间的设备、用水、饲料、动物移运、工人、兽医等因素并无交叉联系，但两个猪场的共同特点是使用来自于池塘的地表水进行栏舍清洁、供猪只饮用，而两个猪场的栏舍均能有效阻拦禽鸟（尤其水禽）接触猪群，因此禽流感病毒可能是经由饮用水的途径进入猪群并与猪流感病毒重组形成 H2N3 病毒。

　　王建琪曾在 2006 年从经由三江自然保护区迁徙的绿头鸭体内分离出一株
H2N2 禽流感病毒 A/Mallard/SanJiang/137/2006（H2N2）（王建琪，2011），通过对
其核苷酸和氨基酸序列进行比对分析，该分离株的 8 段基因与韩国、中国、英国
等地毒株对应基因片段同源性最高，同属于欧亚亚系。鉴于候鸟对禽流感传播的
重要作用，应加强对候鸟流感病毒的监测。国内学者 Ma 等（2014）从无锡活禽交
易市场的一只健康鸭中分离到一株 H2N2 流感病毒，序列分析显示该毒株与禽流感
欧亚株系亲缘关系相近，且其在当地家养禽群中流传的时间已超过 2 年，具有增
强的哺乳动物唾液酸-α-2,6-半乳糖病毒受体结合能力，致病性较低。对该地区禽
群采样监测结果显示，大约 9%禽只的 H2 亚型流感抗体水平升高，但无血清学证
据显示该病毒已感染养殖人员或具有感染其他哺乳动物的能力。研究建议加强对
中国活禽交易市场的禽流感病毒监测。

（陈　轩　杨　素　黄海超）

参 考 文 献

杜宁, 等. 2009. 1957 年亚洲流感(H2N2)病原学概述. 病毒学报, 25: 12-16.

刘宇鹏, 张齐武, 刘丽娟. 2013. 甲型 H2N2 流感研究进展. 临床肺科杂志, 18(8): 1497-1498.

王建琪. 2011. 禽流感野鸭源分离株 H2N2 亚型和 H3N8 亚型基因特征及遗传进化分析. 哈
　　尔滨: 东北林业大学硕士学位论文.

Chen GL, et al. 2010. Evaluation of replication and cross-reactive antibody responses of H2
　　subtype influenza viruses in mice and ferrets. J Virol, 84(15): 7695-7702.

Gallagher P, et al. 1988. Addition of carbohydrate side chains at novel sites on influenza virus
　　hemagglutinin canmodulate the folding, transport, and activity of the molecule. J Cell Biol,
　　107: 2059-2073.

Gething M J, et al. 1980. Cloning and DNA sequence of double stranded copies of
　　haemagglutinin genes from H2 and H3 strains elucidates antigenic shift and drift in human
　　influenza virus. Nature, 287: 301-306.

Kilbourne E D. 1960. The severity of influenza as a reciprocal of host susceptibility. Ciba
　　Foundation Study Group, 4: 55-77.

Krause J C, et al. 2012. Human monoclonal antibodies to pandemic 1957 H2N2 and pandemic
　　1968 H3N2 influenza viruses. J Virol, 86(11): 6334-6340.

Ma M J, et al. 2014. Characterization of a Novel Reassortant Influenza A Virus(H2N2)from a
　　Domestic Duck in Eastern China. Scientific reports, 4: 7588.

Ma W, et al. 2007. Identification of H2N3 influenza A viruses from swine in the United States.
　　PNAS, 104(52): 20949-20954.

Makarova N V, et al. 1999. Transmission of Eurasian avian H2 influenza virus to shorebirds in
　　North America. J Gen Virol, 80: 3167-3171.

Mulder J, Masurel N. 1958. Pre-epidemic antibody against 1957 strain of Asiatic influenza inserum of older people living in the Netherlands. Lancet, 1(7025): 810-814.

Nable G J, et al. 2010. Vaccinate for the next H2N2 pandemic now. Nature, 471(7337): 157-158.

Ohuchi R, et al. 1997. Oligosaccharides in the stem region maintain the influenza virus hemagglutinin in the metastable form required for fusion activity. J Virol, 71: 3719-3725.

Okuno Y, et al. 1993. A common neutralizing epitope conserved between the hemagglutinins of influenza A virus H1 and H2 strains. Journal of virology, 67(5): 2552-2558.

Scholtissek C, et al. 1978. On the origin of the human influenza virussubtypes H2N2 and H3N2. Virology, 87: 13-20.

Stephen E L, Nancy J C, Alexander K. 2004. Evolutionary analysis of human H2N2 andearly H3N2 influenza viruses: evidence for genetic divergence and multiple reassortmentamong H2N2 and/or H3N2 viruses. Int Congr, 1263: 184-190.

Stöhr K. 2010. Vaccinate before the next pandemic? Nature, 465(7295): 161-161.

Stuart-Harris C H, Schild G C, Oxford J S. 1985. Influenza: the viruses and the disease. 2nd ed. London, England: Edward Arnold: 118-138.

Talaat K R, et al. 2013. An open-label phase I trial of a live attenuated H2N2 influenza virus vaccine in healthy adults. Influenza and other respiratory viruses, 7(1): 66-73.

Tsuchiya E, et al. 2002. Effect of addition of new oligosaccharide chains to the globular head of influenza A/H2N2 virus haemagglutinin on the intracellular transport and biological activities of the molecule. Journal of General Virology, 83: 1137-1146.

Wagner R, et al. 2000. Interdependence of hemagglutinin glycosylation and neuraminidase as regulators of influenza virus growth: a study by reverse genetics. J Virol, 74: 6316-6323.

Webster R G, Sharp G B, Claas E C. 1995. Interspecies transmission of influenza viruses. Am J Respir Crit Care Med, 152: 25-30.

Xu R, et al. 2010. Structural basis of preexistingimmunity to the 2009 H1N1 pandemic influenza virus. Science, 328(5976): 357-360.

第五章 H3 亚 型

H3 亚型流感病毒是 A 型流感病毒中感染宿主范围最广、流行面积最大和危害较为严重的一个亚型，是引起人类和动物流感流行的主要病原之一，也是目前重点检测和监测的流感亚型。H3 亚型流感病毒能够感染人、猪、马、禽及其他多种动物，常见流行的亚型有 H3N2（人、猪）、H3N8（马、犬）等，其他还有 H3N1、H3N3、H3N6 等亚型，而且其中一些毒株具有在多种动物间传播的能力。H3 亚型流感病毒流行普遍，给畜牧养殖业和人类健康带来危害和威胁，是需要进行重点防控的流感病毒亚型。

一、流行病学

1. 流行情况

1）H3 亚型流感病毒起源

1968 年 7 月在香港首次分离到 H3 亚型流感病毒，经基因鉴定为 H3N2 亚型，命名为 A/HongKong/68(H3N2)（Cockburn WC. et al., 1969）。H3N2 亚型流感病毒首先出现在中国华南地区的人群中，之后快速传播到香港，造成大面积流行，进而传播到东南亚及全世界，暴发成为上个世纪人类的第三次流感大流行。Kawaoka 等（1988）对此次流行株的各个基因进行了研究，发现该毒株的 PB1 和 HA 基因来自禽源流感病毒，其他 6 个基因来自当时流行于人群中的 H2N2 病毒，也是一个人源和禽源的杂交病毒。尽管有很多人死于亚洲流感和香港流感，然而引起这两次流感暴发的病毒并不象西班牙流感那么强。伴随着 H3N2 的出现，原有的 H2N2 亚型从人群中消失。

2）H3 亚型人流感

H3N2 亚型流感病毒至今仍是人群中的主要流行亚型，主要引起人类的流行性感冒。人流感具有一定的季节性，一般突然暴发，迅速蔓延，流行面广，发病率高但死亡率低。感染率最高的是青少年，高危人群为年迈体弱或带有慢性疾病患者。1968 年的"香港流感"当时在香港大规模暴发后迅速传播至美国，据统计，美国共有 3.4 万人因感染致死；1968～1969 年全球流感死亡人数为 75 万人（Noble

GR.，1982）。迄今，流感在全球造成的经济损失几乎无法计数，仅美国每年因流感造成的经济损失就高达 710 亿～1670 亿美元。我国每年患流感病的人数也逐年增高，现在已占到总人口的 10%～20%。

3）猪流感

流行于世界范围内的 H3N2 亚型猪流感都是由类人源 H3N2 亚型毒株引起的（Brown IH. et al，2000）。H3 亚型猪流感 1969 年首次在我国台湾猪群中发生，以后逐步传至东南亚乃至欧、美。1998 年在美国北卡罗来纳州、明尼苏达州、得克萨斯州暴发猪流感的猪群中分离到 H3N2 亚型毒株，随后进行的血清学调查表明，4382 份样品中 20.5%为 H3N2 阳性，说明在这之前美国的猪群中已有 H3N2 亚型病毒存在（Olsen CW.，2002）。在加拿大 1991 年就分离到 H3N2 亚型，欧洲也有分离到 H3N6 亚型的报道（Nfon C. et al.，2011）。在比利时，集约化饲养的猪群有99.5%的猪 H1N1 和 H3N2 病毒血清学呈阳性。近年来我国的流行病学调查结果显示国内猪群因猪流感造成的危害逐年递增。李海燕等 2003 年对我国 16 个省、市猪群进行了猪流感血清学和病原学调查研究，结果从 1306 份猪鼻棉拭子和死亡猪肺、气管等样品中分离到 39 株 H3N2 亚型，12 株 H1 亚型及其他亚型。对 1997～2001 年 3895 份猪血清的血清学调查结果表明，我国猪群中 H3 亚型猪流感的感染相当普遍。张苏华等（2003）于 1999～2002 年对上海市 10 个区（县）的 30 个规模化猪场进行了猪流感的血清学调查，结果表明，针对 H1、H3 亚型流感病毒的血清抗体阳性率达到 31.8%～94.9%。温纳相等（2009）于 2007～2008 年从广东省云浮市 39 个规模猪场采集血清 1506 份，结果发现，猪群中 H1 亚型猪流感抗体阳性率为 59.1%，H3 亚型猪流感抗体阳性率为 67.7%。陈锦成等（2012）采用血凝抑制试验对采集于广东、湖南、河南省 12 个市县 28 个规模化猪场的 799 份血清进行 H1 和 H3 亚型猪流感病毒的抗体检测。结果表明，H3 亚型抗体阳性率在 0～100.00%之间，猪抗体总阳性率为 61.33%(490/799)，猪场阳性率为 85.71%(24/28)；广东、湖南和河南地区 H3 亚型抗体阳性率分别为 58.55%，70.78%和 78.67%。在被调查的上述 3 个地区的猪群中，H1 亚型和 H3 亚型感染普遍，且 H3 亚型感染率高于 H1 亚型，各地区猪流感病毒的流行情况存在地域性差异。多年来的流行病学调查结果显示 H3 亚型猪流感在我国养猪场中普遍存在，给养猪业造成了严重的经济损失。

4）马流感

H3 亚型马流感病毒最早于 1963 年在美国的迈阿密州从马体分离出，病毒亚型为 H3N8 流感病毒（Waddell et al，1963）。到目前为止，马流感病毒只有 H3N8和 H7N7 这两个在抗原性上不同的亚型。马流感会影响马、驴、骡和其他马科动物，没有年龄、性别和品种差别，病毒传染很广，此前只有冰岛、新西兰和澳大利亚没有发现马流感病毒的踪迹。1974 年、1989~1990 年、1992 年秋至 1994 年分别暴发了 3 次马流感大流行，自第二次大流行后，近 20 年来 H7N7 病毒未再分离到，现在的马流感均由 H3N8 亚型病毒所致（Cullinane A. et al，2013；Chambers TM.，2014）。马流感多数发生在竞赛马匹中，结果赛马活动被迫暂停或取消，因此各地的赛马业界都"闻马流感而色变"。南非 1986 年的马流感造成赛马暂停五个月，1992 年香港秋冬之交暴发马流感，多达 300 匹马染病，赛事暂停数月，连一年一度的马坛盛事"香港国际赛马日"也延迟到次年 4 月才举行，经济损失惨重（Powell et al，1995）。日本 2007 年 8 月 16 日暴发马流感疫情，暂停比赛，这也是该马会 35 年来，首度因为马匹罹患流感而紧急宣布停赛（Ito M. et al，2008）。澳大利亚同年 8 月 23 日暴发马流感，暴发地为悉尼一家检疫所。不久，悉尼世纪公园内一个训练中心也发现 11 匹马"感冒"。由于担心疫情蔓延，澳大利亚政府宣布将全国所有马匹隔离 3 天，并取消数十场赛马比赛（Hoare R.，2011）。我国历史上有数次马流感大流行。1974 年 6 月，在新疆与苏联接壤的伊犁、博尔塔拉、塔城等地区发生马流感疫情，并很快蔓延至全疆 11 个市，至冬天覆盖了青海、甘肃、内蒙古等 17 个省（市）自治区。1989 年至 1990 年我国北方连续两次暴发马流感，主要发生在吉林、黑龙江和内蒙古。1992 年秋至 1994 年，我国西部、西北、华北和西南地区马群中突然暴发马流感，随后 1993 年 5 月~8 月在松花江、绥化、齐齐哈尔等市县暴发马流感。2007 年，新疆暴发马流感，至 2008~2009 年，对新疆、内蒙古、甘肃、湖北、黑龙江、吉林、广东等地进行马流感流行病调查发现，各地马匹普遍带有 H3N8 亚型流感病毒抗体，且分离到了 H3N8 亚型马流感病毒（相文华等，2009）。近年来，我国西北、东北等地区马流感发生间隔时间缩短，危害愈趋严重，给我国养马业造成很大的经济损失。截至目前，还没有发现马流感病毒传播到人的危险。

5）犬流感

2004 年，从美国佛罗里达州赛犬中分离到一种新型流感病毒（Joly C.，2005），该病毒起源于马流感病毒，是流感病毒跨物种传播的产物，动物试验和临床研究结果表明，该病毒可以在犬群中水平传播，命名为马源 H3N8 亚型犬流感病毒（Canine influenza virus，CIV）。2004 年夏季，美国有 6 个州的赛犬中出现呼吸系统疾病，到 2005 年上半年有 11 个州的赛犬出现相同症状。血清学调查结果显示，H3N8 亚型犬流感病毒不仅感染赛犬，同时也在宠物犬中广泛传播（Newton R. et al.，2007）。截至 2008 年，H3N8 亚型犬流感已在美国 25 个州的宠物犬中均有报道，宠物犬感染后表现出相似的呼吸系统症状。经系统发育进化树分析发现，这些 H3N8 亚型犬流感病毒与 20 世纪 90 年代在美国流行的 H3N8 亚型马流感病毒亲缘关系最近。推测该病毒可能是在竞赛场的环境中，由马直接传播给犬（Gibbs EP.

et al，2010）。2007 年，在韩国的宠物犬中暴发了严重的呼吸道疾病，从病犬中分离到 1 株新型的禽源犬流感病毒，这些毒株与韩国当时流行的 H3N2 亚型禽流感病毒亲缘关系最近。动物试验证明，这些毒株对犬有致病性并且能在犬群中水平传播（Song D,. *et al*，2008）。2006 年 5 月至 2007 年 10 月，在中国华南地区报道了 4 例 H3N2 亚型犬流感病例，从病犬中分离到 4 株 H3N2 亚型犬流感病毒。2009 年 12 月份，广州地区临床疑似病例中犬流感病毒病原学调查的阳性率为 2.8%，血清学调查阳性率为 6.9%。近几年，在浙江、江苏、北京、辽宁等地也相继分离到禽源 H3N2 亚型犬流感病毒，该病毒与中国华南及韩国 H3N2 亚型犬流感病毒高度同源，犬流感病毒可能已广泛存在于我国沿海地区（LI S. *et al*，2010；TENG Q. *et al*，2013）。

6）其他动物流感

H3 亚型流感病毒引起低致病性流感，临床症状温和，仅使感染禽类体内产生抗体，但可以长期携带病原，因而很多野禽类动物是流感病毒在自然界的天然储存库，随着季节迁徙而将流感病毒不断传播扩散，为流感病毒的重组变异提供条件，在流感的遗传进化中起着不可忽视的作用。

2. 易感宿主和临床症状

H3 流感病毒宿主范围非常广泛，除了人、猪、马、禽、犬等常见宿主外，还能够感染骆驼、猫、海豹、雪貂、野猪、野禽等多种动物。其中流行较为广泛、危害较为严重的是 H3 亚型的人流感、猪流感、马流感和犬流感。

1）人流感

H3 亚型流感病毒引起的人流感又称为甲型 H3 流感病毒，一般导致急性呼吸道传染病，其特点是发病快、传染性强、发病率高、流行面广，患者常有高烧、寒战、头痛、全身关节痛等相对严重的全身症状，但呼吸道症状较轻，病程短，发热多在 1～2d 内达到高峰，3～4d 内退烧，症状缓解，但乏力可持续 2 周以上。

2）猪流感

H3 亚型猪流感发病率高，潜伏期为 2～7d，病程 1 周左右。病猪发病初期突然发热，精神不振，食欲减退或废绝，常横卧在一起，不愿活动，呼吸困难，激烈咳嗽，眼鼻流出黏液。如果在发病期治疗不及时，则易并发支气管炎、肺炎和胸膜炎等，增加猪的病死率。临床特征：本病潜伏期很短，几小时到数天，自然发病时平均为 4d。发病初期病猪体温突然升高至 40.3～41.5℃，厌食或食欲废绝，极度虚弱乃至虚脱，常卧地。呼吸急促、腹式呼吸、阵发性咳嗽。从眼和鼻流出黏液，鼻分泌物有时带血。病猪挤卧在一起，难以移动，触摸肌肉僵硬、疼痛，出现膈肌痉挛，呼吸顿挫，一般称之为打嗝儿。如有继发感染，则病势加重，发生纤维素性出血性肺炎或肠炎。母猪在怀孕期感染，产下的仔猪在产后 2～5d 发病很重，有些在哺乳期及断奶前后死亡。

3）马流感

H3 亚型马流感病毒的感染宿主包括马、驴、骡和其他马科动物，没有年龄、性别和品种差别。H3N8 亚型流感病毒导致的马流感症状较重，并易引起细菌继发感染。病毒感染潜伏期为 2～10d，多在感染 3～4d 后发病。典型病例表现发热，体温上升至 39.5℃～41.5℃，稽留 1～2d 或 4～5d，然后徐徐降至常温，如有复相体温反应，则是有了继发感染。主要症状：最初 2～3d 内呈现经常的干咳，干咳逐渐转为湿咳，持续 2～3 周。亦常发生鼻炎，先流水样而后变为黏稠的鼻液。所有病马在发热时都呈现全身症状。病马呼吸、脉搏频数，食欲降低，降神委顿，眼结膜充血水肿，大量流泪。病马在发热期中常表现肌肉震颤，肩部的肌肉最明显，病马因肌肉酸痛而不爱活动。

4）犬流感

自然感染的犬流感有 2～3d 的潜伏期，大多数犬的临床症状会表现出精神沉郁、厌食、流鼻涕、喷嚏、眼屎和咳嗽，咳嗽持续到感染后 3 周。病犬最初为清鼻液，后转为脓性鼻液，大多数犬会出现 1～4d 的低烧，在无并发症的情况下干咳会持续几周时间，许多犬被诊断为肺炎和支气管肺炎。在自然环境中，严重的肺部感染通常是由继发细菌感染和支原体感染所致，在犬群中，多种病毒性病原体可能混合感染，很难确定发病的主因，因而由流感病毒直接导致的病犬死亡率难以计算。

3. 流行特点

1）人流感

H3 亚型人流感病毒传播迅速，扩散范围几乎涉及全球所有大洲，常见地方暴发性流行或大流行。各年龄段人群均易感，老人、儿童、身体虚弱免疫力低下者更易发病。流行发病均带有明显的季节性，发病率高、死亡率低。该患者及隐性感染者为主要传染源。

2）猪流感

各个年龄、性别和品种的猪对本亚型病毒都有易感性。本病的流行有明显的季节性，天气多变的秋末、早春和寒冷的冬季易发生传播迅速，常呈地方性流行或大流行发病率高、死亡率低（4%～10%）。病猪和带毒猪是猪流感的传染源，猪患病痊愈后仍可带毒 6～8 周。

3）马流感

H3 亚型马流感一年四季均可发生，该病传播极为迅速，扩散范围几乎涉及全球所有大洲。由于病马感染以后能获得长时间免疫，成年马匹都带有大量的抗体，所以在流行时发病的多为幼龄马。发病动物数量多，发病频次高。该病的流行还存在地域特点，我国北方以春秋多发，另外有些地区则多发生于冬末春初，而另一些地区则流行于夏季。

4. 分子流行病学

H3 亚型流感病毒自 1968 年引起流感大流行以来，不仅一直是人群中流行的一个主要亚型，而且 H3 亚型引起的猪、马和犬的流感也始终在流行和传播。H3 亚型的血凝素（HA）基因是病毒基因组中变异最快的。HA 蛋白在病毒的受体识别和复制中起重要作用，同时作为产生中和抗体的重要抗原，也广泛应用于流感监测和疫苗筛选。通过晶体结构和抗体研究表明，抗原位点和受体结合位点（RBS）均位于 HA 蛋白的头部重链区，称 HA1。X 射线晶体结构研究表明，H3 亚型流感病毒 HA1 蛋白上的抗原决定簇分为 5 个区，A 区包括 133～137 位和 140～146 位形成的突出环上；B 区位于 155 位上的主环 156～160 位及球区末端围绕着 a 螺旋结构的 187～198 位；C 区位于球区下方的 53、54、275、278 位，由 52 位和 277 位的形成的膨胀部分所在区；D 区位于 HA 三聚体的交界处由 207 位和 174 位组成；E 区由 63、78、81、83 位组成（Wile DC. et al, 1981）。HA 蛋白的受体结合部位呈口袋状，位于 HA 分子的球区末端，受体结合部位形成 190 螺旋包括 187～194 位，130 环包括 135～138 位，220 环包括 225～228 位。HA 的 RBS 对宿主细胞受体的结合能力的特异性对于流感病毒感染的宿主范围起重要作用(Weis W. et al, 1998)。Bush 等分析了 1984～1996 年的全球范围 254 株 H3N2 毒株 HA1 的变异，筛选出 18 个阳性选择位点（Fiteh WM. et al, 1997；Bush RM. et al, 1999）。我国也在流感的监测工作中，针对抗原发生变异的毒株序列进行分析，找出相应 HA 序列的变化，H3 基因序列每年都发生变异（郭元吉等，1994；崔尚金等，2002；张烨等，2004；张文彤等，2005；董丽波等，2007；罗鹏飞等，2012；黄维娟等，2013）。崔尚金等（2002 年）对国内不同年代（1974～2000 年）、不同地区（由北向南，黑龙江—香港）、不同动物种属（禽、猪、马等）的 H3 亚型流感病毒进行了生态学和分子进化研究，发现 H3 流感病毒不同基因的进化状态是不相同的（尤其值得注意的是 PB1 基因），不同动物的病毒进化情况也不尽相同。鸭源病毒可以为鸡、猪、马、人流感病毒提供基因，并且可以导致感染发病；而人源流感病毒也可以感染猪，并且能够在猪中流行。基因比对结果表明家鸭流感分离株病毒与野鸭和猪病毒氨基酸的同源率分别为 98.7%和 99.5%，抗原和遗传学上的相似表明家鸭在将病毒传染给猪中起了重要作用，结果也支持了猪是流感病毒混合器。通过基因重组形成新的流感流行株 A/Hongkong/68(H3N2)的假设，香港禽流感事件中家禽（鸡、鸭、鹅）的作用已经凸显，猪流感与人流感的关系也再次证明人们应重视对猪流感的研究与监测监控。董丽波等（2007）研究发现 1995～2005 年 H3N2 毒株的 HA1 改变有三种情况：一种是多个抗原位点变化同时出现，另一种是多个抗原位点逐渐变化，还有单个抗原变化加受体改变，结合流行资料认为均引起 H3N2 流行。1995～1996 年和 1998～1999 年流行的毒株中，HA1 的变化是多位点同时改变的代表，另一类 2002～2003 年流行的毒株是前面的毒株多个位点逐渐累积的过程，而 2004～2005 年小流行是抗原位点结合 RBS 改变形成新流行株。虽然多个抗原位点的改变才能最终引发流行株的产生，但伴随抗原位点出现或在其改变前累积的非抗原位点在多数毒株中出现并维持，提示这些非抗原位点改变具有一定的生物学意义。Wolf 等（2006）研究认为 H3N2 流行高峰的间歇期毒株 HA 的突变呈中性变化。对于毒株多位点非渐进式的改变产生的原因，推测一方面是毒株流行后人群的免疫压力的选择作用，另一方面可能是毒株由其他国家或地区引入。

　　由于 H3 亚型流感病毒感染宿主范围广泛，流行普遍，其中常在宿主——猪，既可轻易地感染人源流感病毒，又很容易地被禽源流感病毒感染，成为人、禽和（或）猪流感病毒的"混合器"，能够通过基因重组产生流感病毒新亚型，因而深入研究探讨不同感染动物 H3 亚型流感分离株的 HA 基因的进化和流行特点，对于 H3 亚型流感的预防、控制和疫苗株选择具有重要的参考意义。

二、诊断

1. 检疫

　　按照 OIE 陆生动物卫生法典的规定，禽流感病毒、猪流感病毒和马流感病毒均属于通报性疫病，是很多国家在双边贸易中的必检项目。H3 亚型的动物流感病毒，应按照 OIE 的相关规定进行筛查鉴定。

　　我国《一、二、三类动物疫病病种名录》（中华人民共和国农业部公告第 1125 号）将猪流行性感冒归为三类动物疫病，《中华人民共和国进境动物检疫疫病名录》（农业部国家质量监督检验检疫总局公告第 2013 号）将猪流行性感冒和低致病性禽流感（包含 H3 亚型禽流感病毒）归为二类传染病，根据《中华人民共和国进出境动植物检疫法》有关规定，输入动物检出二类传染病、寄生虫病的，退回或者扑杀，同群其他动物在隔离场或者其他指定地点隔离观察。

2. 诊断

根据 OIE《陆生动物诊断试验和疫苗手册》的规定，结合 H3 亚型流感病毒的特点，对 H3 亚型流感病毒的诊断方法如下：

1）病原鉴定

主要有以下程序：培养，包括样品处理，细胞培养分离病毒，鸡胚接种，血凝试验；鉴定分离物的 HA 亚型；荧光抗体试验；免疫组织化学法；抗原捕获 ELISA；聚合酶链反应（RT-PCR，实时 RT-PCR）。

传统的病原鉴定技术分为病毒分离和病原鉴定。病毒分离方法常用的有鸡胚病毒分离和细胞培养，根据不同的动物流感病毒对鸡胚和细胞的敏感性，选择性地采用相应的方法。近些年，随着诊断技术的快速发展，已研究出鉴定动物流感病毒的抗原捕获和分子生物学方法。动物流感病毒抗原捕获检测方法大多数是采用核蛋白单克隆抗体进行抗原捕获酶联免疫反应；分子生物学方法是应用特定的引物直接检测病毒 RNA，包括反转录聚合酶链反应（RT-PCR）、实时 RT-PCR 检测技术、核酸序列依赖的扩增（NASBA）检测方法、反转录环介导等温扩增技术（RT-LAMP）、RT-PCR-ELISA、基因芯片检测方法等。

2）血清学试验

血凝抑制试验：使用 H3 抗原进行 H3 亚型流感病毒抗体测定；酶联免疫吸附测定；琼脂免疫扩散；间接免疫荧光抗体。对于抗体检测，一般主要采取血清学方法进行，血清学检测方法有琼脂凝胶免疫扩散试验（AGID）、血凝试验（HA）和血凝抑制试验（HI）、神经氨酸酶抑制试验（NI）、鉴别感染与免疫动物试验（DIVA）、酶联免疫吸附试验（ELISA）、单向辐射溶血试验（SRH）、血清中和试验（SNT）、补体结合试验等中，其中 HI 试验具有操作简便、快速、经济、准确，并且不需要特殊仪器设备和易于在基层推广使用等优点，是血清学检测方法中最为常用和通用的方法，而血清中和试验和补体结合试验由于试验程序复杂、尚未标准化等原因，不常使用。

三、防控与预警

无论在人类流感还是在动物流感历史上，H3 亚型流感病毒都非常活跃，多次在流感季节"袭击"全球，逐渐成为全球流感防控的重点病毒之一。H3 亚型病毒感染宿主范围十分广泛，除了人、禽、猪、马、犬等常见宿主外，科学家从骆驼、猫、海豹、雪貂、野猪、野禽等动物身上均分离到了 H3 亚型流感病毒。而且流感基因库中的序列表明，禽类特别是野生飞禽体内存在的 H3 流感病毒与大部分 NA 亚型（N1~N9）都可以配对出现。H3 亚型流感病毒的宿主多样性，导致其长期存在于自然界中不易清除，这无疑成为流感病毒重组变异的潜在因素。现代社会集约化生产程度高，养殖密度大，人类与动物特别是宠物的亲密接触，给 H3 流感病毒在人与动物之间的传播提供了便利条件；另一方面，人类对野生动物资源的过度开发，无节制的捕食野生动物等种种因素，容易导致不同亚型的流感病毒从储存库中"解冻"，可能跨越物种间屏障而相互感染，并与流行毒株发生基因重排产生新毒株。在进化压力和自然选择的作用下，新变异流感病毒的传播力和致病力有不断加强的趋势。一旦产生新的流感毒株，而人类缺乏相应的免疫力，这类病毒感染人类后就会导致新一轮流感病毒的大暴发、大流行。

在我国，猪流感的主要流行亚型是 H3，近年来 H3 亚型马流感和 H3 亚型犬流感发病也越来越频繁。因而，加强家养动物和宠物类 H3 亚型流感的检测和监测意义重大。此外，在野禽/鸟中存在数以万计的流感病毒，应该充分意识到这种潜在传染源的威胁，对禽（鸡、火鸡、家鸭等）和猪等进行生态控制，确保它们有限地接近野禽，减少种间感染与传播的可能性。加强对宠物、野生禽类和野生哺乳动物流感病毒的监测和研究，也是未来防控流感病毒感染的重要方向。目前，疫苗免疫仍是防控 H3 亚型流感病毒最有效的措施，已经商品化和正在研发的流感疫苗包括流感全病毒灭活疫苗、减毒活疫苗、亚单位基因工程疫苗、基因重组活载体疫苗和核酸疫苗等等。只有将疫苗免疫和流行病学监测有机地结合起来，才能对 H3 亚型流感病毒进行有效的预警和防控。

四、研究进展

1. 血凝素基因

流感病毒的 HA 基因编码血凝素蛋白，是流感病毒的主要毒力因子和保护性抗原，在病毒吸附及穿膜过程中起关键作用，直接参与了流感病毒的致病过程，也可诱导机体产生中和抗体来中和病毒的感染力。HA 基因发生点突变引起抗原漂移是病毒 HA 发生抗原变异的主要原因之一。Du T 等（2014）使用核磁共振技术对 H3 亚型流感病毒血凝素蛋白的融合肽进行研究分析，结果发现 H3 亚型的融合肽由 20 个氨基酸残基组成（H3-HAfp20），显著不同于 H1 亚型流感病毒，后者的融合肽由 23 个氨基酸残基组成（H1-HAfp23），进一步分析表明第 12 位~15 位残基的连续变异导致 H1 和 H3 融合肽构象的不同，从而抗原性产生较大差异。Costello

（2015）研究小组使用单粒子示踪（single-particle-tracking，SPT）技术详细研究了三株 H3 流感病毒（A/Aichi/68/H3N2（X：31）、A/Udorn/72/H3N2（Udorn）和 A/Brisbane/07/ H3N2（Brisbane））的 HA 糖蛋白在不同条件下的 pH 敏感性，酸稳定性及膜蛋白融合性。结果发现，人类流行株 Brisbane 的 HA 蛋白对 pH 降低不敏感，而禽类流行株 X：31 和 Udorn 的 HA 蛋白膜融合性强烈依赖于 pH 环境，pH 减小膜蛋白融合越快；所有三株病毒在高 pH 时表现出相似的稳定性，但禽类流行株在低 pH 环境中变得不稳定；不同的 H3 毒株膜蛋白具有自身独特的融合动力学特性；HA 蛋白的稳定性与病毒粒子能够在酸性环境中存在的时间长短有关。Mallajosyula 等（2015）通过反向遗传学和定点突变技术，详细分析了美国 1989 年 H3 亚型马流感毒株的 HA 氨基酸变异情况，结果发现第 159，189 和 227 位氨基酸都发生了变异，导致 HA 抗原性变化；之后又与马流感流行株和疫苗株进行比较，发现至少有 8 处氨基酸均发生了变异，由此分析马流感病毒 HA 糖蛋白的"抗原漂移"性是导致疫苗免疫失败的主要原因。

　　Choi 等（2012）对 2002~2009 年韩国家鸭等家禽和野鸟体内分离的 45 株 H3 亚型流感病毒进行了基因分析，发现在韩国家鸭体内的 H3 亚型病毒基因分型主要为 H3N2（35.7%），H3N6（35.7%），H3N8（25.0%）和 H3N1（3.6%）；野鸟中的大部分为 H3N8（70.6%）。遗传分析表明，韩国禽流感病毒 HA 基因可以分成 3 个遗传组群。Wu 等（2014）对从家鸭体内分离得到的 15 株 H3 亚型进行了分子特性和进化分析，发现这些毒株属于欧亚系，可能是 H3 和 H9N2 病毒发生重组的产物，分子标记分析结果表明这些毒株对禽类是低致病力的。

2. 检测方法

　　分子生物学检测技术主要包括普通 RT-PCR、实时荧光 RT-PCR、NABSA、LAMP、基因芯片和核酸探针等等。目前已经建立起多种检测 H3 亚型流感病毒的分子生物学检测方法。

　　国内外很多学者建立了多重 RT-PCR 检测包括 H3 亚型在内的流感病毒（Ohshima N 等，2011；Tang Q 等，2012；Fu G 等，2010）。

　　Chidlow（2010）建立了三种双重荧光 RT-PCR 检测方法，分别能够同时检测：A 型流感病毒季节性 H1 和 H1N1（2009）；A 型流感病毒季节性 H3 和 H1N1（2009）；B 型流感病毒季节性 H3 和 H1N1（2009）。Stefańska I 等（2012）建立了 H1 和 H3 双重荧光 RT-PCR 检测方法，能够同时检测 H1 和 H3 亚型流感病毒。Mahony J 等（2013）建立了 A 型 H1 和 H3、B 型流感病毒的多重环介导等温扩增技术，能够在 40 分钟完成流感病毒的快速检测定型，且灵敏度达到 1 拷贝/反应。Teng Q 等（2015）设计 MGB 探针建立了 H3 亚型流感病毒的荧光 RT-PCR 检测方法。

3. 疫苗研究

　　流感疫苗分为很多种类，主要有灭活疫苗，弱毒活疫苗，亚单位疫苗等等。目前所研制并应用于临床的 H3 亚型灭活疫苗主要是针对免疫动物，选取流行毒株制备成单价或多价苗，通常用油乳剂型。弱毒活疫苗则通过细胞/鸡胚传代致弱、病毒基因缺失等手段制备而成，对流行株有较好的免疫防护效果。亚单位疫苗又可分为表位疫苗，DNA 疫苗和活载体疫苗等，是采用分子克隆表达等技术制备的新型流感疫苗。

　　Vintent A L 等（2007）根据人用的病毒流感疫苗，对一重组的 H3N2 猪源流感病毒的 NS1 基因的 3′端进行 126 个氨基酸的缺失，使重组的病毒致弱，研制成弱毒疫苗对健康猪和猪繁殖与呼吸综合征病毒的 2 周龄商品猪进行载膜免疫，用野毒 A/SW/TX/4199-2/98（H3N2）（TX98），异源的 A/SW/CO/23619/99（H3N2）（C099）和异源亚型 A/SW/IA/00239/2004（rH1N1）（IA04）毒株进行攻毒。结果表明，用 ELISA 方法检测在猪体内有大量的 IgA 和 IgG 的抗体来抵御野毒株 TX98 H3N2 和异源毒株 C099 H3N2，但是对异源亚型毒株 IA04 rH1N1 则无相应的 IgA 和 IgG 产生，只对于用 IA04 rH1N1 攻毒的猪起到了微弱的保护作用。Masic A 等（2009）应用反向遗传技术将 HA 基因的 345 位精氨酸突变成谷氨酸或丙氨酸从而获得两株弱毒株。在 MDCK 细胞上连续传代，两株突变株能够保持稳定的遗传性状，并有相似的生长特性。为弱毒疫苗的研制提供了候选株。Masic A 等（2013）研究小组研制了一种含有 8 个片段的重组猪流感弱毒苗,这个变异株由 H3N2 亚型猪流感病毒的 HA 胞外域蛋白和 H1N1 猪流感病毒的跨膜蛋白，以及 NA 茎环蛋白组成，能够同时获得对 H3 和 H1 两种亚型流感病毒的保护力。Abdoli A 等（2014）构建了一个重组病毒疫苗，其 HA 和 NA 蛋白来源于 A/PR/8/1934（H1N1）（PR8）和 A/X/47（H3N2）（X47）病毒，免疫小鼠后发现能够对 PR8 和 X47 病毒同时提供免疫力。

（蒲　静）

参 考 文 献

陈锦成, 张丹琳, 陈敏鸿, 等. 2012. 部分猪场 H1 和 H3 亚型猪流感的血清学调查. 中国畜牧兽医, 39(9): 178-181.

崔尚金, 李建伟, 金红, 等. 2002.中国 H3 亚型流感病毒生态学与分子进化的研究. 中国预防兽医学报, 24(2): 144-146.

董丽波, 张烨, 温丽英, 等.2007.1995～2005 年中国 H3N2 亚型人流感病毒血凝素基因变异与流行相关性研究. 病毒学报, 24(5): 339-344.

郭元吉, 徐西雁, 王敏, 等. 1994.1979～1992 年 H3N2 亚型流感病毒的血凝素基因进化的研究. 中华实验和临床病毒学杂志, 84: 291-296.

黄维娟, 成艳辉, 李希妍, 等. 2013. 2011～2012年度中国H3N2亚型流感病毒病原学特征分析. 病毒学报, 29(3): 258-264.

李海燕, 于康震, 辛晓光, 等, 2003. 部分省市猪群猪流感的血清学调查及猪流感病毒的分离与鉴定. 动物医学进展, 24(3): 67-72.

罗鹏飞, 曹尚, 李伟, 等. 2012. 2010-2011年全球季节性H3N2流感病毒表面蛋白基因的分子遗传特性分析. 微生物学通报, 39(7): 971-979.

王勇, 陈淑霞, 薛颖, 等. 2002. 中国历年H3N2亚型人流感病毒血凝素基因的序列测定及分析. 病毒学报, 18(2): 118-125.

温纳相, 吴德铭, 宋延华. 2009. 广东云浮部分猪场猪流感血清学调查与分析. 中国动物检疫, 26(10): 55-57.

相文华. 2009. 中国马流感研究现状. 兽医导刊, 146(10): 18-19.

张苏华, 孙泉云, 周锦萍, 等. 2003. 上海市规模化猪场猪流感的血清学调查. 上海交通大学学报(农业科学版), 21(2): 106-108.

张烨, 温乐英, 李梓, 等. 2004. 2000～2002年我国流行的甲3(H3N2)亚型流感病毒抗原性及基因特性的研究. 中华实验和临床病毒学杂志, 18(1): 16-19.

赵明喜, 赖微微, 杨聪, 等. 2015. 犬流感的研究进展. 黑龙江畜牧兽医, 83(6): 82-84.

Abdoli A, Soleimanjahi H, Tavassoti Kheiri M. et al. 2014. An H1-H3 chimeric influenza virosome confers complete protection against lethal challenge with PR8(H1N1)and X47(H3N2)viruses in mice. Pathog Dis, 72(3): 197-207.

Bush RM, Bender CA, Subbarao K, et al. 1999. Predicting the evolution of human influenza A. Science, , 286: 1921-1925.

Chambers TM. 2014.A brief introduction to equine influenza and equine influenza viruses. Methods Mol Biol, 1161: 365-370.

Chidlow G, Harnett G, Williams S, et al. 2010. Duplex real-time reverse transcriptase PCR assays for rapid detection and identification of pandemic(H1N1)2009 and seasonal influenza A/H1, A/H3, and B viruses. J Clin Microbiol, 48(3): 862-866.

Choi JG, Kang HM, Kim MC, et al. 2012. Genetic relationship of H3 subtype avian influenza viruses isolated from domestic ducks and wild birds in Korea and their pathogenic potential in chickens and ducks. Vet Microbiol, 155(2-4): 147-157.

Costello DA, Whittaker GR, Daniel S. 2015. Variations in pH sensitivity, acid stability, and fusogenicity of three influenza virus H3 subtypes. J Virol, 89(1): 350-360.

Cullinane A, Newton JR. 2013. Equine influenza: a global perspective. Vet Microbiol, 167(1-2): 205-214.

Du T, Jiang L, Liu M. 2014. NMR structures of fusion peptide from influenza hemagglutinin H3 subtype and its mutants. J Pept Sci, 20(4): 292-297.

Fiteh WM, Bush RM, Bender CA, et al. 1997. Long term trends in the evolution of H(3)HA1 human influenza type A. Proc Natl Acad. Sci USA, 94: 7712-7718.

Fu G, Liu M, Zeng W, et al. 2010. Establishment of a multiplex RT-PCR assay to detect different lineages of swine H1 and H3 influenza A viruses. Virus Genes, 41(2): 236-240.

Gibbs EP, Anderson TC. 2010. Equine and canine influenza: a review of current events. Anim

Health Res Rev, 11(1): 43-51.

Hoare R. 2011. Overview of the industry and social impacts of the 2007 Australian equine influenza outbreak. Aust Vet J, 89 Suppl 1: 147-150.

Ito M, Nagai M, Hayakawa Y, et al. 2008. Genetic Analyses of an H3N8 Influenza Virus Isolate, Causative Strain of the Outbreak of Equine Influenza at the Kanazawa Racecourse in Japan in 2007. J Vet Med Sci, 70(9): 899-906.

Joly C. 2005. Canine influenza virus. Vet Rec, 157(17): 527.

Kawaoka Y, Webster RG. 1988. Molecular mechanism of acquisition of virulence in influenza virus in nature. Microb Pathog, 5(5): 311-318.

LI S, SHI Z, JIAO P, et al. 2010. Avian-origin H3N2 canine influenza A viruses in Southern China. Infect Genet Evol, 10(8): 1286-1288.

Mallajosyula VV, Citron M, Ferrara F. et al. 2015. Hemagglutinin Sequence Conservation Guided Stem Immunogen Design from Influenza A H3 Subtype. Front Immunol, 6: 329.

Mahony J, Chong S, Bulir D, et al. 2013. Multiplex loop-mediated isothermal amplification (M-LAMP) assay for the detection of influenza A/H1, A/H3 and influenza B can provide a specimen-to-result diagnosis in 40 min with single genome copy sensitivity. J Clin Virol, 58(1): 127-131.

Masic A, Booth JS, Mutwiri GK. 2009. Elastase-dependent live attenuated swine influenza A viruses are immunogenic and confer protection against swine influenza A virus infection in pigs. J Virol, 83(19): 10198-10210.

Masic A, Pyo HM, Babiuk S., et al. 2013. An eight-segment swine influenza virus harboring H1 and H3 hemagglutinins is attenuated and protective against H1N1 and H3N2 subtypes in pigs. J Virol, 87(18): 10114-10125.

Newton R, Cooke A, Elton D, et al. 2007. Canine influenza virus: cross-species transmission from horses. Vet Rec, 161(4): 142-143.

Nfon C, Berhane Y, Zhang S, et al. 2011. Molecular and antigenic characterization of triple-reassortant H3N2 swine influenza viruses isolated from pigs, turkey and quail in Canada. Transbound Emerg Dis, 58(5): 394-401.

Noble GR. 1982. Epidemiological and clinical aspects of influenza. In basic and applied influenz are search. ed.ASBeare, BocaRaton, FL: CRC, : 11-50

Olsen CW. 2002. The emergence of novel swine influenza viruses in North America. Virus Res, 85(2): 199~210.

Peng Y, Xie Z, Liu J, et al. 2011. Visual detection of H3 subtype avian influenza viruses by reverse transcription loop-mediated isothermal amplification assay. Virol J, 8: 337.

Powell DG, Watkins KL, Li PH, et al. 1995. Outbreak of equine influenza among horses in Hong Kong during 1992. Vet Rec, 136(21): 531536.

Song D, Kung B, Lee C, et al. 2008. transmission of avran influenza virus (H3N2) to dogs. Emerg Infect Dis, 14: 741-746.

Song D, Lee C, Kang B, et al. 2009, Experimental infection of dogs with avian origin canine influenza A virus(H3N2). Emerg lnfecx Dis, 15: 56-58.

Stefańska I, Dzieciatkowski T, Brydak LB. et al. 2012. Development of duplex real-time PCR assay for identification of influenza viruses of subtype A(H1)pdm09 and A(H3). Med Dosw Mikrobiol, 64(2): 129-137.

Tang Q, Wang J, Bao J, et al. 2012. A multiplex RT-PCR assay for detection and differentiation of avian H3, H5, and H9 subtype influenza viruses and Newcastle disease viruses.J Virol Methods, 181(2): 164-169.

Teng Q., Shen W., Yan D. et al. 2015. Development of a TaqMan MGB RT-PCR for the rapid detection of H3 subtype avian influenza virus circulating in China. J Virol Methods, 217: 64-69.

Teng Q, Zhang X, Xu D, et al. 2013. Characterization of an H3N2 canine influenza virus isolated from Tibetan mastiffs in China. Vet Microbiol, 162(2/3/4): 345-352.

Vincent AL, Ma W, Lager KM. et al. 2007. Efficacy of intranasal administration of a truncated NS1 modified live influenza virus vaccine in swine. Vaccine, 25(47): 7999-8009.

Waddell GH, Teigland MB, Sigel MM. 1963. A new influenza virus associated with equine respiratory disease. J Am Vet Med Assoc, 143: 587-590.

Weis W, Brown JH, Cusack S, et al. 1998. Structure of the influenza virus haemagglutinin complexed with its receptor, sialic acids. Nature, 333: 426-431.

Wolf YI, Vibound C, Holxnes EC, et al. 2006. Long interval of stasis punctuated by bursts of positive selection in the seasonal evolution of influenza A virus. Biohogy Direct, 1: 34.

Wu H, Wu N, Peng X. 2014. Molecular characterization and phylogenetic analysis of H3 subtype avian influenza viruses isolated from domestic ducks in Zhejiang Province in China. Virus Genes, 49(1): 80-88.

第六章　H4　亚　型

　　H4 亚型在 A 型流感病毒中属于低致病性毒株。1956 年，捷克斯洛伐克首次在家鸭中分离到 H4N6，之后又在英国、日本、美国、香港等地相继分离到。1998 年，唐秀英等在四川的某发病鸡场中分离到两株 H4N6。2004 年有报道称，在我国黑龙江扎龙自然保护区的野鸭体内分离到 H4 亚型禽流感毒株。目前尚未有感染人的报道。

一、流行病学

　　流行情况：H4 亚型属于低致病性毒株，研究表明，野生水禽为其主要宿主。1956 年，捷克斯洛伐克首次从家鸭中分离到 H4N6。20 世纪 80 年代以来，不断有分离到 H4 亚型的报道。1998 年，在我国四川分离到两株 H4N6。1999 年，加拿大报道了从患有肺炎的猪体内分离到 H4N6 亚型流感病毒。2004 年，在我国黑龙江扎龙自然保护区分离到 H4 亚型流感病毒。2009 年对我国南方活禽交易市场进行流行病学调查时，从鸭体内分离到两株 H4N2。目前，NCBI 流感病毒数据库收录了来自中国内地的 H4 亚型流感病毒共 18 株。

　　易感宿主：H4 亚型流感病毒的宿主范围比较广泛，包括鸡、火鸡、家鸭、野鸭、鸵鸟、鹦鹉等。有报道称，在海豹、病猪体内也分离到了 H4 亚型毒株，提示该亚型对哺乳动物也有一定的致病性。可见，H4 亚型毒株虽属低致病性毒株，但对家禽、野禽及哺乳动物均有致病性。

　　流行特点：H4 亚型流感病毒属于低致病性流感毒株，一年四季均可发生，低致病性流感潜伏期长，传播慢，病程长，发病率和死亡率低，但分布广泛。

　　分子流行病学：截至 2008 年 10 月，NCBI 的流感病毒数据库共收录 H4 亚型的基因序列（大于 800bp）共 178 株，全球 H4 亚型流感病毒多年来一直存在两个差别较大的谱系，西半球谱系和东半球谱系，并各自演变分化为若干个亚分支。如图 6-1 所示，西半球谱系含有 6 个分支，同源性相对较高；东半球谱系含有 5 个分支，各个分支间保持着较低的同源性，进化关系比较松散。

　　通过多年对流感病毒基因调查的研究结果显示，东西两半球间的流感病毒很少发生自然交换，而且各半球流感病毒特征有很大的不同，这可能与各半球内的候鸟不同的迁徙路线相关。相关数据也显示，这两个谱系组间差异达到了 24.8%，说明这两个谱系差异很大，并存在了很多年，但由于没有完整的数据显示，所以未能推测出两个谱系的具体分化时期。从进化树的图形和分支间的差异值来看，西半球谱系进化具有明显的地域和时间规律；相比较而言，东半球谱系划分较为复杂，因其各分支间的差异很大，均值达17%，但也具有明显的地域和时间划分规律。

研究表明，宿主被 H4 亚型病毒感染后，可能再次感染 H5、H9 或其他亚型的病毒，在机体内，其 NA 基因和内部基因可能发生复杂的基因重组，产生新型的重组病毒，提示对该亚型进行研究的必要性。

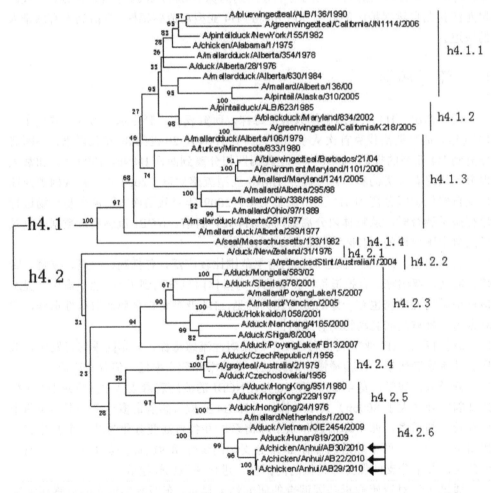

图 6-1　全球 H4 亚型禽流感病毒进化分析

二、诊断

目前对于 H4 亚型流感的诊断主要包括对病毒抗原、流感特异性血清的检测和分子生物学检测。

传统的诊断方法包括病毒的分离和鉴定、琼脂凝胶免疫扩散实验、酶联免疫吸附实验、胶体金法等免疫学诊断技术。我国研究人员一直尝试改进传统的诊断技术，以提高其灵敏度和特异性。目前，哈尔滨兽医研究所已经研制出 H1～H15 和 N1～N9 的标准诊断及分型抗原和血清，在此基础上进一步建立了相应的 HI 检测方法，具有较高的特异性和准确性。邓国华等利用流感病毒 NP 表达蛋白，建立了琼脂凝胶免疫扩散诊断方法，可以检测出 H1～H15 亚型流感病毒的抗血清。

随着生物技术的日益更新及迅速发展，人们开始逐渐采用现代分子生物学手段来分析测定流感病毒，例如实时荧光定量 RT-PCR、多重实时荧光定量 RT-PCR、基于核酸序列的扩增法、环介导等温扩增法、基因芯片法，以及新一代高通量测序法等。实时荧光定量多重 RT-PCR 可用于快速检测和区分流感病毒的亚型。基因芯片法可用于测定流感病毒感染细胞后对宿主基因表达的影响，从而了解流感病毒会影响到细胞中哪些基因的表达，并有可能发现那些受流感病毒感染影响而发生变化的细胞内通路，该方法还可以用来测定流感病毒基因组的碱基变异。

三、防控与预警

H4 亚型流感主要感染禽，其传播方式包括病禽和健康禽直接接触和病毒污染物间接接触两种。流感病毒存在于病禽和感染禽的消化道、呼吸道和机体脏器组织中。因此病毒可随眼、鼻、口腔分泌物及粪便排到体外。含流感病毒的分泌物、粪便、尸体污染的任何物体，如饲料、饮水、饲舍、空气、笼具、饲养管理用具、运输车辆、昆虫以及各种携带病毒的鸟类等均可机械性传播。健康禽通过呼吸道和消化道感染，引起发病。

在我国，家禽养殖仍以千家万户的小规模庭院饲养或散养为主，规模从几只到数千只不等，主要集中在乡镇或乡村地带。这些养殖户普遍文化程度不高，养殖技术落后，管理粗放，卫生状况差，环境污染严重，生产场地设施简陋，加之对疫病的认识不足，防疫意识和法律意识淡薄，很难对疫病进行有效的防控。为追求短期效益，同一地区内多种动物混养、人畜混杂、高密度饲养或随意出栏补栏等情况屡见不鲜，无法做到"全进全出"。这种无规划而又比较密集的养殖形式，防疫程序很难执行，免疫密度和免疫效价得不到保障，致使这些地方成了目前最危险的疫源地。

大规模的集约化养殖公司（场），由于过分追求效益最大化，使动物极限生产，在养殖过程中违背动物生长规律，采取不恰当的密度和方法，导致动物体质下降，抗病能力减弱。如：高密度的鸡群笼养，一方面鸡的活动和自由受到限制，另一方面由于粪便不断积蓄，导致氨气和二氧化碳的浓度过高，养殖微环境日趋恶化，动物的福利得不到保障；高温、高湿的饲养环境，也有利于病原微生物的繁殖；滥用各种激素、抗生素和添加剂等药物，造成禽群营养代谢性疾病和中毒性疾病；过度的光照使动物过早地发育，超越了动物生理极限等。动物群中易感个体所占的比例直接影响传染病是否流行或流行的严重程度。一般来说，如果动物群中有70%～80%的个体有抵抗力，疫病就不会大规模暴发和流行。

预防流感的关键是防止流感病毒的传入和扩散。养禽场应建立一套合理的饲养管理程序，加强生物安全，做好日常的防疫消毒工作，防止疫病发生。

一旦发生疫情，对病鸡和疫点周围 3km 范围内的所有禽类要全部扑杀；加强疫点和疫区的消毒，对可能被病禽分泌物和排泄物污染的养殖场地，必须以 5% 漂白粉溶液彻底喷洒动物圈舍、笼架、饲槽以及运输动物的相关工具、车辆进行消毒。

加强饲养管理，良好的饲养管理可以保证家禽处于最佳的生长状态并具备良好的抗病能力。养禽场选址要远离水禽、野生鸟类栖息的河道、湖泊等；防止水源或饲料被野禽粪便污染；养禽场生产区设立消毒设施，对进出车辆要彻底清洗、消毒；饲养人员进入生产区应穿着专用衣、帽及鞋靴；严格杜绝其他养禽场人员参观；定期对禽群、禽舍和周围环境进行消毒；定期消灭养禽场内有害昆虫如蚊蝇、老鼠等；死亡禽类必须焚烧或深埋；坚持自繁自养和全进全出的饲养方式，引进种禽及其产品时，一定要来自无禽流感的养禽场；尽量减少应激因素的发生；在秋冬、冬春之交季节气候变化大的时候，做好保暖防寒工作。

免疫注射流感疫苗是预防发病的有效手段。流感疫苗对于我国禽流感的防控起着至关重要的作用，它是我国一次又一次打赢禽流感保卫战的有效武器。

由于禽流感灭活疫苗的安全性高，生产方法成熟，所以近些年来在养禽业中使用的绝大部分为灭活疫苗，但是其不足之处也显而易见。例如产生的免疫效果维持时间短、生产成本较高、应激反应大等。目前，对禽流感灭活疫苗的改进主要集中在生产工艺上，随着细胞培养技术的成熟，细胞将逐渐取代鸡胚成为培养病毒的载体，微载体悬浮培养和无血清培养等先进技术已应用于病毒抗原的生产。

使用抗病毒药物是降低禽流感发病率及死亡率的重要手段之一。据文献报道，M2 离子通道抑制剂和神经氨酸酶抑制剂对流感病毒均有较好的抑制作用。神经氨酸酶抑制剂的作用主要是抑制病毒感染细胞，同时能干扰病毒从细胞内释放的过程。使用抗病毒药物的一般原则是越早越好。如果在病毒感染引起的临床症状出现很长一段时间后再用药，则抗病毒的效果往往不佳。抗病毒药物存在的一个普遍问题是长期服用后会诱导产生耐药的变异株。

四、研究进展

H4 亚型流感病毒是一种低致病性毒株，多从水禽和野鸟体内分离到，在鸭、鹅和鸟等体内持续存在，并且可能传播给鸡。国内自 20 世纪 80 年代起虽不断有分离到 H4 亚型流感病毒的报道，但大多是通过血清学进行亚型鉴定的。NCBI 流感病毒数据库收录了来自中国内地的 H4 亚型流感病毒 18 株，其中，提交了血凝素全基因序列的仅有 8 株，即 A/mallard/PoyangLake/15/2007（H4N6）（FJ428583）、A/mallard/Yanchen/2005（H4N6）（EU880342）、A/duck/Nanchang/4165/2000（H4N6）（CY006017）、A/duck/PoyangLake/FB13/2007 （H4N6）（FJ439566）、A/mallard/PoyangLake/P17/2007 （H4N6）（FJ439565）、A/mallard/Zhalong/88/2004 （H4N6）（FJ349247）、A/duck/Human/819/2009 （H4N2）（HQ285886）、A/duck/Guangxi/912/2008（H4N2）（CY076892），这些毒株全部来源于鸭和野鸭，尚无鸡源 H4 亚型流感病毒分离株的 HA 全基因序列。

2002~2005 年中国农业科学院哈尔滨兽医研究所在对我国华东地区进行禽流感病毒的监测时，在家鸭中共分离到 H3、H4、H6 和 H9 亚型低致病性流感病毒，分别为 100 株、35 株、75 株和 36 株；2006~2008 年在该地区禽流感病毒的监测中也分离到 H3、H4、H6 和 H9 亚型流感病毒，分别为 164 株、73 株、162 株和 36 株。表明 H4 亚型流感病毒在分离病毒株中所占比重有升高的趋势，有可能成为我国主要流行的低致病力禽流感病毒。

随着分子生物学及电镜技术的发展，人们对 H4 亚型流感病毒的认识已日益清晰。在透射电镜下，H4 亚型病毒粒子呈球形或其他形状，直径在 80~120nm。病毒感染 MDCK 细胞后，能够诱导 MDCK 细胞的凋亡，并且在一定范围内，随着病毒剂量的增加和感染时间的延长，凋亡细胞的数量逐渐增多，流式细胞术检测提示，H4 亚型病毒感染对 MDCK 细胞周期的影响，可能主要是将其阻断在 G_2/M 期。

分子技术诊断方法具有高特异性、高敏感性、快速省时等优点，随着近年来分子技术的迅猛发展，流感诊断技术取得了很大的进展。Han 等（2008）利用 DNA 芯片技术，设计针对 16 种不同 HA 亚型和 9 种不同 NA 亚型的核酸探针，可以一次性快速鉴别出分离株属于何种亚型。吴媛琼等（2005）建立了一种快速、准确检测 H4 亚型流感病毒的方法，针对 H4 亚型流感病毒 HA 基因保守序列，设计并筛选出 2 对特异性引物，通过优化反应条件，建立了 H4 亚型套式 RT-PCR 检测方法。张鹏等（2011）采用 RT-PCR 扩增出 3 株鸡源 H4 亚型流感病毒分离株（A/chicken/Anhui/AB22/2010；A/chicken/Anhui/AB29/2010；A/chicken/Anhui/AB30/2010）的血凝素（HA）基因，进行了分子克隆与测序，在国内首次报道了鸡源 H4 亚型流感病毒血凝素全基因序列，该结果对我国流感研究有一定参考价值。这些新型的流感诊断方法具备了快速和高通量的特点，其缺点是对实验室条件要求高，阻碍了其大规模的推广和应用，随着技术条件和人员操作水平的提高，这些先进的检测方法会逐渐应用到基层。虽然低致病性流感危害性小，但具有分布广泛的特点，能够使产蛋量下降，造成宿主的免疫抑制以及可以与其他病原微生物发生协同作用，引起继发感染，其危害也不容忽视。

（战大伟）

参 考 文 献

甘孟侯. 1999. 中国禽病学. 北京: 中国农业出版社.

高明燕, 胡茂志, 孙林, 等. 2007. H4 亚型禽流感病毒血凝素蛋白单克隆抗体的制备. 中国动物检疫, 24(12): 21-23.

高明燕, 胡茂志, 徐步, 等. 2007. H4 亚型禽流感毒株的生物学特性. 中国家禽, 29(21): 55-56.

黄建龙, 谭丹, 王昌建, 等. 2014. 环洞庭湖区活禽批发市场和水禽场 H4 亚型禽流感病毒监测. 畜牧与兽医, 46(8): 142-145.

嵇康, 蒋文明, 曹玉飞, 等. 2009. 一株野禽源 H4 亚型禽流感病毒 HA 基因的序列测定及全球谱系演化分析. 中国动物检疫, 26(4): 26-28.

李昀海, 赵焕云, 张文东, 等. 2011. 云南 2 株 H4N6 亚型禽流感病毒株的分离与鉴定. 畜牧与兽医, 43(6): 12-17.

刘丽玲, 李雁冰, 张翼, 等. 2011. 一株 H4 亚型禽流感病毒全基因组序列测定及遗传演化分析. 中国预防兽医学报, 33(3): 185-188.

仇保丰, 胡顺林, 刘武杰, 等. 2009. 六株 H4N6 亚型水禽禽流感病毒分离株 NA 基因的进化分析. 中国家禽, 31(15): 13-15.

谭伟, 徐倩, 谢芝勋. 2014. 禽流感病毒研究概述. 基因组学与应用生物学, (1): 194-199.

唐秀英, 于康震. 1998. 中国禽流感流行株的分离鉴定. 中国预防兽医学报, (1): 1-5.

吴媛琼, 谢芝勋, 胡庭俊, 等. 2015. H4 亚型禽流感病毒套式 RT-PCR 检测方法的建立. 动物医学进展, (2): 11-15.

薛峰, 顾敏, 彭宜, 等. 2006. H4 亚型家养水禽流感病毒分离株的表面膜蛋白基因的序列测定和遗传进化分析. 畜牧兽医学报, 37(12): 1334-1339.

张鹏, 黄娟, 陈杰, 等. 2011. 三株鸡源 H4 亚型禽流感病毒分离株 HA 基因的序列分析. 动物医学进展, 32(12): 15-19.

张毅, 王幼明, 王芳, 等. 2014. 我国禽流感研究进展及成就. 微生物学通报, 41(3): 13-17.

Han X, Lin X, Liu B, et al. 2008. Simultaneously subtyping of allinfluenza A viruses using DNA microarrays. Journal of Virological Methods, 152(1): 117-121.

Karasin AI, Brown IH, Carman S, et al. 2000. Isolation and characterization of H4N6 avian influenza viruses from pigs with pneumonia in Canada. Journal of Virology, 74(19): 9322-9327.

Ninomiya A, Takada A, Okazaki K, et al. 2002. Seroepidemiological evidence of avian H4, H5, and H9 influenza A virus transmission to pigs in southeastern China. Veterinary Microbiology, 88(2): 107-114.

第七章　H5　亚　型

　　100 多年前，Perroncito 首次描述了意大利的禽流感疫情，随后经商贸相继传播到其他欧洲国家，并在中欧流行近半个世纪。到 20 世纪中期，俄罗斯、南美、中东、非洲及亚洲也相继出现了禽流感疫情。1959 年首次通过血凝抑制试验确证了苏格兰暴发禽流感疫情的病原是 H5N1 亚型高致病性禽流感。1961 年，南非有1300 只普通燕鸥因感染了 H5N3 亚型禽流感病毒死亡。1966 年安大略湖区域暴发了火鸡感染 H5N9 亚型禽流感病毒的疫情。1983 年，美国宾夕法尼亚州的鸡群中流行着低致病性 H5N2 亚型禽流感病毒，随后低致病性的病毒通过缺失 HA 上的潜在糖基化位点突变为高致病性的病毒，大约 1700 万禽类被扑杀。1994 年另一株低致病性 H5N2 亚型禽流感病毒从墨西哥的鸡群中分离，该病毒在几个月之后通过抗原漂移突变为高致病性的禽流感病毒，致使上百万只家禽被扑杀。至此，禽流感疫情已经侵染了欧美的大部分区域。

　　截至 1996 年我国还没有 H5N1 亚型禽流感的报道，直到 1997 年底 H5N1 亚型禽流感首次在我国香港检测到，并在随后的几个月里，迅速蔓延，大批感染鸡死亡，造成巨大的经济损失。更为严重的是，病毒发生了变异，能传染给哺乳动物和人类。1999 年 12 月全球 H5N1 亚型禽流感大流行，意大利、法国、卢森堡相继暴发高致病性禽流感。到 20 世纪末，高致病性 H5N1 已在全球范围存在并流行，严重威胁着世界养禽业的发展。21 世纪初，香港有三个活禽市场监测高致病性禽流感病毒阳性。随后，澳门也从鹅中分离到 H5N1 亚型禽流感病毒。2003 年 12 月，东南亚一些国家和地区先后发生禽流感，其中较为严重的国家和地区包括泰国、印尼、越南，其中越南、泰国还出现了 H5N1 感染人类并造成人员死亡，引起全球的关注。2004 年元月以来，禽流感不但没有得到控制，反而在亚洲地区大规模蔓延，日本、韩国、柬埔寨、巴基斯坦、老挝等国家相继出现疫情。自从周边国家禽流感确诊开始，中国就进入了禽流感防控高度戒备状态，但仍然未能幸免于难。2004 年，我国湖北出现第一起疑似 H5N1 禽流感疫情，随后，疫情不断扩散致使16 个省（市、自治区）先后发生禽流感。

　　2005 年高致病性 H5N1 禽流感迅速由亚洲向俄罗斯、中东、欧洲和非洲等国家扩散。2006～2008 年是高致病性 H5N1 亚型禽流感暴发高峰期，全球 63 个国家与地区同阶段的报道有 600 多起 H5 亚型禽流感疫情。2009～2010 年，高致病性禽流感疫情进入稳定期，每年仍有 60 多起在全球暴发，暴发地主要集中在亚洲和中东。2011～2012 年，高致病性 H5 亚型禽流感疫情报道次数较前两年翻倍，再次引起了各国的重视，幸运的是疫情得到有效的控制。

目前，H5N1 流感疫情已呈世界性分布（图 7-1），全球高致病性流感疫情有所减缓，疫情范围缩小。然而，在亚洲和中东地区一些禽流感曾流行的国家，亚洲源的 H5N1 亚型禽流感病毒仍在家禽中流行，是孟加拉国、中国、埃及、印度、印度尼西亚及越南等六国的地方流行疾病，严重威胁着这些国家的公共财产和人身安全。H5N1 流感在我国虽仅有 20 年的历史，但严重制约着我国养禽业的发展，并威胁着公共健康。截至 2015 年 3 月 31 日已造成 51 名中国公民感染 H5N1 高致病性禽流感病毒，其中 31 人死亡，因而有必要加大禽流感防控，从而保障公共安全。

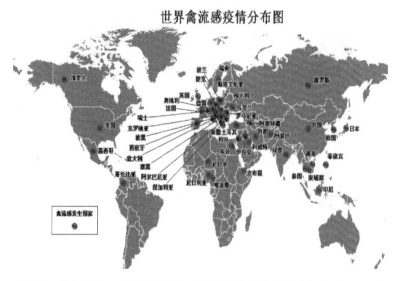

图 7-1 世界 H5N1 禽流感疫情分布图（中国疾病预防控制中心，2013）

一、流行病学

1. 宿主

H5 流感病毒能感染家禽、野禽、观赏鸟以及多种哺乳动物等至少 172 种物种（图 7-2）。家禽中鸡、火鸡、孔雀和鹌鹑都是 H5N1 流感病毒易感物种，所以称其为禽流感病毒。在活禽市场中，禽流感监测能持续分离到禽流感病毒，通常它们的宿主临床上是健康家禽，然而在实验室某些病毒株能在 2d 内杀死 SPF 鸡，也能在 2～3d 内对鹌鹑致死，还能导致大白鹅产生神经症状。通常，鸭感染低致病性流感病毒不显现临床症状，与实验室接种结果不一致（NSGS，2008）。

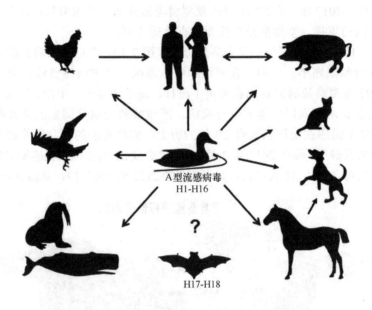

图 7-2　A 型流感病毒宿主范围（Mänz，2013）

　　一般认为，野生水禽和海鸟是低致病性 H5N1 流感病毒的自然宿主，它们能在毫无临床症状的情况下向外界排毒，而当感染高致病性 H5N1 流感病毒时，症状依赖于特定的病毒株。例如野鸭能长时间携带并向外界排毒，不表现临床症状，而有些候鸟如天鹅和苍鹭会因感染高致病性病毒而死亡。哺乳动物中的人、猪、马、虎、雪豹、猫、狗和猪等也能感染。目前野生鸟类已成为高致病性禽流感病毒的主要传染来源，高致病性 H5N1 流感病毒感染宿主的多样性，加大了其防控难度。

2. 候鸟在 H5 流感流行病学中的作用

　　鸭感染 H5N1 亚型高致病性流感病毒后可在不表现临床症状情况下排毒，这表明表面健康的水鸟在迁徙过程中会把所感染的 H5N1 流感病毒传播到其他暂未感染区，从而迅速传播病毒。2005 年 5 月，中国青海湖 6000 只候鸟因感染 H5N1 亚型高致病性流感病毒死亡，且死亡的候鸟物种多样，包括斑头雁、鱼鸥、棕头雁、鸬鹚、赤麻鸭、潜鸭、猫头鹰、鹰、燕鸥、黑顶鹤和天鹅。另外，南非、蒙古、加拿大、克罗地亚、英国和瑞典等国家也从天鹅等候鸟身上检测出高致病 H5N1 流感病毒。因而，候鸟在高致病 H5N1 亚型流感病毒长距离传播中可能起着"载体"的角色。值得注意的是，这些分离出病毒的地区几乎全部是岛国或沿海地区，疫点与海洋或者湖泊邻近，与候鸟的迁徙和栖息有密切关系。综上所述，候鸟的迁徙特点使其所携带的病毒在家禽、留鸟、候鸟之间互相传播，可导致在短时间内、大面积、跨区域暴发 H5N1 流感。

目前，全球共有 8 条候鸟迁徙路线，分别为"东大西洋迁徙线"、"地中海迁徙线"、"东非西亚迁徙线"、"中亚迁徙线"、"东亚-澳大利亚迁徙线"、"密西西比美洲迁徙线"、"太平洋美洲迁徙线"和"大西洋美洲迁徙线"。8 条候鸟迁徙路线有着复杂的重叠交汇区，因而提高了不同候鸟种群间相互感染流感病毒的概率，实现病毒远距离跨洲传播。我国境内有 3 条迁徙路线，分别是"东非西亚迁徙线"、"中亚迁徙线"和"东亚-澳大利亚迁徙线"（图 7-3）。青海湖疫情在 2005 年 5 月暴发不久，蒙古、哈萨克斯坦、俄罗斯、土耳其、罗马尼亚、埃及、尼日利亚等国家先后暴发了高致病 H5N1 禽流感疫情，这是有记载以来规模最大、波及范围最广的一次 H5N1 流感暴发感染事件。病毒基因组进化树分析显示证实了上述设想，因为这些国家的病毒分离株均与青海湖候鸟毒株保持很高的亲缘关系，暗示着 H5N1 流感病毒沿着候鸟的迁徙路线沿线传入欧洲、非洲等国家（Kilpatrick et al.，2006）。

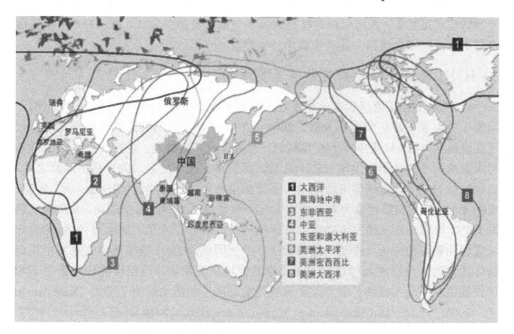

图 7-3 全球候鸟迁移路线图（鸟类网，2009）

H5N1 流感多暴发于冬、春季节，尤其是秋冬、冬春之交气候变化大的时期，而这一时期正是候鸟的迁徙季节。候鸟迁徙的季节性、地域性特点及漫长的迁徙距离，使候鸟能将病毒在特定的时间、地域和范围内跨国际、洲际传播。目前越来越多的数据表明，迁徙鸟在 H5N1 流感病毒的全球传播中扮演着"载体"和"传播器"的角色，因此加强候鸟迁徙路线附近的湿地、湖泊及候鸟聚集区和交汇区的流行病学调查必将有利于世界禽流感疫情的实时监控和预警，为预防和控制 H5N1 流感提供准确、及时的科学依据。

候鸟尤其是野生水鸟在传播禽流感病毒中的角色已经得到多数学者支持，因而建立健全野生鸟类流感疫情监测网络迫在眉睫。野生鸟类禽流感疫情的监测不仅可以作为人类流感暴发的预警，而且还可以监测病毒的变异方向，为有效防控禽流感暴发提供科学依据。

3. H5 亚型流感病毒跨种属感染

1）野禽源流感病毒感染家禽

起初认为 H5N1 流感病毒在野禽中自我进化循环存在，然而 H5N1 亚型流感病毒从家禽中分离得到，表明该病毒已突破种属屏障由野禽传播到鸡群。同时，意大利火鸡禽流感病毒毒株与先前分离得到的野鸭源禽流感病毒毒株表面抗原和基因型特征高度相似，表明火鸡毒株是来源于先前野禽的分离株，显示 H5N1 流感病毒能由野禽向家禽传播，并在家禽中持续进化。

2）H5N1 流感病毒感染其他哺乳类动物

近年来，H5N1 流感病毒的宿主在不断地扩大。2002 年 6 月中国一动物园的虎感染 H5N1 亚型流感病毒而发病。2003～2004 年间泰国动物园的老虎暴发了高致死性虎流感，418 只虎中有 146 只高烧，并发展成严重肺炎，经初步查证这次感染与虎食鸡肉有关，但未发现 H5N1 亚型流感病毒在虎与虎之间的传播。除此之外，高致病性 H5N1 亚型病毒可跨越种属屏障感染各种哺乳动物，如猴、鼠、猪、雪貂、虎和美洲豹。狗和猫也成为高致病性 H5N1 亚型流感病毒的易感动物。家猫人工感染 H5N1 流感病毒试验发现病毒能够感染猫科动物并在家猫之间水平传播，这意味着猫科动物可能成为一个新的储毒宿主。综上所述，H5N1 流感病毒在家禽中稳定循环的同时，可以跨越种属屏障而感染其他哺乳类动物，这给世界珍稀野生动物保护业带来了较大威胁，也为人类流感及动物流感的防治敲响了警钟（Amonsin et al.，2006；Harder and Vahlenkamp，2010；Chen et al.，2010）。

3）H5N1 流感病毒跨种属感染人

1997 年的香港，鸡源的高致病性 H5N1 亚型流感病毒引起了 18 人感染，其中 6 人死亡。流行病学调查显示，感染者在发病前一周均有接触活禽、病禽史。此后，人感染高致病性禽流感病毒事件不断有报道。2003 年 2 月，香港两人感染 H5N1 流感病毒，1 人死亡。2004 年 1 月，世界卫生组织确认泰国和越南 11 人感染 H5N1

禽流感病毒，其中 8 人死亡，但未发现人际传播。2004～2005 年间，泰国、越南、印度尼西亚、柬埔寨等国家频频报道人感染 H5N1 流感，并出现死亡病例。此后每年都有人感染 H5N1 流感的报道，2011 年底和 2012 年初，我国深圳和贵州等地报道了人感染 H5N1 导致死亡的病例。截至目前，WHO 报道了 440 起因高致病性 H5N1 禽流感病毒导致人类死亡的病例，这些病例大多数有与禽类密切接触史。由此可见，H5N1 流感病毒在自然宿主中不断进化，获得跨越种属屏障能力而感染新宿主——人（WHO/GIP，2015；Gao et al.，2013；Wang et al.，2013）。

4）可能的人与人传播

2004 年 9 月，泰国一家庭的孩子因感染高致病性 H5N1 流感病毒死亡，其母亲在照顾患儿时未采取必要的措施，也因感染高致病性 H5N1 流感病毒死亡。2007 年，中国江苏一家庭两父子都感染 H5N1 流感病毒，两株病毒基因组的氨基酸完全一致，仅在部分无义突变的核苷酸有差异。这种家庭聚集的病毒感染事件表明 H5N1 流感可能在人与人之间传播，但这种传播是非常有限的。如果 H5N1 流感病毒一旦获得人与人传播的能力，那么对人类健康的威胁将大大增强（Ungchusak et al.，2005；Wang et al.，2008）。

4. 传播方式

H5N1 流感的传染源主要为病禽和健康带毒禽，尚无证据表明哺乳动物在自然条件下可将流感病毒直接传染给禽类，也无证据显示 H5N1 流感患者可作为传染源。H5N1 流感主要通过水平传播，即通过易感禽类与感染禽类的直接接触或与病毒污染物的间接接触而传播，但该病能否垂直传播，目前尚无有力的证据。

H5N1 流感一年四季均可发生，但冬春季节发病频率较高。一般情况下只在禽间发生传播和流行，亦可突破种间障碍直接感染并致人死亡。传播的主要渠道是粪便，病鸡粪便中的禽流感病毒可经空气传播，并可直接扩散。人感染 H5N1 流感的主要途径是接触染病的鸡和鸭，经下呼吸道感染也完全可能。人类接触疫区家禽的排泄物与分泌物是否会被传染，可能取决于环境中禽流感病毒的浓度高低。迄今未能完全确认禽流感病毒向人类传播的具体方式，未能找到禽流感病毒可能在人间传播的证据。

5. H5 亚型流感的危害

H5N1 流感的蔓延对社会和经济的可持续发展、生态环境建设和人类健康构成了严重的威胁。尤其是高致病性毒株的危害巨大，其所致病变的主要特征是暴发时的突然死亡和高死亡率，往往是在很短的时间内（通常为 2d）导致全群覆没。2004～2007 年，中国共暴发 95 次疫情，350 万只家禽因此被淘汰，严重制约着我国养禽业的发展。2003～2011 年，H5N1 流感已造成全球 4 亿只禽类被扑杀，直接经济损失约 200 亿美元，波及范围为历史最广。H5N1 流感疫情受到国际社会的广泛关注，更主要原因是高致病性禽流感病毒能够跨越种属屏障，在人类中引起高死亡率，有可能引发又一轮人类流感大暴发。

感染者的临床症状多样，包括温和的上呼吸道感染、严重的病毒性肺炎乃至多器官衰竭死亡等。患者的共同特征是发热、淋巴细胞减少和呼吸道症状。大部分患者表现为进行性肺炎和呼吸困难，严重患者表现神经症状及昏迷后死亡，但患者表现轻微的亚临床症状或隐性感染的情况亦存在。人患 H5N1 流感的潜伏期与病毒致病性、感染病毒的数量和感染途径有关，但人感染禽流感病毒的概率很小。迄今为止还没有发现高致病性禽流感病毒在人与人之间传播的证据，可能是受体特异性限制了人-人的有效传播，但该病在禽类中的流行严重威胁公共健康。因为高致病性 H5N1 流感病毒在禽类中暴发的同时，可能会在感染人类和其他哺乳动物时逐步发生变异，从而导致病毒传播给人并获得人际传播的能力。

H5N1 流感给野生动物保护带来很大的威胁。2005 年，我国青海湖地区出现斑头雁等大批鸟类感染 H5N1 流感致死。同年 8 月蒙古额尔赫尔湖的野生鸟类因 H5N1 流感而死亡。同时，非洲大陆中部国家马拉维大约有数千只卷尾燕可能因感染 H5N1 流感死亡。世界自然保护基金会发布的《2004 地球生存报告》表明，1970～2000 年，包括鸟类、哺乳动物、爬行动物、两栖动物和鱼类在内的野生动物数量减少了约 35%，因此物种保护专家将疫病列为威胁物种生存的一个重要的生物因素。

6. H5 亚型流感流行现状

自 1996 年以来全球至少有 60 个国家与地区先后暴发了高致病性 H5N1 亚型流感疫情。2003 年高致病性 H5N1 流感疫情首先在亚洲暴发，随后迅速地向欧洲和非洲扩散。2006 年高致病性 H5N1 流感暴发进入高峰期，全球 57 个国家与地区同阶段的报道 261 起 H5 亚型流感疫情。此阶段是 H5N1 亚型流感由亚洲向欧洲和非洲蔓延的阶段，具体表现在以印度尼西亚和中国毒株为代表的 H5N1 流感病毒向欧洲和非洲蔓延。HA 分析表明人源 H5N1 亚型禽流感病毒可以划分四个支系，预示着不同的区域流行毒株之间的异同。（WHO/GIP，2015）。

2008 年至今，印尼作为全球高致病性禽流感疫情最为严重的国家之一，相继报道了 77 例人感染 H5N1 亚型高致病性禽流感，其中 67 人因病情严重死亡。调查显示爪哇岛、苏门答腊和苏拉威西岛上均能检测到高致病性 H5N1 流感病毒，属于具有代表性的进化支系 2.1.3，此外，巴厘岛及其他地方均有疫情的暴发。目前，印尼全国仅有一个省份未报道高致病性 H5N1 流感疫情。可见，印尼也是家禽暴发高致病性 H5N1 流感疫情最多的国家之一。（WHO/GIP，2015；Nidom et al.，2012）。

2010 年，全球高致病性 H5N1 流感疫情有所减缓，疫区缩小。然而，在亚洲和中东地区一些 H5N1 流感曾流行的国家，H5N1 型流感病毒仍大量存在，并不断进化形成新的支系。2010 南亚尼泊尔首次报道了 H5N1 亚型进化支系 clade 2.3.2 的病毒所引起的疫情。2011 年全年孟加拉国均有疫情暴发。年初，一个新的进化分支 2.3.2.1 在孟加拉国的乌鸦和鸡中分离到，该支系是尼泊尔分离的病毒突变支系。4 月和 6 月孟加拉国暴发高致病性 H5N1 流感是由进化支系 2.3.2.1 和 2.2.2 的病毒引起的。同年 7～9 月，孟加拉国再次暴发 4 次 H5N1 亚型高致病性流感疫情。继印尼之后，印度也在相同的时间段里暴发了几次 H5N1 亚高致病性流感疫情。有意思的是，多个暴发地与孟加拉国接壤。柬埔寨 2011 年也在家禽中检测到高致病性 H5N1 亚型流感病毒，且在同一疫区反复暴发。值得注意的是，与此同源性高度相近的病毒在动物园的野鸟中也检测到。综上所述，H5N1 亚型进化支系 2.3.2.1 的病毒已成南亚主要流行支系，且野鸟在病毒的传播中可能是"载体"（Nagarajan et al.，2012；Biswas et al.，2011；Ahmed et al.，2012；Mondal et al.，2013）。

　　H5N1 流感疫情在越南广泛分布，且引发疫情的病毒已发生不同程度的进化。监测和分子遗传进化分析显示：越南 H5N1 亚型流感病毒由 4 个流行病毒株构成，分别是流行于越南南方的进化分支 1；越南北部进化支系 2.3.4；边境附近的进化分支 7 及进化支系 2.3.2。目前，进化支系 2.3.2 的病毒已经成为越南北部主要流行毒株，并已从越南北部 5 个省份检测到这个特定支系的 H5N1 病毒突变株。此外，越南部分区域同时流行着多个支系毒株，这为支系间病毒重组提供条件（Smith et al.，2006；Okamatsu et al.，2013）。

　　H5N1 流感也困扰着其他各国。例如，2010 年韩国中部的两家鸡场暴发了高致病性禽流感疫情，并在短短的两星期内扩散到其他 23 个鸡场。值得注意的是，多种野鸟也感染了高致病性 H5N1 亚型流感病毒，表明野鸟在 H5N1 流感疫情扩散中的可能"载体"角色。2008～2009 年，埃及 6 个区域的流行病学调查显示 H5 亚型流感病毒检测阳性率高达 5%，表明 H5N1 亚型禽流感病毒继续在这些区域循环。持续的高致病性 H5N1 亚型禽流感的流行，对世界各国公共健康造成巨大的威胁（Lee et al.，2011）。

　　2013 年，国际兽医局（Office International DesEpizooties，OIE）共报道了来自 17 个国家与地区的 60 例高致病性禽流感疫情，其中 H5 亚型引起的疫情 37 例，而这些疫情的暴发国家除南非外，其他都是亚洲与中东的国家。尽管全球高致病性禽流感疫情有所减少，但官方持续监控活动仍能在曾流行区域内多次检测到 H5N1 病毒阳性样本，这表明 H5N1 亚型流感病毒仍在家禽中流行。因而，如果防控措施不力，H5N1 亚型流感病毒可以很容易地在全球范围蔓延，导致 2006 年疫情高峰期时 63 个国家受影响的情况重现（OIE，2013）。

　　2014 年，由多种 H5 亚型（如 H5N6、H5N8 及 H5N2）高致病性流感病毒导致的疫情再次在全球多个地方暴发，而这些新的亚型在先前的 H5N1 亚型病毒进化重组中是不常见的。H5N6 病毒不仅在东南亚引起家禽死亡,该病毒也引起一名中国人死亡,受到了 FAO 的关注。此外,新的 H5N8 病毒起初在亚洲韩国、中国分离出,但一年之内同源毒株传播到德国、英国、加拿大、美国等欧美国家,给全球养殖业再次造成巨大的损失。2015 年,美国西北部多个州遭受包括 H5N1、H5N2及 H5N8 等多种 H5 亚型流感病毒的侵袭(图 7-4)。这些新的 H5Nx 亚型病毒大多是从早先的 clade 2.3.4 支系的 H5N1 病毒经过重组产生的。目前,这些新的 H5 亚型病毒的影响及危害还在不断扩大,仍需要持续的监测与研究。

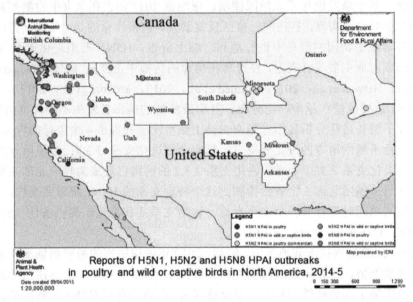

图 7-4　2014~2015 年北美鸟类 H5Nx 亚型高致病性禽流感暴发(APHA,2015)

二、诊断

1. 临床诊断

感染高致病性 H5N1 流感病毒的患者,早期病状类似普通感冒,主要为发热,体温大多维持在 39℃以上,热程 1~7d,一般为 3~4d,伴有流涕、鼻塞、咳嗽、咽痛、头痛、肌肉酸痛和全身不适。部分患者有恶心、腹痛、腹泻、稀水样便等消化道症状。重症患者病情发展迅速,出现肺炎、急性呼吸窘迫综合征、肺出血、胸腔积液、全血细胞减少、肾功能衰竭、败血症、休克及 Reye 综合征等多种并发症。

高致病性 H5N1 流感引起大批禽突然死亡,实验感染 24h 内可全部死亡。病程稍长的引起产蛋停止或下降,腹泻,呼吸困难,头冠和肉髯水肿,小腿及爪部有出血斑，死亡率高。症状和死亡率随毒株、禽种及年龄的不同而有差异。高致病性禽流感的临床诊断指标：急性发病死亡；脚鳞出血；鸡冠出血或发绀、头部水肿；肌肉和其他组织器官广泛性严重出血。

2. 病理学诊断

感染高致病性 H5N1 流感的患者病理改变主要为广泛性肺实变、肺水肿、肺出血及坏死。肺泡腔内充满大量纤维素、红细胞、水肿液。部分肺组织有明显的出血坏死，肺泡隔坏死崩解。心肌间质水肿，少数淋巴细胞浸润。

高致病性禽流感主要表现各脏器和黏膜广泛出血，肌肉和脂肪出血，脚鳞出血。组织学病变主要表现为皮肤和内脏器官（肝、脾、胰、肺、肾）充血、出血和坏死。

3. 血清学诊断

血清学诊断指标：H5 亚型的血凝抑制效价达到 24 及以上；琼脂免疫扩散试验阳性（水禽除外）。

4. 病原学诊断

病原学诊断指标：H5 亚型病毒分离阳性；H5 亚型特异性分子生物学诊断阳性；任何亚型病毒 IVPI 大于 1.2。

5. 鉴别诊断

按照 2008 年 5 月发布的《人感染禽流感诊疗方案》（2008 版）中的标准，根据流行病学接触史、临床表现及实验室检查结果，可做出人感染 H5N1 流感的诊断。在流行病学史不详的情况下，根据临床表现、辅助检查和实验室检测结果，特别是从患者呼吸道分泌物标本中分离出禽流感病毒，或禽流感病毒核酸检测阳性，或动态检测双份血清禽流感病毒特异性抗体阳转或呈 4 倍或以上升高，可做出人感染禽流感的诊断。人感染 H5N1 流感应主要依靠病原学检测与其他的不明原因肺炎进行鉴别，如季节性流感[含 H1N1（2009）流感]、细菌性肺炎、严重急性呼吸综合征（SARS）、新型冠状病毒肺炎、腺病毒肺炎、衣原体肺炎、支原体肺炎等疾病。针对禽感染高致病性 H5N1 流感的诊断，应注意与新城疫、传染性喉气管炎、传染性支气管炎、传染性法氏囊炎、鸡霉形体及大肠杆菌感染、减蛋综合征、肿头综合征和衣原体病等鉴别。确诊高致病性 H5N1 流感必须进行实验室诊断（病毒检测、血清检测）。检测流感病毒及抗体的常规方法有病毒分离、琼脂免疫扩散试验、血细胞凝集抑制试验、神经氨酸酶抑制试验及鸡胚中和试验，此外还有直接荧光法、间接荧光法、ELISA、PCR、基因芯片及核酸序列分析方法。

三、防控与预警

　　加强对密切接触禽类人员的监测。当这些人员中出现流感样症状时，应立即进行流行病学调查，采集病人标本并送至指定实验室检测，以进一步明确病原，同时采取相应的防治措施。接触人禽流感患者应戴口罩、手套、穿隔离衣，接触之后应洗手。要加强检测标本和实验室禽流感病毒毒株的管理，严格遵守操作规范，防止医院感染和实验室的感染及传播。注意饮食卫生，不喝生水，不吃未熟的肉类及蛋类等食品；勤洗手，养成良好的个人卫生习惯。

　　针对高致病性 H5N1 对禽类的感染，其防控和预警措施如下。

　　免疫：疫苗免疫是有效预防和控制高致病性禽流感暴发最有效的主动性措施和策略。坚持实行以免疫接种为主的综合防控措施，有力有序有效防控高致病性H5N1 流感是我国的一大特色，符合我国国情。目前农业部批准生产的高致病性禽流感疫苗有重组禽流感灭活疫苗（H5N1，Re-4 株）、重组禽流感灭活疫苗（H5N1，Re-5 株）、重组 H5N1 二价灭活疫苗（H5N1，Re-4+ Re-5 株）、禽流感二价灭活疫苗（H5N1，H9N2）、禽流感新城疫重组二联活疫苗（rL-H5 株）。其中重组禽流感灭活疫苗（H5N1，Re-4 株或 Re-5 株）是应用 H5N1 亚型病毒变异毒株构建的疫苗，是目前国际上最先进、技术含量最高的流感疫苗，其种子株采用流感病毒反向基因操作技术构建而成，对禽类和哺乳动物高度安全，免疫效力强，有效地解决了水禽免疫和水禽带毒的难题；禽流感-新城疫重组二联活疫苗（rL-H5 株）系以新城疫 Lasota 弱毒疫苗株为载体，应用反向基因操作技术研制而成的世界上第一个安全有效的负链 RNA 病毒活载体疫苗，该疫苗可同时预防禽流感和新城疫，具有使用更方便（滴鼻、点眼、喷雾和饮水等方式给苗）、免疫效果更理想、安全性更高、生产成本低等优点，对我国乃至世界禽流感和新城疫的防控将起到积极的推动作用。

　　消毒：在无疫的情况下每周带鸡消毒 2 次。周围环境定期消毒。

　　监测：鸡群按 0.5%抽样进行血清学和病原学监测。

　　疫情处理：一旦发生高致病性禽流感，要立即封锁疫点、疫区，上报疫情，按照"早、快、严、小"的原则坚决扑杀、彻底消毒、严格隔离、强制免疫，坚决防止疫情扩散。

四、研究进展

　　在特定种类的宿主内，流感病毒的八个基因片段只有形成有效的功能组合，所产生的重排病毒才具有生存能力，因而在病毒蛋白和宿主蛋白之间必然存在着相互作用。在流感病毒复制过程中，其能募集各种细胞伴侣参与该过程。输入蛋白（importin）与 PB2 结合，使 PB2 构象改变，进而更牢靠地与 PB1-PA 复合体结合，该过程促进了 PB1 与 NP 组装成 RNP。研究核内体循环中的 Rab11 在 RNPs 转运及基因的包装中发挥重要的作用。人体细胞释放出来时，人体细胞表面"F1β"的蛋白质在发挥作用。如果人体细胞无法顺利合成这种蛋白质，释放出来的流感病毒数量就会减少，感染也很难蔓延（Karlas et al.，2010；Konig et al.，2010；Gorai et al.，2012）。

　　HA 在翻译后能被细胞内蛋白酶切割为 HA1 和 HA2（图 7-5）。HA 的这种可切割特性决定着流感病毒的毒力，因切割后暴露的 HA2 具有很强的疏水性，从而有利于病毒与细胞内膜之间的融合。H5 和 H7 亚型禽流感病毒或许在家禽中进化后能成为高致病性的病毒，而这种由低致病性向高致病的转变可归结到 HA0 的切割位点有多个碱性氨基酸的插入。随后，这类 HA0 能被广泛存在于细胞内的蛋白转换酶，如弗林蛋白酶、PC5/6 切割为 HA1 和 HA2，从而利于病毒在鸡体内复制。相反，低致病性的禽流感病毒由于在切割位点没有这一系列的碱性氨基酸，从而仅在特定的细胞内才能被切割，因而该病毒复制受限于特定的器官。

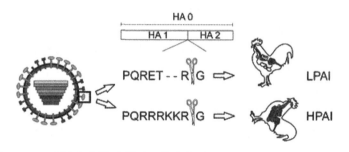

图 7-5　HA 蛋白切割位点是重要的毒力因子（Schrauwen et al.，2013）

　　流感病毒宿主范围受限于 HA 蛋白更倾向于与哪类唾液酸的受体结合。因而，HA 蛋白的受体结合特异性（receptor-binding specificity，RBS）在一定程度上决定了流感病毒的宿主。HA 可以识别和结合宿主细胞表面含唾液酸的受体。通常，禽或马流感病毒倾向于结合唾液酸（N-乙酰神经氨酸，SA）α-2，3-半乳糖（SAα-2，3-Gal），而人流感病毒则与唾液酸 α-2，6-半乳糖（SAα-2，6-Gal）结合能力更强。然而，大部分人源的 H5N1 亚型高致病禽流感病毒也有结合 SAα-2，3-Gal 的能力，这暗示了 H5N1 流感病毒能感染人。最近，禽类受体已在人气管/支气管的纤毛柱状上皮细胞鉴定出，人上下呼吸道的上皮细胞也有这种类型的受体。然而，流感病毒与唾液酸受体结合的能力在不同毒株之间存在差异，例如，1997 年香港人源的 H5N1 亚型流感病毒能与禽类受体结合，而 2003 年人源的相同亚型的病毒与禽类受体结合能力下降，但保持着与人类受体的结合能力。这种差异与特定位点的氨基酸残基密切相关。通过分析人源的 H5N1 亚型流感病毒显示 182 和 192 位点的氨基酸影响了病毒的受体结合特性，而先前氨基酸的这种能力与受体结合特异性无关。以上表明 H5N1 亚型流感病毒在进化过程中不断获得有益突变，以适应新的宿主。

有研究显示：流感病毒与细胞中 SAα-2，6-Gal 受体的拓扑结构的结合能力才是决定它是否能够感染人类的关键。人类呼吸道细胞中的 SAα-2，6-Gal 受体有两种外形，分别为伞形和圆锥形。流感病毒假如要感染人类，必须与伞形的 SAα-2，6-Gal 受体结合。细胞中糖分子的外形（而非连接的类型）是这些致命病毒能否感染人类的首要因素。突变 HA 中的 RBS 的特定氨基酸，例如 Asn-224-Lys 和 Gln-226-Leu，能使流感病毒的受体发生转换，从而赋予了禽源的流感病毒具有人源流感病毒的受体结合能力，能通过气溶胶传播。正反式构象的变化从原子角度展示出 HA 受体倾向转变的结构和生物物理基础。

2004 年越南禽流感暴发期间分离出一个高致病性 H5N1 流感病毒株，发现其 NS1 的 RNA 结合区域与非 H5N1 毒株的 RNA 结合区域相比有微妙的差别，而效应子区域则有较大改变。这两个区域以某种方式发生相互作用，形成小管，后者可能会隔离双链 RNA，从而让病毒躲过宿主的先天免疫反应。NS1 还能通过模拟组蛋白 H3 尾巴，帮助病毒进入基因调控机器的中心，从而使病毒能靶定感染细胞中细胞核中的蛋白，并干扰抗病毒宿主细胞应答。NS1 蛋白能追踪并靶向 PAF1C 的蛋白，从而干扰 PAF1 复合物的活性，而这一复合物被证明在抗病毒应答必需的基因的表达中扮演了重要角色（Marrzi et al.，2013）。

流感病毒重排也叫杂合，是流感病毒进化的主要方式之一，历史上多次流行的流感都是病毒重排的结果。鸟类禽流感病毒和人类季节性流感病毒的杂交和相互作用有可能产生一种高致病性流感病毒。不同亚型禽流感病毒同时感染一个细胞或宿主时，病毒基因组间可发生节段的交换，从而组合成新的病毒，这种重组受病毒内部基因特定信号位点调控。为规避未来新型的重组流感病毒的威胁，各国科研团队利用反向遗传操作技术和小鼠模型对 H5N1 亚型禽流感病毒和人流感病毒的重排性开展了研究。研究发现病毒极易发生重排，重排病毒容易感染小鼠且部分重排病毒较两株亲本病毒致病力明显提高，使部分病毒获得新的传播能力。病毒间重组研究还发现某些病毒的基因对病毒毒力具有决定性。因而应该加强对 H5N1 流感病毒和人类季节性流感病毒的监测，以及时发现它们的变种。我国科学家还利用反向遗传操作技术研发出了携带荧光素酶的重组流感病毒 IAV-luc，因而可对这种流感病毒进行跟踪，该发明在研究流感病毒的致病机理、评估抗流感药物及流感疫苗的效果等方面有广阔应用前景（Essere et al.，2013；Li et al.，2010；Octaviani et al.，2010；Zhang et al.，2013；Pan et al.，2013）。

流感病毒易变异，为有效防控流感，科学家不得不适时更新疫苗，这为流感的防控带来巨大的困难。目前市场上的疫苗激活免疫系统识别两种病毒蛋白：HA和 NA 蛋白。然而问题是这两种蛋白质在不断地进化、发展。为解决这一难题，德国科学家正在用信使 RNA（mRNA）开发一种新型试验流感疫苗，这种疫苗的有效期可能是终生的。当 mRNA 被注入人体时，它会被人体免疫细胞检测到，然后将疫苗翻译成蛋白质。这些疫苗蛋白质会被机体公认为异物而对其进行免疫应答。mRNA 不被降解，这种应答反应就持续存在。此后一旦身体再遇到该种病毒时，就会促发人体快速免疫反应，从而将流感病毒扼杀在初期。在 3 种流感病毒中，A型流感病毒有着极强的变异性，B 型次之，而 C 型流感病毒的抗原性非常稳定。由斯克里普斯研究所和荷兰 Crucell 疫苗研究所的科学家们领导的一个研究小组发现了 3 种可保护小鼠抵御 2 种主要的 B 型流感病毒株的人类抗体，一种对抗 A 型流感病毒株的广谱中和抗体分别是 CR8033、CR8071 和 CR9114。攻毒实验表明CR9114 还可以保护小鼠抵御 A 型流感病毒，包括 2009 年大流行时导致 1.7 万人死亡的 H1N1 亚型。这是因为 CR8033 结合到了血凝素蛋白"顶部"高度保守的表位。血凝素蛋白是嵌在流感病毒外壳上的一种结构，可使病毒附着到脆弱细胞上。CR8071 结合了血凝素头部的基底，大部分结合血凝素头部中和流感的抗体都是通过阻断病毒附着到宿主细胞上来发挥功能，这为开发万能流感疫苗提供了关键线索（Petsch et al.，2012；Dreyfus et al.，2012）。

（何宏轩）

参 考 文 献

常爽, 丁壮, 杨松涛, 等. 2007. 虎源 H5N1 亚型高致病性禽流感病毒人工感染家猫的病理学研究. 病毒学报, (6): 477-480.

李海燕, 于康震, 杨焕良, 等. 2004. 中国猪源 H5N1 和 H9N2 亚型流感病毒的分离鉴定. 中国预防兽医学报, 26(1): 1-6.

李燕婷, 陈健, 周妍, 等. 2007. 上海市不同人群禽流感病毒感染状况研究. 中华综合临床医学杂志, 9(1): 8-11.

鸟类网. 2009. 全球候鸟迁徙路线图. http://niaolei. org. cn/posts/3225. [2013-12-5].

中国疾病预防控制中心. 2013. 世界禽流感疫情分布图. http://www. chinacdc. cn/jkzt/crb/rgrgzbxqlg/qlgxgtj/201301/t20130114_75990. htm. [2013-12-5].

Ahmed S. S., Themudo G. E., Christensen J. P., et al. 2012. Molecular epidemiology of circulating highly pathogenic avian influenza(H5N1)virus in chickens, in Bangladesh, 2007-2010. Vaccine, 30(51): 7381-7390.

Amonsin A., Payungporn S., Theamboonlers A., et al. 2006. Genetic characterization of H5N1 influenza A viruses isolated from zoo tigers in Thailand. Virology, 344(2): 480-491.

Amorim M. J., Bruce E. A., Read E. K., et al. 2011. A Rab11- and microtubule-dependent mechanism for cytoplasmic transport ofinfluenza A virus viral RNA. Journal of virology, 85(9): 4143-4156.

Biswas P. K., Christensen J. P., Ahmed S. S., et al. 2011. Mortality rate and clinical features of highly pathogenic avian influenza in naturally infected chickens in Bangladesh. Revue scientifique et technique, 30(3): 871-878.

Bouwstra R., Heutink R., Bossers A., et al. 2015. Full-Genome Sequence of Influenza A(H5N8)Virus in Poultry Linked to Sequences of Strains from Asia, the Netherlands, 2014. Emerg Infect Dis, 21(5): 872-874.

Cardona C. J., Xing Z., Sandrock C. E., et al. 2009. Avian influenza in birds and mammals. Comparative immunology, microbiology and infectious diseases, 32(4): 255-273.

Chase G., Deng T., Fodor E., et al. 2008. Hsp90 inhibitors reduce influenza virus replication in cell culture. Virology, 377(2): 431-439.

Chen Y., Zhong G., Wang G., et al. 2010. Dogs are highly susceptible to H5N1 avian influenza virus. Virology, 405(1): 15-19.

Dreyfus C., Laursen N. S., Kwaks T., et al. 2012. Highly conserved protective epitopes on influenza B viruses. Science, 337(6100): 1343-1348.

Essere B., Yver M., Gavazzi C., et al. 2013. Critical role of segment-specific packaging signals in genetic reassortment of influenza A viruses. Proceedings of the National Academy of Sciences of the United States of America, 110(40): E3840-3848.

Fislova T., Thomas B., Graef K. M., et al. 2010. Association of the influenza virus RNA polymerase subunit PB2 with the host chaperonin CCT. Journal of virology, 84(17): 8691-8699.

Gambaryan A., Tuzikov A., Pazynina G., et al. 2006. Evolution of the receptor binding phenotype of influenza A(H5)viruses. Virology, 344(2): 432-438.

Gorai T., Goto H., Noda T., et al. 2012. F1Fo-ATPase, F-type proton-translocating ATPase, at the plasma membrane is critical for efficient influenza virus budding. Proceedings of the National Academy of Sciences of the United States of America, 109(12): 4615-4620.

Harder T. C., Vahlenkamp T. W. 2010. Influenza virus infections in dogs and cats. Veterinary immunology and immunopathology, 134(1-2): 54-60.

Harder T., Maurer-Stroh S., Pohlmann A., et al. 2015. Influenza A (H5N8) Virus Similar to Strain in Korea Causing Highly Pathogenic Avian Influenza in Germany. Emerg Infect Dis, 21(5): 860-863.

Hatta M., Gao P., Halfmann P., et al. 2001. Molecular basis for high virulence of Hong Kong H5N1 influenza A viruses. Science, 293(5536): 1840-1842.

Herfst S., Schrauwen E. J., Linster M., et al. 2012. Airborne transmission of influenza A/H5N1 virus between ferrets. Science (New York), 336(6088): 1534-1541.

Huet S., Avilov S. V., Ferbitz L., et al. 2010. Nuclear import and assembly of influenza A virus RNA polymerase studied in live cells by fluorescence cross-correlation spectroscopy. Journal of virology, 84(3): 1254-1264.

Imai M., Watanabe T., Hatta M., et al. 2012. Experimental adaptation of an influenza H5 HA confers respiratory droplet transmission to a reassortant H5 HA/H1N1 virus in ferrets. Nature, 486(7403): 420-428.

Jhung M. A., Nelson D. I. 2015. Outbreaks of avian influenza A(H5N2), (H5N8), and(H5N1)among birds: United States, December 2014-January 2015. MMWR Morb. Mortal. Wkly. Rep., 64(4): 111.

Kaiser J. 2006. A one-size-fits-all flu vaccine? Science, 312(5772): 380-382.

Karlas A., Machuy N., Shin Y., et al. 2010. Genome-wide RNAi screen identifies human host factors crucial for influenza virus replication. Nature, 463(7282): 818-822.

Keawcharoen J., Oraveerakul K., Kuiken T., et al. 2004. Avian influenza H5N1 in tigers and leopards. Emerging infectious diseases, 10(12): 2189-2191.

Kilpatrick A. M., Chmura A. A., Gibbons D. W., et al. 2006. Predicting the global spread of H5N1 avian influenza. Proceedings of the National Academy of Sciences of the United States of America, 103(51): 19368-19373.

Konig R., Stertz S., Zhou Y., et al. 2010. Human host factors required for influenza virus replication. Nature, 463(7282): 813-817.

Kuiken T., Rimmelzwaan G. F., van Amerongen G., et al. 2003. Pathology of human influenza A(H5N1)virus infection in cynomolgus macaques(Macaca fascicularis). Veterinary pathology, 40(3): 304-310.

Kuiken T., Rimmelzwaan G., van Riel D., et al. 2004. Avian H5N1 influenza in cats. Science, 306(5694): 241.

Lee D. H., Park J. K., Youn H. N., et al. 2011. Surveillance and isolation of HPAI H5N1 from wild Mandarin Ducks(Aix galericulata). Journal of wildlife diseases, 47(4): 994-998.

Lee Y. J., Kang H. M., Lee E. K., et al. 2014. Novel reassortant influenza A(H5N8)viruses, South Korea, 2014. Emerg Infect Dis, 20(6): 1087-1089.

Li C., Hatta M., Nidom C. A., et al. 2010. Reassortment between avian H5N1 and human H3N2 influenza viruses creates hybrid viruses with substantial virulence. Proceedings of the National Academy of Sciences of the United States of America, 107(10): 4687-4692.

Li Z., Chen H., Jiao P., et al. 2005. Molecular basis of replication of duck H5N1 influenza viruses in a mammalian mouse model. Journal of virology, 79(18): 12058-12064.

Liu J., Xiao H., Lei F., et al. 2005. Highly pathogenic H5N1 influenza virus infection in migratory birds. Science, 309(5738): 1206.

Loucaides E. M., von Kirchbach J. C., Foeglein A., et al. 2009. Nuclear dynamics of influenza A virus ribonucleoproteins revealed by live-cell imaging studies. Virology, 394(1): 154-163.

Louisirirotchanakul S. 2013. Electron micrographs of human and avian influenza viruses with high and low pathogenicity. Asian Biomed, 7(2): 155.

Lupiani B., Reddy S. M. 2009. The history of avian influenza. Comparative immunology, microbiology and infectious diseases, 32(4): 311-323.

Marazzi I., Ho J. S., Kim J., et al. 2012. Suppression of the antiviral response by an influenza histone mimic. Nature, 483(7390): 428-433.

Matrosovich M. N., Matrosovich T. Y., Gray T., et al. 2004. Human and avian influenza viruses target different cell types in cultures of human airway epithelium. Proceedings of the National Academy of Sciences of the United States of America, 101(13): 4620-4624.

Mondal S. P., Balasuriya U. B., Yamage M. 2013. Genetic Diversity and Phylogenetic Analysis of Highly Pathogenic Avian Influenza(HPAI)H5N1 Viruses Circulating in Bangladesh from 2007-2011. Transboundary and emerging diseases.

Nagarajan S., Tosh C., Smith D. K., et al. 2012. Avian influenza(H5N1)virus of clade 2. 3. 2 in domestic poultry in India. PloS one, 7(2): e31844.

Naito T., Momose F., Kawaguchi A., et al. 2007. Involvement of Hsp90 in assembly and nuclear import of influenza virus RNA polymerase subunits. Journal of virology, 81(3): 1339-1349.

Nidom C. A., Yamada S., Nidom R. V., et al. 2012. Genetic characterization of H5N1 influenza viruses isolated from chickens in Indonesia in 2010. Virus genes, 44(3): 459-465.

NWHC. 2013. List of Species Affected by H5N1(Avian Influenza). http://www. nwhc. usgs. gov/disease_information/avian_influenza/affected_species_chart. jsp. [December 5, 2013].

Octaviani C. P., Ozawa M., Yamada S., et al. 2010. High level of genetic compatibility between swine-origin H1N1 and highly pathogenic avian H5N1 influenza viruses. Journal of virology, 84(20): 10918-10922.

OIE. 2013. Update on highly pathogenic avian influenza in animals(Type H5 and H7). http://www. oie. int/animal-health-in-the-world/update-on-avian-influenza/2013/.

Okamatsu, M., Nishi, T., Nomura, N., et al. 2013. The genetic and antigenic diversity of avian influenza viruses isolated from domestic ducks, muscovy ducks, and chickens in northern and southern Vietnam, 2010-2012. Virus genes, 47(2): 317-329.

Pantin-Jackwood M. J., Swayne D. E. 2007. Pathobiology of Asian highly pathogenic avian influenza H5N1 virus infections in ducks. Avian diseases, 51(1 Suppl): 250-259.

Petsch B., Schnee M., Vogel A. B., et al. 2012. Protective efficacy of in vitro synthesized, specific mRNA vaccines against influenza A virus infection. Nature biotechnology, 30(12): 1210-1216.

Prevention C. F. D. C. A. 2013. Influenza type A viruses and subtypes. http://www. cdc. gov/flu/avianflu/influenza-a-virus-subtypes. htm.

Resa-Infante P., Jorba N., Zamarreno N., et al. 2008. The host-dependent interaction of alpha-importins with influenza PB2 polymerase subunit is required for virus RNA replication. PloS one, 3(12): e3904.

Schiopu I., Mereuta L., Apetrei A., et al. 2012. The role of tryptophan spatial arrangement for antimicrobial-derived, membrane-active peptides adsorption and activity. Molecular bioSystems,

Schrauwen E. J., de Graaf M., Herfst S., et al. 2013. Determinants of virulence of influenza A virus. European journal of clinical microbiology & infectious diseases : official publication of the European Society of Clinical Microbiology,

Smith G. J., Naipospos T. S., Nguyen T. D., et al. 2006. Evolution and adaptation of H5N1 influenza virus in avian and human hosts in Indonesia and Vietnam. Virology, 350(2): 258-268.

Subbarao K., Klimov A., Katz J., et al. 1998. Characterization of an avian influenza A (H5N1) virus isolated from a child with a fatal respiratory illness. Science (New York), 279(5349): 393-396.

Thanawongnuwech R., Amonsin A., Tantilertcharoen R., et al. 2005. Probable tiger-to-tiger transmission of avian influenza H5N1. Emerging infectious diseases, 11(5): 699-701.

Tharakaraman K., Raman R., Viswanathan K., et al. 2013. Structural determinants for naturally evolving H5N1 hemagglutinin to switch its receptor specificity. Cell, 153(7): 1475-1485.

Thomas J. K., Noppenberger J. 2007. Avian influenza: a review. American journal of health-system pharmacy : AJHP : official journal of the American Society of Health-System

Pharmacists, 64(2): 149-165.

Vines A., Wells K., Matrosovich M., et al. 1998. The role of influenza A virus hemagglutinin residues 226 and 228 in receptor specificity and host range restriction. Journal of virology, 72(9): 7626-7631.

Wagner R., Matrosovich M., Klenk H. D. 2002. Functional balance between haemagglutinin and neuraminidase in influenza virus infections. Reviews in medical virology, 12(3): 159-166.

Wang H., Feng Z., Shu Y., et al. 2008. Probable limited person-to-person transmission of highly pathogenic avian influenza A (H5N1) virus in China. Lancet, 371(9622): 1427-1434.

Weis W., Brown J. H., Cusack S., et al. 1988. Structure of the influenza virus haemagglutinin complexed with its receptor, sialic acid. Nature, 333(6172): 426-431.

WHO/GIP. 2015. Cumulative number of confirmed human cases for avian influenza A(H5N1)reported to WHO, 2003-2015. http://www. who. int/influenza/human_animal_ interface/EN_GIP_20150501CumulativeNumberH5N1cases. pdf?ua=1.

Wise H. M., Foeglein A., Sun J., et al. 2009. A complicated message: Identification of a novel PB1-related protein translated from influenza A virus segment 2 mRNA. Journal of virology, 83(16): 8021-8031.

Yee K. S., Carpenter T. E., Cardona C. J. 2009. Epidemiology of H5N1 avian influenza. Comparative immunology, microbiology and infectious diseases, 32(4): 325-340.

Zhang Y., Zhang Q., Kong H., et al. 2013. H5N1 hybrid viruses bearing 2009/H1N1 virus genes transmit in guinea pigs by respiratory droplet. Science, 340(6139): 1459-1463.

第八章 H6 亚 型

H6 亚型流感病毒为低致病性流感病毒，虽然在自然界中普遍存在，但是一般不引起宿主产生临床症状，因此一直没有引起人们的重视。30 多年全球鸟类流感流行病学监测中，在北美地区、欧洲、伏尔加河、里海北部、西伯利亚、日本和我国台湾都曾分离得到 H6 亚型流感病毒（Shi W et al., 2013; Okamatsu M et al., 2013），而且 H6 亚型在北美地区及欧洲还是优势亚型。近年来，我国 H6 亚型流感病毒的分离报道也逐渐增多。2000～2005 年，Cheung 等从广东汕头活禽市场的禽类中分离到 414 株 H6N1 和 H6N2 亚型流感病毒（Chenug CL et al., 2007）。值得关注的是我国学者在进行人血清流行病学调查时也发现可以检测到 H6 亚型流感病毒抗体（陈妍梅等，2008），表明 H6 亚型流感病毒可以感染人，具有向人群侵袭的趋势。

一、流行病学

1. 流行情况

1）H6 流感病毒在野禽中的流行

自 1961 年第 1 次从野鸟中分离到流感病毒以来，人们逐渐开始关注野禽类在流感生态中的作用，很多研究都表明家禽中暴发的低致病性流感与野鸟的活动密切相关。例如，生活在野禽迁徙路线上的家禽中流感的感染率要显著高于其他地区（Hinshaw VS et al., 1980）。但是由于经济、政治、科技等多方面的因素，世界各地对野禽禽流感病毒的监测和研究工作各不相同。

北美洲自 20 世纪 80 年代就开始对阿拉斯加、阿尔伯特、特拉华湾等几个主要的候鸟栖息地的野生水禽进行流感病毒的监测，除 H14、H15 外的所有 HA 和 NA 亚型的流感病毒均从北美的野鸟中分离到。野鸭中流感病毒分离率最高的是 H3、H4 和 H6 亚型，H1、H2、H7、H10 和 H11 亚型较少分离到，其余 H5、H8、H9、H12 和 H13 亚型也可以分离到，但概率较小（Olsen B et al., 2006）。在野鸭从繁殖地开始南迁的秋季，流感病毒的分离率明显高于春季和夏初，尤其是在幼鸟中甚至能达到 50%以上的感染率（Krauss S et al., 2004）。

欧洲对野鸟中流感的监测最早始于 20 世纪 80 年代末，在长达 10 多年的监测中，研究者对包括以野鸭为主的野鸟及家鸭进行监测，其中以 H6N1 亚型的流感病毒所占比例最高（23.6%）（Süss J et al.，1994）。自 1998 年，欧洲对野禽禽流感病毒进行长期系统的监测，Munster 等对从 323 种（分属 18 个目）野禽中采集的 36809 份标本进行流感病毒的检测，结果表明，H6 和 H4 是野禽中分离率最高的病毒亚型。与北美地区监测结果一致，幼鸟中流感病毒的感染率要显著高于成年野禽，提示幼鸟感染病毒的风险更高。此外，欧洲野鸟春季的流感病毒分离率较高，与北美地区野鸭不同（Munster VJ et al.，2007）。

　　亚洲大陆地域广阔，有 5 条主要的迁徙路线都经过这里，多种鸟类在这里栖息、繁殖和迁徙，但是对于野鸟的流感病毒监测数据却很少。从 20 世纪 70 年代末开始日本研究者在北海道等地区进行野鸟的流感病毒监测，分离到包括 H6 等在内的多种亚型的病毒（Honda E et al.，1981；Abao LNB et al.，2013）。韩国 2003～2005 年对野鸟进行监测，分离到 H1～H12 和 N1～N9 等多种亚型的流感病毒（Morales AC et al.，2009）。2005 年中国青海湖的野鸟中暴发 H5N1 流感，包括斑头雁、棕头鸥和鸬鹚等约 6000 只鸟死亡，引起人们对野鸟播散该病毒到其他地区的担忧（Liu J et al.，2005）。中国也开始加强对野鸟中流感病毒的监测，但是监测规模和范围远小于北美地区和欧洲。Duan 等 2002～2007 年在鄱阳湖对野禽进行监测，检测到多种 HA 亚型流感病毒，其中 H4、H3、H6、H10、H5 和 H1 六种 HA 亚型占所有分离病毒株的 91%（Duan L et al.，2011）。薛峰等 2005～2006 年对江苏省盐城国家级珍禽自然保护区野禽进行监测，监测到的亚型包括 H4、H3、H9、H5、H6 和 H1（薛峰等，2006）；范仲鑫等于 2006～2010 年在湖南省内候鸟栖息地洞庭湖区和候鸟迁徙路线经过的主要山脉-雪峰和罗霄山监测，血清学检测表明 H6 有阳性（范仲鑫等，2012）。Shi 等 2011～2012 年监测了洞庭湖地区野禽禽流感病毒感染状况，发现野禽感染流感病毒的感染率为 5.19%，其中 H6 亚型占分离病毒的 8.7%（Shi JH et al.，2014）。此外，张智明等在黑龙江省三江地区的野鸟中分离到 1 株 H6N2 亚型流感病毒（张智明，2007）。

2）H6 流感病毒在中国家禽中的流行

　　H6 亚型流感病毒于 1965 年首次从火鸡体内分离，随后从水生和陆生的家禽体内均能频繁的分离到该病毒。我国自 2000 年以来在家禽中已有分离到 H6 亚型流感病毒的报道，其流行和传播呈上升趋势，是我国南方地区家禽常见的亚型之一。

　　Chin 等分析了 1975～1981 年和 1997～2000 年香港家禽携带禽流感病毒情况，其中在 20 世纪 70 年代，病毒 N 亚型很多，包括 N1、N2、N4、N5、N8、N9，病毒主要来源于鸭子（Chin PS et al.，2007）；1997 年之后扩大监测物种的范围，H6 病毒的分离率上升，主要为 H6N1 和 H6N2 共同流行，其他亚型还有 H6N7 及 H6N9。其中 1997 年活禽市场分离到的一株 H6N1 亚型流感病毒，因其中 7 条基因与感染人的 H5 流感病毒高度同源性，说明 H6 与 H5 流感病毒的内部基因可能不停地在这两个亚型之间进行重配，从而增加跨物种传播的风险。2000～2005 年，Huang 等对中国南方 6 省的禽类进行监测，共采集标本 153 063 份，共分离到了 1325 株 H6 流感病毒，病毒亚型主要为 H6N2，其次为 H6N1，还包括 H6N6 和 H6N5 亚型。病毒主要分离于水禽鸭和鹅，部分分离于鹧鸪、鹌鹑，极少分离于鸡（Huang K et al.，2010）。

上述研究表明，H6 流感病毒在我国多个地区的家禽中存在。H5、H9、H6 这三个亚型流感病毒在禽群中同时存在使流感疫情变得更加复杂，这是流感流行的新趋势，应该引起高度重视。

2. 易感宿主

低致病性 H6 亚型流感病毒在北美和亚洲鸟群中普遍存在，而且其感染宿主范围很广，能够直接感染鸡、小鼠和水貂等（Gillim-Ross L et al.，2008），同时有资料显示在饲养家禽的人体内检测到 H6 亚型的特异性抗体。低致病性亚型可导致禽类出现轻度呼吸道症状、食欲不振、产蛋量下降，导致禽的零星死亡，给禽类养殖者造成的损失也相当严重。

H6 流感病毒 A/teal/Hong Kong/W312/97（W312）于 1997 年在香港禽流感疫情中分离到，遗传分析表明，该病毒可能是 H5N1 高致病性禽流感 A/Hong Kong/156/97（HK/97）的祖先。研究表明该病毒的 8 个基因片段中有 7 个片段有一个共同的来源（Abolnik CS et al.，2007）。H6 流感病毒在流感病毒中观察到很高的重配率及 H6 病毒在鸟类中普遍存在说明这个亚型的流感病毒具有可能形成一次大流行的危险。

3. 流行特点

病毒全年都能分离到，冬春季节高于其他季节。2006～2007 年对中国南方持续监测，分离到了 1849 株 H6 亚型，主要分离于鸭群，分离率为 3.3%，约 95%分离于广东和福建的活禽市场。病毒 NA 的亚型主要为 N2 和 N6（95%），少数为 N1、N5、N8 和 N9（Huang K et al.，2012）。Zhao 等 2002～2010 年在中国东部活禽市场进行监测，共采集标本 13103 份，分离到 375 株 H6 病毒，发现全年都能分离到 H6 亚型，分离率达到 2.68%，亚型以 H6N2 为主，其他亚型还包括 H6N1、H6N2、H6N5、H6N6 和 H6N8（Zhao G et al.，2011）。

4. 分子流行病学

H6 亚型根据 HA 基因的特征，可以分为北美谱系和欧亚谱系，北美和欧洲的迁徙性鸟群中能够检测到大量 H6 亚型。Dohna 等分析了 NCBI 的 291 条 H6 序列，结果表明，20 世纪 80 年代在北美分离的 H6 亚型 100%为北美系，而 21 世纪分离的 H6 亚型仅 20%属于北美系，可见欧亚的毒株自 21 世纪早期即较频繁地传入北美，而所有病毒的 NA 均属于北美系，表明北美和欧亚的毒株之间发生了重配（Dohna HZ et al.，2009）。Krauss 等对北美和欧亚两个谱系的序列进行分析表明，两者存在单个或者几个基因的交换，但是还没有发现具有完全相同病毒基因片段的流感病毒跨越半球传播（Krauss S et al.，2007）。美国学者 Driskell 等研究表明，北美洲与 H6 亚型配对的 NA 亚型较多，毒株间的免疫原性和复制力也不尽相同，一些毒株能在家禽和小鼠呼吸道中复制（Driskell EA et al.，2010）。欧洲学者 Corrand 等报道，2010 年法国火鸡场暴发 H6N1 流感，部分火鸡表现出呼吸道症状，且有 5%的火鸡窒息而死，表明 H6 亚型流感病毒对家禽的致病性有增强的趋势（Corrand L et al.，2012）。Shi 等研究表明，2013 年台湾首次报道的感染人的 A/Taiwan/2/2013（H6N1）是由在台湾家禽中流行的不同基因谱系的 H6N1 病毒重配而成，除了 PB1 基因外，其余的 7 个片段均与台湾鸡群分离的 A/chicken/Taiwan/A2837/2013（H6N1）处于同一分支，而 PB1 位于台湾 2004 年、2005 年分离的 H6 亚型分支。因此，台湾不同谱系的 H6 亚型之间发生了重配，且重配病毒有感染人的风险。JianYuan 等报道 A/Taiwan/2/2013 的 PB2、PA 和 M 基因与 A/chicken/Taiwan/0101/2012（H5N2）位于相同的分支，有着较近的亲缘关系，说明台湾的 H6N1 与 H5N2 之间发生了重配（Yuan J et al.，2013）。

　　H6 亚型是我国南方地区家禽和水禽常见的亚型之一，中国 H6 亚型流行情况较为复杂，存在着多个不同的基因型。Huang 等分析了 170 株从水禽分离的 H6 亚型的基因特征，将欧亚系的 H6 亚型分为 5 个基因谱系，即早期、W312-like、Group Ⅰ、Group Ⅱ 及 GroupⅢ。早期主要是 20 世纪 70～80 年代香港监测的毒株，此阶段 H6 亚型的 NA 亚型比较丰富，包括 N1、N2、N4、N5、N8 等。Group Ⅰ 以 Dk/ST/339/00（ST339-like）为代表，主要在 2000～2003 年分离于中国香港和广东省汕头市的家禽中，NA 的亚型主要为 N2，少数为 N6。Group Ⅱ 以 WDk/ST/2853/2003（ST2853-like）为代表，为 2002～2005 年流行于广州市和福建省家鸭的 H6 亚型，亚型包括 N2 和 N6。GroupⅢ以 Dk/HN/573/02（HN573-like）为代表，NA 的亚型比较丰富，包括 N1、N2、N4、N5、N6、N8（Huang K et al.，2010）。

二、诊断

1. 检疫法规

　　OIE《陆生动物卫生法典》（2014 年版）在动物（主要是禽类）的相关章节中未提及针对 H6 亚型流感的检疫要求。在"通报性禽流感病毒感染"一章中，通报性禽流感的定义为病原为 H5 或 H7 亚型流感病毒，或者静脉接种致病指数（IVPI）大于 1.2（或造成至少 75%死亡率）的禽流感病毒所引起的家禽感染。按照该定义，目前已知的 H6 亚型流感病毒均不属于通报性禽流感病毒。

2. 诊断方法

H6 亚型流感的主要诊断方法包括：①病原分离鉴定；②血清学方法：a.血凝抑制（HI）试验，b.酶联免疫吸附（ELISA）。

目前广泛使用的诊断方法还包括反转录聚合酶链反应（RT-PCR，含套式 PCR 及多重 PCR），实时荧光 RT-PCR、RT-LAMP 和基因芯片等，这些方法具有特异、灵敏、快速简便的优点。

三、防控与预警

目前，世界范围内的流感疫情愈演愈烈，世界各国相继在动物体内检出 H6 亚型流感病毒，动物携带病毒跨境传播的风险日益受到世界各国的关注。随着对新型流感病毒变异性认识的不断加深，我们有理由进一步加强动物流感防控体系建设，积极做好应对措施的准备工作，并做好以下几点：

1. 信息收集

H6 亚型流感疫情的预警和应急控制，需要更细致、全面、准确的信息，当前我国并没有对 H6 亚型流感的传染状况以及国际上的防控政策信息开展有针对性的整理工作，我们有必要进一步加强信息收集，吸纳相关领域专业人员组成信息小组，共同参与，建立信息网络平台，及时交换各种信息。

2. 风险分析

风险分析已经是重大动物疫病防控工作中的重要内容，其在疫病预警、监管决策中的作用日益显著。面对 H6 亚型流感疫情不断变化的发展趋势，加强风险分析工作，及时提出风险结论和决策建议显得尤为重要。因此我们应强化风险分析工作机构，由风险分析专家组组织开展风险分析工作，同时加强风险交流工作，由于国际间动物流行病的传播，国际贸易模式变化等都会带来风险，所以风险分析需要反复研究和及时更新。

3. 疫情监测

检验检疫机构在口岸管辖范围内持续不断的开展疫情监测，能够在一定程度上保障外来的 H6 亚型流感疫情不传入国内。同时，应采用认可的检测方法，了解

H6 流感病毒在不同地点、不同时间、不同的易感动物、不同的环境条件的活动情况。监测要连续、可靠、定期并实现监测信息的及时传递。

4. 警示通报

境外发生 H6 亚型流感疫情或者疑似疫情时或出入境检验检疫工作中检出或发现 H6 亚型流感疫情或者疑似疫情时。要及时通报，采取紧急预防措施防控大规模流感疫情发生。相关部门有责任将收集的重大疫情信息整理、分析，根据《重大动物疫情应急条例》和质检总局《进出境重大动物疫情应急处置预案》总体要求，启动应急处置预案，采取有力措施，控制和扑灭疫情。

5. 控制措施

如贸易国发生 H6 亚型流感疫情时应：①停止颁发《进境动植物检疫许可证》，吊销已经发放的进境检疫许可证。②严格货物查验，禁止直接或间接从疫情发生国家或者地区输入易感动物及其产品，已运抵口岸的一律作退回或销毁处理。③严格旅客携带物品和邮寄物品的检验检疫，禁止邮寄或旅客携带来自疫区的易感动物及其产品进境。一经发现，一律作退回或销毁处理。④加强对来自疫区运输工具的检疫和防疫消毒。对途经我国或在我国停留的国际航行船舶、飞机和火车等运输工具，如发现有来自疫区的易感动物及其产品，一律作封存处理；其废弃物、泔水等，一律在出入境检验检疫机构的监督下作无害化处理，不得擅自抛弃；对运输工具和装载容器的相关部位及入境旅客的鞋底采取有效消毒处理。⑤与海关、边防等部门配合，加强对来自疫区的走私等非法活动的打击，监督对截获的非法入境的来自疫区的易感动物及其产品的销毁处理。

如境内发生 H6 亚型流感疫情时应：①加强出口货物的查验，停止来自受疫情威胁区的易感动物及其产品的出口，停止接受来自受疫情威胁区的易感动物及其产品的报检，停止位于疫区猪禽产品的屠宰、加工企业的生产。②对已在疫区生产的猪禽产品及其加工原料，已运抵口岸、来自疫区的易感动物及其产品，要就地封存。③加强与地方动物防疫部门的联系、沟通和协调，了解疫区划分、疫情控制措施及结果、诊断结果等情况，配合做好疾病控制工作。④加强对非疫情威胁区出口易感动物养殖场、屠宰和加工企业的监督管理，加强出口前的检查和养殖场的疫情监测。

如检验检疫工作中发现 H6 亚型流感疫情时应：①对疫点采取隔离和消毒等疾病控制措施。②作为疑似疫情向有关部门报告。③停止办理检疫手续，对进境动物及其产品采取就地隔离或者控制措施。④采集病料送规定的实验室进行初步诊断。⑤严格限制人员、易感动物或其产品、病料等样品、器具、运输工具等进出隔离控制区，严禁无关人员和车辆出入隔离控制区。所有出入控制场所的人员和

车辆，必须经检验检疫机构批准，经严格消毒后，方可出入，并且实行出入登记
制度。

四、研究进展

流感病毒感染的宿主范围具有一定的特异性，而这种特异性是由病毒的血凝
素 HA 和受体的相互作用所决定的。流感病毒 HA 蛋白主要结合宿主细胞膜上的唾
液酸糖脂或唾液酸糖蛋白的唾液酸受体，受体末端主要有两种构象形式：唾液酸
α-2，3-半乳糖（SAα-2，3-Gal）与唾液酸 α-2，6-半乳糖（SAα-2，6-Gal）。流感
病毒的亚型众多，其 HA 蛋白的氨基酸序列差异性大，相似度只有 50%左右，导
致其受体结合位点的氨基酸组成和构象也不一致，故此不同亚型流感病毒的细胞
受体结合特性也有区别。一般认为，人流感病毒主要与 SAα-2，6-Gal 受体结合，
而禽流感主要与 SAα-2，3-Gal 受体结合（Huang K et al.，2010）。研究发现，HA
受体结合位点的第 226 位和 228 位氨基酸残基与流感病毒受体结合特性密切相关，
如对 H2、H3 亚型流感病毒，HA 蛋白 226 位的氨基酸残基为 L 以及 228 位的氨基
酸残基为 S 时，识别 SAα-2，6-Gal 受体，若 226 位是 Q 以及 228 位是 G 时识别
SAα-2，3-Gal 受体。研究表明，HA 蛋白上的其他多个位点对其结合人或禽受体的
特异性也是很关键的，而且在不同亚型的流感病毒中，发挥作用的氨基酸组合也
不尽相同（Ito T et al.，2000）。Imai 等研究发现，HA 蛋白 226L/228S 或者 224N/226L
加上 158～160 的糖基化丢失，会导致 H5N1 亚型病毒主要识别 SAα-2，6-Gal，目
前报道的 H6 亚型 226 位主要是 Q，没有发生 226L 的氨基酸突变，值得注意的是，
2006 年中国广东省猪群分离的 H6N6、台湾鸡场分离的 H6N1 和 2013 年台湾报道
感染人 H6N1 的 HA 均出现了 G228S 突变，这一突变是否会增加 H6 亚型禽流感病
毒与人源 α2-6 连接的唾液酸受体的亲和力，需要进一步的实验证明（Imai M et al.，
2012）。此外，HA 上的另外一些重要位点发生的氨基酸替换也会导致病毒受体结
合特性的改变，Lin 等研究表明，H3 亚型季节性流感病毒的 HA 蛋白发生 D225N
突变导致病毒与 SAα-2，6-Gal 受体结合亲和性急速降低；1918H1N1、H1N1（2009）
HAG225D 位点氨基酸突变导致病毒与 SAα-2，6-Gal 受体的亲和性增高，从而使
病毒具有双受体结合特性（Matrosovich M et al.，2000；Garten RJ et al.，2009；Lin
YP et al.，2012）。更多氨基酸替换，如 S133V、S137A、A138V、G143A、N158S、
N186K、E190D、T192I、Q196R、N197K、S227N、G228S 均与 H5N1 病毒受体结
合特性转换相关（Auewarakul P et al.，2007，2008），即由识别 SAα-2，3-Gal 转变
为 SAα-2，3-Gal、SAα-2，6-Gal 双受体结合。Zhang 等 2008～2011 年对中国活禽
市场监测，H6 亚型 HA226 均为 Q，228 为 G，但是部分毒株 138 位的氨基酸突变
为 S，受体分析表明有 34%的 H6 亚型能结合 SAα-2，6-Gal 受体，具有双受体结

合特性，病毒受体结合特性转换的具体原因需要进一步研究分析（Zhang GH et al.，2011）。

　　不同亚型之间能多重重组并能产生具有新的生物学特征的病毒，这种多亚型病毒间重组产生的新型病毒对人类的威胁越来越大。更为重要的是低致病性禽流感病毒还可以直接感染人或者为感染人类的流感病毒提供基因。随着野生鸟类的迁徙及日益发达的禽类贸易，H6亚型在中国南方禽类中已有大面积扩散的趋势，所表现出来的生物学特性也日益复杂。水禽和家禽都能大范围、多元化、持续性感染，携带低致病性的H6亚型流感病毒，一旦有高致病性流感病毒参与重组，则很有可能产生具有更加复杂的生物学特性和更强致病性的H6亚型。因此，应加强对H6亚型低致病性病毒的生物学特性的研究，了解这类病毒对我国流感病毒的传播以及病毒变异方面起的作用，对加强我国流感的综合防控有着重要的现实意义。

（仇松寅　李　霆）

参 考 文 献

陈妍梅, 葛万运, 黄川, 等. 2008. 广西健康青年 H9、H6 亚型禽流感病毒血清抗体调查. 中国热带医学, 8(6): 985-986.

范仲鑫, 刘道新, 唐小明, 等. 2012. 野生鸟类禽流感病毒感染情况的调查. 中国预防兽医学报, 34(2): 96-99.

薛峰, 陈浩, 彭宜, 等. 2006. 盐城国家级珍禽自然保护区野鸭、天鹅、丹顶鹤禽流感监测分析. 中国人兽共患病学报, 22(6): 565-567.

张智明. 2007. 黑龙江部分地区野生鸟类 AIV 和 NDV 感染状况的初步研究. 哈尔滨: 东北林业大学硕士学位论文.

Abao LNB, Jamsransuren D, Bui VN, et al. 2013. Surveillance and characterization of avian influenza viruses from migratory water birds in eastern Hokkaido, the northern part of Japan, 2009-2010. Virus Genes, 46(2): 323-329.

Abolnik CS, Bisschop T Gerdes, et al. 2007. Outbreaks of avian influenza H6N2 viruses in chicken arose by a reassertment of H6N8 and H9N2 ostrich viruses. Virus Genes, 34(1): 37-45

Auewarakul P, Suptawiwat O, Kongchanagul A, et al. 2007. An avian influenza H5N1 virus that binds to a human-type receptor. J Virol, 81(18): 9950-9955.

Cheung CL, Vijaykrishna D, Smith GJ, et al. 2007. Establishment of influenza A virus(H6N1)in minor poultry species in southern China. J Virol, 81(19): 10402-10412.

Chin PS, Hoffmann E, Webby R, et al. 2002. Molecula revolution of H6 influenza viruses from poultry in South eastern China: prevalence of H6N1 influenza viruses possessingseven A/HongKong/156/97(H5N1)-like genes in poultry. J Virol, 76(2): 507-516.

Corrand L, Delverdier M, Lucas MN, et al. 2012. A low-pathogen icavian influenza H6N1 outbreak in a turkey flock in France: acomprehensive case report. AvianPathol, 41(6):

569-577.

Dohna HZ, Li JL, Cardona CJ, et al. 2009. Invasions by Eurasian avian influenza virus H6 genesand replacement of the virus' North American clade. Emerg Infect Dis, 15(7): 1040-1045.

Driskell EA, Jones CA, Stallknecht DE, et al. 2010. Avian influenza virus isolates from wild birds replicate and cause disease in amousemodel of infection. Virology, 399(2): 280-289.

Duan L, Zhu HC, Wang J, et al. 2011. Influenza virus surveillance inmigratory ducks and sentinel ducks at Poyang Lake, China. Influenza Other Respir Viruses, Suppl 1: 65-68.

Garten RJ, Davis CT, Russell CA, et al. 2009. Antigenic and genetic characteristics of swine-origin 2009 A(H1N1)influenza viruses circulating in humans. Science, 325(5937): 197-201.

Gillim-Ross L, Santos C, Chen Z, et al. 2008. Avian influenza h6 viruses productively infect and cause illness in mice and ferrets. J Virol, 82(21): 10854-10863.

Hinshaw VS, Webster RG, Turner B. 1980. The perpetuation of orthomyxo viruses and paramyxoviruses in Canadian water fowl. Can J Microbiol, 26(5): 622-629.

Honda E, Kida H, Yanagawa R, et al. 1981. Survey of influenza viruses in feral birds in 1979 and isolation of astrainpossessing Hav6 Nav5 from cloaca of aneasterndunlin. Jpn J Vet Res, 29(3/4): 83-87.

Huang K, Bahl J, Fan XH, et al. 2010. Establishment of an H6N2 influenza virus lineage in domestic ducks in southern China. J Virol, 84(14): 6978-6986.

Huang K, Zhu HC, Fan XH, et al. 2012. Establishment and lineage replacement of H6 influenza viruses in domestic ducks in southern China. J Virol, 86(11): 6075-6083

Imai M, Watanabe T, Hatta M, et al. 2012. Experimental adaptation of an influenza H5 HA confers respiratory droplettr ansmissiontoareass or tant H5HA/H1N1 virus in ferrets. Nature, 486(7403): 420-428.

Ito T, Kawaoka Y. 2000. Host-range barrier of influenza A viruses. Vet Microbiol, 74(1/2): 71-75.

Kongchanagul A, Suptawiwat O, Kanrai P, et al. 2008. Positive selection at the receptor-binding site of haemagglutinin H5 in viral sequences derived from human tissues. J Gen Virol, 89(Pt8): 1805-1810.

Krauss S, Obert CA, Franks J, et al. 2007. Influenza in migratory birds and evidence of limited intercontinental virus exchange. PLoS Pathog, 3(11): e167.

Krauss S, Walker D, Pryor SP, et al. 2004. Influenza A viruses of migrating wild aquaticbirds in North America. Vector Borne Zoonotic Dis, 4(3): 177-189.

Lin YP, Xiong XL, Wharton SA, et al. 2012. Evolution of the receptor binding properties of the influenza A(H3N2)hemagglutinin. Proc Natl Acad Sci USA, 109(52): 21474-21479.

Liu J, Xiao H, Lei F, et al. 2005. Highly pathogenic H5N1 influenza virus infection inmigratory birds. Science, 309(5738): 1206.

Matrosovich M, Tuzikov A, Bovin N, et al. 2000. Early alterations of thereceptor-binding properties of H1, H2, and H3 avian influenza virus hemagglutinins after their introduction in to mammals. J Virol, 74(18): 8502-8512.

Morales AC, Hilt DA, Williams SM, et al. 2009. Biologic characterization of H4, H6, andH9 type low pathogenicity avian influenza viruses from wild birds in chickens and turkeys.

Avian Dis, 53(4): 552-562.

Munster VJ, Baas C, Lexmond P, et al. 2007. Spatial, temporal, and species variation in prevalence of influenza A viruses in wild migratory birds. PLoS Pathog, 3(5): e61.

Okamatsu M, Nishi T, Nomura N, et al. 2013. The genetic and antigenic diversity of avian influenza viruses isolated from domestic ducks, muscovyducks, and chickens in northern and southern Vietnam, 2010-2012. Virus Genes, 47(2): 317-329.

Sen B, Munster VJ, Wallensten A, et al. 2006. Global patterns of influenza a virus in wild birds. Science, 312(5772): 384-388.

Shi JH, Gao LD, Zhu Y, et al. 2014. Investigation of avian influenza infections in wild birds, poultry and humans in eastern Dongting Lake, China. PLoS One, 9(4): e95685.

Shi W, Shi Y, Wu Y, et al. 2013. Origin and molecular characterization of the human-infectin H6N1 influenza virus in Taiwan. Protein Cell, 4(11): 846-853.

Süss J, Schäfe rJ, Sinnecker H, et al. 1994. Influenza virus subtypes in aquaticbirds of eastern Germany. Arch Virol, 135(1/2): 101-114.

Yuan J, Zhang L, Kan XZ, et al. 2013. Origin and molecular characteristics of a novel 2013 avian influenza A(H6N1)virus causing human infection in Taiwan. Clin Infect Dis, 57(9): 1367-1368.

Zhang GH, Kong WL, Qi WB, et al. 2011. Identification of an H6N6 swine influenza virus in southern China. Infect Genet Evol, 11(5): 1174-1177.

Zhao G, Lu XL, Gu XB, et al. 2011. Molecular evolution of the H6 subtype influenza aviruses from poultry in eastern China from 2002 to 2010. Virol J, 8: 470

第九章 H7 亚型

H7 亚型流感病毒分为马 H7 及禽 H7。最早分离到的马 H7 病毒是 A/equine/Prague/1/1956（H7N7），又称马 I，于 1956 年在捷克首都布拉格马群中分离。1974年，我国、蒙古和俄罗斯都曾发生过马 I 的流行，近五十年来在马群中很少发现。禽 H7 则在野鸟及家禽中均能分离到。最早分离到的禽 H7 病毒是 A/chicken/Brescia/1902（H7N7），该病毒导致了 1878 年意大利鸡瘟疫情。禽 H7 分为北美、欧亚两大分支，从澳大利亚、新西兰分离到的 H7 病毒同欧亚的 H7 同源性在 92%～94%。禽 H7 病毒一直在家禽中流行，造成了多起动物疫情，如 1979 年发生在德国的 H7N7，1995 年巴基斯坦 H7N3，1999 年意大利 H7N1，2003 年荷兰 H7N7，1976 年以来澳大利亚出现的 H7N7，随后澳大利亚及欧亚 H7 与多种 NA 亚型重配的 H7N3、H7N4、H7N6，2003 年美国、加拿大 H7N3 及 2002 年智利 H7N2。我国最早报道的 H7N2（A/chicken/Hebei/1/2002）病毒是 2002 年在北方家禽常规监测中发现。最早发现人感染 H7N2 病毒是 1979 年在美国，到 2012 年 H7 感染人病例近 100 例，多以结膜炎、呼吸道感染症状为主，2003 年荷兰 1 例 H7N7 致死性感染病例，在北美感染人的 H7 病毒有 H7N2、H7N3，欧亚为 H7N7、H7N3、H7N2。2013 年 3 月，新型禽 H7N9 病毒在中国长三角出现，可导致人严重下呼吸道感染，截至 2015 年 3 月 7 日，确诊病例 613 例，死亡病例 235 例。

一、流行病学

1. 流行情况

家禽中流行的 H7 分为无致病性（Non-PAI）、低致病性（low pathogenic avian influenza virus，LPAI）、高致病性（highly pathogenic avian influenza virus，HPAI）三种，既往暴发的 H7 动物疫情总结见表 9-1 和表 9-2。感染人的 H7 流感病毒配对的 NA 通常是 N2、N3、N7、N9。近年来，北美感染人的毒株通常是 H7N2 和 H7N3，欧亚感染人的毒株是 H7N7、H7N2、H7N3，以及 2013 年在我国流行的 H7N9。感染人的 H7 病毒总结见表 9-3。

表 9-1　既往暴发的 H7 动物疫情（1955～2004 年）

分离到的病毒株	病毒亚型	动物疫情情况
A/turkey/England/63	H7N3	29 000 火鸡
A/chicken/Victoria/76	H7N7	25 000 产蛋鸡、17 000 童子鸡、16 000 鸭
A/chicken/Germany/79	H7N7	疫情情况不清
A/turkey/England/199/79	H7N7	3 个火鸡饲养场
A/chicken/Victoria/85	H7N7	24 000 童子鸡、27 000 产蛋鸡、118 518 鸡，具体种类不清
A/chicken/Victoria/92	H7N3	12 700 童子鸡及 5 700 鸭
A/chicken/Queensland/95	H7N3	22 000 产蛋鸡
A/chicken/Pakistan/447/95	H7N3	32 万童子鸡及仔鸡
A/chicken/New South Wales/1651/97	H7N4	128 000 仔鸡、33 000 童子鸡
A/turkey/Italy/4580/99	H7N1	81 万产蛋鸡、27 万火鸡、24 万童子鸡、247 000 珍珠鸡、260 000 鹌鹑、鸭、野鸡、散养鸡及鸵鸟
A/chicken/Chile/4957/02	H7N2	200 万鸟
A/chicken/Netherlands/1/03	H7N7	荷兰、比利时、德国 241 家农场，300 万家禽
A/chicken/Pakistan/447/95	H7N3	产蛋鸡、童子鸡。疫情情况不清
A/chicken/Canada/AVFV1/04 A/chicken/Canada/AVFV2/04	H7N3	40 家禽农场，190 万家禽屠宰后控制疫情

表 9-2　近年暴发的 H7 动物疫情（2004～2014 年）

时间	病毒亚型	地点	动物疫情情况
2013-10	H7N2	澳大利亚	18 000 家禽死亡，417 000 屠宰
2013-1	H7N3	墨西哥	740 家禽死亡，146 015 屠宰
2013-3	H7N7	澳大利亚	5000 家禽死亡，45 000 屠宰
2013-8	H7N7	意大利	4000 家禽死亡，124 000 屠宰
2012-7	H7N3	墨西哥	10 000 家禽死亡，300 000 屠宰
2009-10	H7N7	西班牙	30 000 家禽死亡，278 640 屠宰
2007-9	H7N7	加拿大	540 家禽死亡，48 560 屠宰
2007-2	无致病性 H7N6、H7N2	澳大利亚	野鸭
2005-2	H7N7	韩国	1900 家禽死亡，150 068 屠宰

表 9-3　人感染 H7 流感病毒

时间	地点	病毒亚型	致病性	病例数	临床症状
1979～1980	美国	H7N7	LPAI	5	结膜炎
2002	美国（弗吉尼亚）	H7N2	LPAI	1（血清学）	流感样症状
2003	美国（纽约）	H7N2	LPAI	1	流感样症状

时间	地点	病毒亚型	致病性	病例数	临床症状
2004	加拿大（不列颠哥伦比亚）	H7N3	LPAI/HPAI	2	结膜炎、流感样症状
1996	英国	H7N7	LPAI	1	结膜炎
2002～2003	意大利	H7N3	LPAI	7（血清学）	结膜炎、流感样症状
2003	荷兰	H7N7	HPAI	89	结膜炎、流感样症状、1例死亡
2006	英国（诺福克）	H7N3	LPAI	1	结膜炎
2007	英国（威尔士）	H7N2	LPAI	4	结膜炎、流感样症状
2013～	安徽、上海、北京、江苏、浙江、湖南、山东、广西、福建、江西、广东、新疆、吉林、河南、河北、贵州、台湾、香港	H7N9	LPAI	613	流感样症状、肺炎、急性呼吸窘迫综合征、多脏器衰竭、死亡（235例）

2. 易感宿主

马 H7 主要感染马。感染人的 H7 流感病毒均为禽 H7 病毒，多是直接或间接接触病禽（如屠宰、扑杀、掩埋等）或实验操作中误溅洒 H7 流感病毒。2013 年 H7N9 感染病例多为老年男性（平均 61 岁，71%），73%是城镇居民，82%有活禽暴露史。

3. 流行特点

1）地区分布

已报道发生禽 H7 动物疫情的国家有德国、巴基斯坦、意大利、荷兰、澳大利亚、美国、加拿大、智利、墨西哥、西班牙、韩国。我国最早报道的 H7N2 病毒是 2002 年在北方家禽常规监测中发现的。确诊人 H7 感染病例的国家有美国、英国、意大利、荷兰、加拿大。2013H7N9 目前主要在我国流行，马来西亚病例为输入病例。

2）时间分布

H7 动物疫情及人感染病例全年均有，无明显季节性。为提高对 H7 的监测强度，人感染 H7N9 监测方案要求南方省份每家流感监测哨点医院每周采集流感样病例和人感染 H7N9 禽流感相关病例标本 20 份,北方省份 4～9 月每月采集相关标本 20 份,10 月到次年 3 月每周采集 20 份标本。在发生人感染 H7N9 禽流感确诊病例的县（区）内，应当在病例确诊后开展为期 2 周的强化监测。

3）人群分布

散发的 H7 病例无明显特点。2013 H7N9 确诊病例有以下特点：①年龄分布，2013 年 131 病例分析，年龄在 3～88 岁，平均年龄 61 岁。42.3% 病例＞ 65 岁。②性别分布：68% 患者为男性。③暴露史：55.9% 患者在两周前有活禽接触史。

4. 分子流行病学

对 NCBI 数据库中 2009 年 10 月以前的 414 株禽 H7 HA 分析，84% 的 H7 主要来源于家禽，其中一半以上是从鸡分离获得（53%），而 16% 来源于野禽，其中 41% 来源于麻鸭，90% 的野鸟分离到的 H7 是来源于北美和欧洲大陆。H7 基因具有明显的地域起源特点，分为北美-南美（North American-South American，NA-SA）、欧亚-非（Eurasian-African，EURAS-AF）、澳洲（Australia，AU）分支。NA-SA 分支分为：南美野禽-家禽（2001～2002 年）、北美野禽-家禽（1980～1993 年）、北美野生水禽（2001～2008）、美国家禽（1994～2006 年）四个主要亚支；EURAS-AF 分为 9 个主要的亚支，包括：欧洲-非洲-家禽（1927～1945 年）、英-德-家禽（1977～1982 年）、巴基斯坦-家禽（1995～2004 年）、巴基斯坦-笼鸟（1994～1995 年）、亚洲（1999～2003 年）、意大利家禽（1999～2001 年）、瑞典-荷兰野生水禽（2000～2003 年）、欧洲（2005～2009 年）、意大利家禽（2002～2007 年）。澳洲 H7 同欧亚非大陆 H7 与有着共同的起源，1811～1914 年传入，而澳洲家禽中的 HP H7 则可能是 1968 年传入。以上 HA 分支分子进化特点总结见表 9-4。

在欧亚主要流行的 H7 有两个进化分支（clade），clade A 是从 1999 年至今一直流行的来源于野鸟的 H7，主要来源于韩国、日本，沿着东亚迁徙路线，偶尔有传入家禽（韩国，日本，中国江西、浙江省），与它配对的常是 H7N3 流感病毒，2013 年在我国暴发的 H7N9 流感病毒其 HA 属于该分支，同 2011 年浙江鸭中分离到的 H7N3 病毒（A/duck/Zhejiang/12/2011）高度同源（96.1%～96.3%），提示该分支传入家禽；clade B 是 2006～2012 年在欧亚大陆出现的另一分支，与它配对的常是 H7N7。该病毒 NA 与 2011 年韩国野鸟 H7N9 分离株（A/wild bird/Korea/A14/2011，97.4%～97.5%）高度同源，可能来源于欧亚大陆流行的 A/duck/Siberia/700/1996（H11N9），内部 6 个基因片段同我国家禽中流行的 H9N2 病毒（97.3%～99.3%）高度同源。该病毒持续在我国活禽市场中发现，在人群中出现了两次流行暴发峰，即 2013 年 4～6 月，2014 年 1～4 月。其内部基因呈现复杂多样性，提示与我国流行的 H9N2 动态重配及多种基因型。值得关注的是主要基因型来源于 H9N2 G57 型，该病毒在我国家禽中高度适应已流行 10 年，也是 2013 年新出现的 H10N8 重配病毒的主要基因型。

表 9-4　1902～2009 年 H7 分子进化特点

地域起源	宿主	序列数目	流行时间/年	致病性	平均核苷酸替代率/(10^{-3}/年)	正向选择位点	M dN/dS
NA-SA-AU	野禽	30	25	LP	4.32(2.24~6.47)	无	0.09(0.08~0.11)
瑞典-荷兰	野禽	15	4	LP	11.21(0/23~21.14)	无	0.18(0.13~0.25)
NA-SA-AU	家禽	151	144	LP-HP	2.25(1.59~2.86)	143, 341	0.13(0.12~0.14)
意大利	家禽	52	4	LP-HP	2.99(1.26~4.90)	143	0.44(0.34~0.55)
意大利	家禽	27	6	LP	5.59(3.99~7.33)	无	0.27(0.21~0.35)
巴基斯坦	家禽	18	11	HP	0.37(0.06~0.69)	46, 139, 143, 152	0.73(0.53~0.99)
澳大利亚	家禽	10	29	HP	4.62(2.78~6.28)	150, 284	0.11(0.09~0.15)
北美	野禽	37	32	LP	6.59(4.93~8.28)	无	0.09(0.07~0.11)
北美	野禽	28	9	LP	11.74(6.55~17.88)	无	0.10(0.07~0.12)
北美-南美	家禽	195	59	LP-HP	3.87(2.82~4.79)	150, 340	0.16(0.15~0.17)
美国	家禽	175	13	LP	4.32(3.66~5.01)	143, 148, 276	0.24(0.21~0.16)

摘自 [19]C Lebarbenchon & DE Stallknecht. *Host shifts and molecular evolution of H7 avian influenza virus hemagglutinin.*

二、诊断

1. 临床表现

携带无致病性 H7 流感病毒的家禽无临床症状,而低致病性 H7 感染发病缓和,症状轻或无症状,死亡率 5%～15%;产蛋下降 5%～50%;采食和饮水减少;精神不振;呼吸道症状较轻。高致病性 H7 病毒感染,发病急,发病率和死亡率高,常无明显症状而突然死亡;或体温升高（43℃以上）,精神高度沉郁,食欲废绝,羽毛松乱;呼吸道症状,如咳嗽、啰音甚至尖叫;头部、颜面部、颈部水肿;冠、脚部发绀、肿、出血、坏死,黄绿色下痢;或共济失调,不能走动和站立。产蛋下降或不产蛋,可见软皮蛋、薄壳蛋、畸形蛋增多。对发病前 1 周内曾到过疫点或有病死禽接触史,与被感染的禽或其分泌物、排泄物等有密切接触。实验室从事有关禽流感病毒研究等有流行病史,1 周内出现结膜炎或流感样临床表现者需高度怀疑。

2. 实验室诊断

1）标本采集及前处理

包括咽喉拭子、肛拭子、排泄物、组织标本等，以含 0.5%牛血清白蛋白或 5%牛血清、或 1%明胶的磷酸盐缓冲液或 MEM 培养液作为采样液。采集新鲜湿便，拭子放于含多种抗生素的采样液（10×），10%～20%（W/V）。用于病毒分离的标本应尽快进行接种，24h 内能接种的标本可置于 4℃保存，不能于 24h 内接种的标本则应置于–80℃或以下保存。组织标本每一采集部位分别使用不同消毒器械，以防交叉污染；每种组织应多部位取材，每部位应取 5～10g，切成 5mm³，–80℃冻存，接种时将组织匀浆处理。建议同时采集咽喉、消化道标本，2013H7N9 病毒在家禽咽喉部的分离阳性率高于粪便。

2）病毒核酸检测

RNA 病毒多采用 RT-PCR 技术，分为常规、巢式、荧光定量、多重 PCR 或 PCR-ELISA、NASBA（nuclear acid sequence-based amplification）、基因芯片等。目前常用常规 RT-PCR 技术，包括针对 A 型流感病毒 NP、M1 基因或 H7 亚型特异性的检测。

3）病毒抗原快诊

病毒量高的咽拭、肛拭标本，可对病毒 NP 蛋白鉴定，可用于流感病毒及分型诊断。

4）病毒分离

样本经多种抗生素（终浓度：2×10⁶U/L 青霉素，200mg/L 链霉素，2×10⁶U/L 多霉菌素 B，0.2g/L 环丙沙星）4℃处理 1～2h 后，可接种 9～10 日龄 SPF 级鸡胚尿囊腔，37℃，培养 3～4d。分离到的病毒可由火鸡红细胞血凝实验证实，如传代 2 次为阴性，可不再传代。需使用核酸检测或血清学方法排除其他病毒如黄病毒、新城疫病毒的存在。也可在狗肾上皮细胞株 MDCK 接种分离病毒，出现细胞病变（cytopathogenic effect，CPE），即成片细胞呈拉网状，细胞脱落、变圆，提示病毒阳性。低致病性 H7 流感病毒细胞培养需在胰酶（TPCK-trypsin，2µg/ml）存在下，而高致病性 P 病毒不需胰酶作用。对分离到的病毒进行有限稀释法或空斑挑取法纯化。

5）血清学

包括血凝抑制试验和微量中和试验。血凝抑制试验可采用灭活病毒抗原，火鸡红细胞检测，用于实验的 H7 抗原可调低为 2HAU/25µl。

三、防控与预警

1. 疫苗

目前人用高致病性 H7 及 2013 年 H7N9 疫苗处于研发阶段，针对的是高危人群包括活禽和养殖场工作人员、野外工作者、常去活禽市场的家庭主妇等。动物或禽类暂不推荐使用 H7 疫苗。

2. 被动免疫

由于人类缺乏对 H7 亚型病毒感染免疫，故现有的 IVIG 不含特异高效抗体，因而临床尝试在急性期使用 H7 患者恢复期血浆，针对 H7 的中和抗体、免疫马血清处于临床前阶段。

3. 抗病毒药物预防

目前 H7 对抗病毒药物神经氨酸酶抑制剂仍敏感，早期使进行预防及治疗，能降低病毒载量、改善临床症状、提高存活率。荷兰在禽流感 H7 暴发阶段，对从事禽作业的人员口服奥司他韦预防用药，较未服药人群，H7 感染率仅为 2.6%，而前者为 9.6%，因而对特定人群，用于预防通常每日一次用药，疗程 1 周。

4. 防控建议

在未发生疫情的地方，建议采取活禽市场"一日一清洗，一周一消毒，一月一休市"措施；在发生疫情地市，建议采取休市和彻底消毒措施；在有条件的地市，鼓励季节性休市措施。

5. 做好健康教育工作

指导并促进公众养成良好卫生习惯，尤其要加强对从事活禽养殖、屠宰、贩卖、运输等行业人群的健康教育和风险沟通工作。

6. 加强医疗卫生机构专业人员培训与督导检查

医疗卫生机构应当开展人感染 H7N9 禽流感病例的发现与报告、流行病学调查、标本采集、实验室检测、病例管理与感染防控、风险沟通等内容的培训。

7. 大力开展爱国卫生运动

深入开展环境卫生集中整治行动，重点加强农贸市场的卫生管理，着力解决活禽销售、宰杀方面存在的突出卫生问题。

四、研究进展

1. 北美、欧亚 H7 致病性比较

尽管哺乳动物实验发现北美 H7N2、H7N3 致病性低于欧亚 H7N7 流感病毒，两分支中高致病性 H7 病毒均能在小鼠眼球感染、复制，该组织嗜性除同病毒 α2-3 受体结合特性相关外，也同 H7 病毒在眼部引起的高 IL-1β、NF-κB 活化相关，且近 20 年一直在美国东北部鸟市场中流行 H7N2 流感病毒，该病毒 HA 有 24 个（221～228 位氨基酸）、NA 有 51 个核苷酸缺失，该类病毒以识别禽源流感病毒受体为主，但也有一定结合人源流感病毒受体能力，提示其在陆禽中的可能适应，这种适应同 HA 220 及 229 位的精氨酸相关。而自 1996 年，北美家禽中持续流行的 H7 毒株不具有该特点，不同于欧亚 H7 分支 HA 切割位点（PEIPKRRRR，这些位点同高致病力密切相关），其切割位点呈多样性，在病毒家禽适应过程中获得多个碱性氨基酸。2002～2004 年分离到的北美 H7 病毒对人流感病毒受体结合力增强，能有效地在雪貂呼吸道中复制、传播。

2. 2013 H7N9 致病性及感染宿主特点

H7N9 流感病毒 HA 连接肽是 PEIPKGR，提示该病毒为低致病性，实验发现它对鸡、鸭无致病性，携带 H7N9 病毒的禽类动物无症状，增加了监测难度。人 2013H7N9 病毒与禽或环境中分离到的 H7N9 病毒最明显的区别是 PB2 627 位谷氨酸（E）到赖氨酸（K）的突变，该病毒具有 α2-3、2-6 受体结合特性，且与人流感病毒受体亲和力更强。能感染纤毛、非纤毛上皮细胞及肺Ⅱ型上皮细胞，在多种哺乳动物包括小鼠、雪貂、猴、猪呼吸道有效复制，个别毒株可在淋巴结、脑组织检测到，在雪貂中能通过接触传播，其飞沫传播能力较 2009 大流行病毒的传播力略弱，提示 H7N9 飞沫传播传播能力有限。但 2013H7N9 患者临床症状重，表现为细胞因子风暴，T、B 细胞功能受损，且干扰素诱导的跨膜蛋白 3（IFITM3）不同的基因型对临床症状有不同的影响，其中 C／C 基因型比 C／T 和 T／T 基因型 H7N9 亚型流感病毒感染所导致的临床症状要严重。

（周剑芳）

参 考 文 献

中国疾病预防控制中心, 2015. 突发事件公共卫生风险评估每日情报会商纪要.

Abbas M.A., et al. 2011. H7 avian influenza virus vaccines protect chickens against challenge with antigenically diverse isolates. Vaccine, 29: 7424-7429.

Banks J., et al. 2001. Changes in the haemagglutinin and the neuraminidase genes prior to the emergence of highly pathogenic H7N1 avian influenza viruses in Italy. Archives of virology, 146: 963-973.

Baranovich T., et al. 2014. The neuraminidase inhibitor oseltamivir is effective against A/Anhui/1/2013(H7N9)influenza virus in a mouse model of acute respiratory distress syndrome. The Journal of infectious diseases, 209: 1343-1353.

Beato et al. 2012. Infectivity of H7 LP and HP influenza viruses at different temperatures and pH and persistence of H7 HP virus in poultry meat at refrigeration temperature. Virology, 433: 522-527.

Belser J.A., et al. 2007. Pathogenesis of avian influenza(H7)virus infection in mice and ferrets: enhanced virulence of Eurasian H7N7 viruses isolated from humans. Journal of virology, 81: 11139-11147.

Belser J.A., et al. 2008. Contemporary North American influenza H7 viruses possess human receptor specificity: Implications for virus transmissibility. Proceedings of the National Academy of Sciences of the United States of America, 105: 7558-7563.

Belser J.A., et al. 2009. Past, present, and possible future human infection with influenza virus A subtype H7. Emerging infectious diseases, 15: 859-865.

Belser J.A., et al. 2012. Oseltamivir inhibits H7 influenza virus replication in mice inoculated by the ocular route. Antimicrobial agents and chemotherapy, 56: 1616-1618.

Belser J.A., Tumpey T.M., 2013. Tropism of H7N9 influenza viruses in the human respiratory tract. The Lancet. Respiratory medicine, 1: 501-502.

Berhane Y., et al. 2009. Highly pathogenic avian influenza virus A(H7N3)in domestic poultry, Saskatchewan, Canada, 2007. Emerging infectious diseases, 15: 1492-1495.

Bulach D., et al. 2010. Molecular analysis of H7 avian influenza viruses from Australia and New Zealand: genetic diversity and relationships from 1976 to 2007. Journal of virology, 84: 9957-9966.

Campitelli L., et al. 2008. Molecular analysis of avian H7 influenza viruses circulating in Eurasia in 1999-2005: detection of multiple reassortant virus genotypes. The Journal of general virology, 89: 48-59.

Centers for Disease Control and Prevention. 2004. Update: influenza activity: United States and worldwide, 2003-04 season, and composition of the 2004-05 influenza vaccine. MMWR Morb Mortal Wkly Rep, 53: 547-552.

Centers for Disease Control and Prevention. 2004. Update: influenza activity: United States, 2003-04 season, MMWR Morb Mortal Wkly Rep: 284-287.

Chen Z., et al. 2014. Development of a high-yield live attenuated H7N9 influenza virus vaccine that provides protection against homologous and heterologous H7 wild-type viruses in ferrets. Journal of virology, 88: 7016-7023.

Cherbonnel M., Rousset J., Jestin V. 2003. Strategies to improve protection against low-pathogenicity H7 avian influenza virus infection using DNA vaccines. Avian diseases, 47: 1181-1186.

Chu D.H., et al. 2014. Potency of an inactivated influenza vaccine prepared from A/duck/Mongolia/119/2008(H7N9)against the challenge with A/Anhui/1/2013(H7N9). Vaccine, 32: 3473-3479.

Collins R.A., et al. 2003. Rapid and sensitive detection of avian influenza virus subtype H7 using NASBA. Biochemical and biophysical research communications, 300: 507-515.

de Jong M.C., S et al. 2009. Intra- and interspecies transmission of H7N7 highly pathogenic avian influenza virus during the avian influenza epidemic in The Netherlands in 2003. Revue scientifique et technique, 28: 333-340.

Di Trani L., et al. 2004. Molecular characterization of low pathogenicity H7N3 avian influenza viruses isolated in Italy. Avian diseases, 48: 376-383.

Gao H.N., et al. 2013. Clinical findings in 111 cases of influenza A (H7N9) virus infection. The New England journal of medicine, 368: 2277-2285.

Gao R., et al. 2013. Human infection with a novel avian-origin influenza A (H7N9) virus. The New England journal of medicine, 368: 1888-1897.

Klimov A., et al. 1992. Subtype H7 influenza viruses: comparative antigenic and molecular analysis of the HA-, M-, and NS-genes. Archives of virology, 122: 143-161.

Koopmans M., et al. 2004. Transmission of H7N7 avian influenza A virus to human beings during a large outbreak in commercial poultry farms in the Netherlands. Lancet, 363: 587-593.

Kurtz J., Manvell R.J., Banks J., 1996. Avian influenza virus isolated from a woman with conjunctivitis. Lancet, 348: 901-902.

Lebarbenchon C., Brown J.D., Stallknecht D.E., 2013. Evolution of influenza A virus H7 and N9 subtypes, Eastern Asia. Emerging infectious diseases, 19: 1635-1638.

Lebarbenchon C., Stallknecht D.E., 2011. Host shifts and molecular evolution of H7 avian influenza virus hemagglutinin. Virology journal, 8: 328.

Li Y., et al. 2006. Characterization of an avian influenza virus of subtype H7N2 isolated from chickens in northern China. Virus genes, 33: 117-122.

Liu B., et al. 2014. Risk factors for influenza A (H7N9) disease-China, 2013. Clinical infectious diseases : an official publication of the Infectious Diseases Society of America, 59: 787-794.

Meijer A., et al. 2006. Measurement of antibodies to avian influenza virus A (H7N7) in humans by hemagglutination inhibition test. Journal of virological methods, 132: 113-120.

Munch M., et al. 2001. Detection and subtyping (H5 and H7) of avian type A influenza virus by reverse transcription-PCR and PCR-ELISA. Archives of virology, 146: 87-97.

Nguyen-Van-Tam J.S., et al. 2006. Outbreak of low pathogenicity H7N3 avian influenza in UK, including associated case of human conjunctivitis. Euro surveillance : bulletin Europeen sur les maladies transmissibles, European communicable disease bulletin, 11: E060504 060502.

Pedersen J., et al. 2010. Validation of a real-time reverse transcriptase-PCR assay for the detection of H7 avian influenza virus. Avian diseases, 54: 639-643.

Pu J., et al. 2015. Evolution of the H9N2 influenza genotype that facilitated the genesis of the novel H7N9 virus. Proceedings of the National Academy of Sciences of the United States of America, 112: 548-553.

Puzelli S., et al. 2005. Serological analysis of serum samples from humans exposed to avian H7 influenza viruses in Italy between 1999 and 2003. The Journal of infectious diseases, 192: 1318-1322.

Rohm C., et al. 1996. Different hemagglutinin cleavage site variants of H7N7 in an influenza outbreak in chickens in Leipzig, Germany. Virology, 218: 253-257.

Rudenko L., et al. 2014. Assessment of human immune responses to H7 avian influenza virus of pandemic potential: results from a placebo-controlled, randomized double-blind phase I study of live attenuated H7N3 influenza vaccine. PloS one, 9: e87962.

Selleck P.W., et al. 2003. An outbreak of highly pathogenic avian influenza in Australia in 1997 caused by an H7N4 virus. Avian diseases, 47: 806-811.

Skowronski D.M., et al. 2006. Human illness and isolation of low-pathogenicity avian influenza virus of the H7N3 subtype in British Columbia, Canada. The Journal of Infectious Diseases, 193: 899-900.

Sovinova O., et al. 1958. Isolation of a virus causing respiratory disease in horses. Acta virologica, 2: 52-61.

Stegeman A., et al. 2004. Avian influenza A virus(H7N7)epidemic in The Netherlands in 2003: course of the epidemic and effectiveness of control measures. The Journal of Infectious Diseases, 190: 2088-2095.

Tweed S.A., et al. 2004. Human illness from avian influenza H7N3, British Columbia. Emerging infectious diseases, 10: 2196-2199.

Wang Z., et al. 2014. Early hypercytokinemia is associated with interferon-induced transmembrane protein-3 dysfunction and predictive of fatal H7N9 infection. Proceedings of the National Academy of Sciences of the United States of America, 111: 769-774.

Webster R.G., et al. 1981. Conjunctivitis in human beings caused by influenza A virus of seals. The New England journal of medicine, 304: 911.

World Organization for Animal Health. 2012. Avian influenza Manual of Diagnostic Tests and Vaccines for Terrestrial Animal: 1-19.

Wu C.Y., et al. 2014. Squalene-adjuvanted H7N9 virus vaccine induces robust humoral immune response against H7N9 and H7N7 viruses. Vaccine, 32: 4485-4494.

Yang H., et al. 2010. Structures of receptor complexes of a North American H7N2 influenza hemagglutinin with a loop deletion in the receptor binding site. PLoS pathogens, 6: e1001081.

Zhang Q., et al. 2013. H7N9 influenza viruses are transmissible in ferrets by respiratory droplet. Science, 341: 410-414.

Zhu H., et al. 2013. Infectivity, transmission, and pathology of human-isolated H7N9 influenza virus in ferrets and pigs. Science, 341: 183-186.

第十章　H8　亚　型

H8 亚型流感病毒为低致病性流感病毒，目前资料表明主要在水禽中存在，一般不引起宿主产生临床症状，因此一直没有引起人们的重视。近年来在我国鸟类流感流行病学监测中，在江苏、新疆曾分离得到 H8 亚型流感病毒，但数量较少。2009 年新疆雁形目鸟类流感监测中，H8 亚型流感病毒的阳性率高达 15.38%，但 2010 年感染率为 0，2011 年仅 1.05%（成进等，2012）。目前尚未有证据显示 H8 亚型流感可以感染人。

一、流行病学

1. 流行情况

扬州大学农业部畜禽传染病学重点开放实验室于 2002～2006 年对我国华东地区水禽流感进行了长达 4 年的跟踪监测，从中分离到多种稀有亚型流感病毒，例如 H1N1、H3N2、H3N8、H4N2、H4N6、H6N2、H10N3、H11N2 和 H8N4 等，其中 H8 亚型仅分离到 1 株（薛峰等，2006）。

2009 年新疆畜牧科学院兽医研究所等机构开始对新疆雁形目野生鸟类流感血清流行病学开展研究，新疆雁形目鸟类流感监测中 H8 亚型流感病毒的阳性率高达 15.38%，所有阳性水禽均为临床健康状态（成进等，2012）。

2. 易感宿主

目前仅在水禽中分离到 H8 亚型流感，湿地和水栖野鸟（雁形目和鸻形目）是 H8 亚型流感天然宿主（仇保丰等，2008）。尚未有在其他动物体内分离到 H8 亚型流感的报道。

3. 流行特点

关于 H8 亚型流感的研究较少，因此不同地区不同时间的 H8 亚型流感的流行状态差异极大，有待进一步开展相关研究工作。

二、诊断

1. 检疫法规

OIE 陆生动物卫生法典（2014 年版）在动物（主要是禽类）的相关章节中未提及针对 H8 亚型流感的检疫要求。在"通报性禽流感病毒感染"一章中，通报性禽流感的定义为病原为 H5 或 H7 亚型流感病毒，或者静脉接种致病指数（IVPI）大于 1.2（或造成至少 75% 死亡率）的禽流感病毒所引起的家禽感染。按照该定义，目前已知的 H8 亚型流感病毒均不属于通报性禽流感病毒。

世界卫生组织 WHO 在发布的与流感有关的技术信息和出版物中也未提及针对 H8 亚型流感的规章和条例。

2. 诊断方法

H8 亚型流感的主要诊断方法包括：①病原分离鉴定；②血清学方法：a.血凝抑制（HI）试验，b.酶联免疫吸附（ELISA）。

目前广泛使用的诊断方法还包括反转录聚合酶链反应（RT-PCR，含套式 PCR 及多重 PCR），实时荧光 RT-PCR、RT-LAMP、基因芯片等，这些方法具有特异、灵敏、快速简便的优点。

三、防控与预警

目前，世界范围内的流感疫情愈演愈烈，世界各国相继在动物体内检出 H8 亚型流感病毒，动物携带病毒跨境传播的风险日益受到世界各国的关注。随着对新型流感病毒变异性认识的不断加深，我们有理由进一步加强动物流感防控体系建设，积极做好应对措施的准备工作，并做好以下几点。

1. 信息收集

H8 亚型流感疫情的预警和应急控制，需要更细致、全面、准确的信息，当前我国并没有对 H8 亚型流感病的传染状况以及国际上的防控政策信息开展有针对性的整理工作，我们有必要进一步加强信息收集，吸纳相关领域专业人员组成信息小组，共同参与，建立信息网络平台，及时交换各种信息。

2. 风险分析

风险分析已经是重大动物疫病防控工作中的重要内容，其在疫病预警、监管决策中的作用日益显著。面对 H8 亚型流感疫情不断变化的发展趋势，加强风险分析工作，及时提出风险结论和决策建议显得尤为重要。因此我们应强化风险分析工作机构，由风险分析专家组组织开展风险分析工作，同时加强风险交流工作，由于国际间动物流行病的传播，国际贸易模式变化等都会带来风险，所以风险分析需要反复研究和及时更新。

3. 疫情监测

检验检疫机构在口岸管辖范围内持续不断地开展疫情监测，能够在一定程度上保障外来的 H8 亚型流感疫情不传入国内。同时，应采用认可的检测方法，了解 H8 亚型流感病原在不同地点、不同时间、不同的易感动物、不同的环境条件的活动情况。监测要连续、可靠、定期，并实现监测信息的及时传递。

4. 警示通报

境外发生 H8 亚型流感疫情或者疑似疫情时或出入境检验检疫工作中检出或发现 H8 亚型流感疫情或者疑似疫情时，要及时通报，采取紧急预防措施防控大规模流感疫情发生。相关部门有责任组织将收集的重大疫情信息、整理、分析，根据《重大动物疫情应急条例》和质检总局《进出境重大动物疫情应急处置预案》总体要求，启动应急处置预案，采取有力措施，控制和扑灭疫情。

5. 控制措施

如贸易国发生 H8 亚型流感疫情时应：①停止颁发《进境动植物检疫许可证》，吊销已经发放的进境检疫许可证。②严格货物查验，禁止直接或间接从疫情发生国家或者地区输入易感动物及其产品，已运抵口岸的一律作退回或销毁处理。③严格旅客携带物品和邮寄物品的检验检疫，禁止邮寄或旅客携带来自疫区的易感动物及其产品进境，一经发现，一律作退回或销毁处理。④加强对来自疫区运输工具的检疫和防疫消毒。对途经我国或在我国停留的国际航行船舶、飞机和火车等运输工具，如发现有来自疫区的易感动物及其产品，一律作封存处理；其废弃物、泔水等，一律在出入境检验检疫机构的监督下作无害化处理，不得擅自抛弃；对运输工具和装载容器的相关部位及入境旅客的鞋底采取有效消毒处理。⑤与海关、边防等部门配合，加强对来自疫区的走私等非法活动的打击，监督对截获的非法入境的来自疫区的易感动物及其产品的销毁处理。

如境内发生 H8 亚型流感疫情时应：①加强出口货物的查验，停止来自受疫情威胁区的易感动物及其产品的出口，停止接受来自受疫情威胁区的易感动物及其产品的报检，停止位于疫区猪禽产品的屠宰、加工企业的生产。②对已在疫区生产的猪禽产品及其加工原料，已运抵口岸、来自疫区的易感动物及其产品，要就地封存。③加强与地方动物防疫部门的联系、沟通和协调，了解疫区划分、疫情控制措施及结果、诊断结果等情况，配合做好疾病控制工作。④加强对非疫情威胁区出口易感动物养殖场、屠宰和加工企业的监督管理，加强出口前的检查和养殖场的疫情监测。

如检验检疫工作中发现 H8 亚型流感疫情时应：①对疫点采取隔离和消毒等疾病控制措施。②作为疑似疫情向有关部门报告。③停止办理检疫手续，对进口动物及其产品采取就地隔离或者控制措施。④采集病料送规定的实验室进行初步诊断。⑤严格限制人员、易感动物或其产品、病料等样品、器具、运输工具等进出隔离控制区，严禁无关人员和车辆出入隔离控制区。所有出入控制场所的人员和车辆，必须经检验检疫机构批准，经严格消毒后方可出入，并且实行出入登记制度。

四、研究进展

目前，吉林大学畜牧兽医学院、军事医学科学院军事兽医研究所，以及吉林农业大学动物科技学院开展了重组 H8N4 亚型流感病毒相关研究工作,利用霍夫曼8 质粒拯救流感病毒原理，在前人成功构建载体的研究基础上，将 H8N4 亚型病毒的 HA 和 NA 基因插入双向转录/表达载体 pHW2000 中，并与适应毒株 A/PR/8/34（H1N1）的 6 个质粒 pHW2000-PB2、pHW2000-PB1、pHW2000-PA、pHW2000-NP、pHW2000-M、pHW2000-NS 共转染 293T 和 MDCK 混养细胞，在细胞内部完成病毒粒子的组装，然后接种 SPF 鸡胚，经 3 代扩毒后，成功拯救了 H8N4 亚型重组流感病毒。8 质粒系统不需要单独表达 RNPs 形成所必需的 PB2、PB1、PA 这三种聚合酶及 NP 核蛋白，而是利用一个双向转录/表达载体上的 RNA 聚合酶 I 、 II 启动子来实现基因的转录和表达的同步完成，节省了质粒，提高了拯救的效率（崔鹤馨等，2012）。

对重配 H8N4 流感病毒的部分生物学特性进行初步分析，结果表明拯救的 H8N4 流感病毒是鸡胚高复制性流感病毒，符合一般流感病毒的生物学特性。由于流感病毒的高危害性和其变异较快且各型之间又不能交叉防护，在后续的工作中，研究团队将把成功拯救的重配 H8N4 流感病毒接于动物体内，进一步研究流感病毒的变异机理，为流感病毒减毒活疫苗的研制等奠定坚实的基础（崔鹤馨等，2012）。

（仇松寅）

参 考 文 献

成进, 沙依兰古丽, 夏俊, 等. 2012. 广西健康青年 H9、H6 亚型禽流感病毒血清抗体调查.

中国兽医杂志, 48(12): 3-6.

崔鹤馨, 李沂, 田宇飞, 等. 2012.重组 H8N4 亚型禽流感病毒的拯救. 中国动物传染病学报, 20(1): 77-81.

仇保丰, 刘武杰, 彭大新, 等. 2008.近年来华东地区家鸭中禽流感病毒的亚型分布. 微生物学报, 48(10): 1290-1297.

薛峰, 彭宜, 张小荣, 等. 2006.家鸭中 H8N4 亚型流感病毒株 A/duck/Yangzhou/02/2005 的全基因克隆和序列分析. 病毒学报, 6(22): 450-455.

第十一章 H9 亚型

H9 亚型毒株最早于 1966 年由 Homme 和 Easterday（1970）首次从美国火鸡体内分离。目前已经分离到的 H9 亚型毒株有 H9N1、H9N2、H9N3、H9N5、H9N6 和 H9N8 亚型，其中 N2 亚型是 H9 亚型的主要 NA 亚型，目前 NCBI 公布的 H9 亚型毒株，N2 亚型占到了 96% 以上。1992 年以前亚洲 H9N2 亚型流感病毒仅在鸭体内分离到，1994 年陈伯伦等在广东某鸡场的蛋鸡中首次分离到我国的 H9N2 亚型禽流感毒株 A/Chicken/Guangdong/l/94（H9N2）。1998 年从香港猪体中分离到第一株 H9N2 猪流感病毒。1999 年郭元吉等从广东省的 5 名流感患者体内分离到了 5 株 H9N2 流感病毒，Peiris 等也从香港的 2 名患流感的女孩体内分离到了 2 株禽源 H9N2 病毒。此外，还从狗和牛体内分离到 H9N2 流感病毒。目前 H9 亚型，尤其是 H9N2 亚型流感病毒已经在很多国家的禽群中流行。虽然该亚型病毒对禽群呈低致病力，主要临床表现仅为轻度呼吸道症状，但由于易与其他致病微生物发生协同作用，造成继发感染，从而引起禽群的高发病率和致死率，对各国养禽业的危害也很大。更为严重的是，它可以穿越宿主障碍感染哺乳动物和人，并有可能成为人间大流行的潜在毒株（Guo et al，1999；Li et al，2003）。

一、流行病学

1. 流行情况

1966 年，Homme 和 Easterday（1970）从美国威斯康星北部患有轻度呼吸道疾病的火鸡体内分离到了一株流感病毒——A/Turkey/Wisconsin/1/66，经血清学鉴定为 H9N2 亚型，这是 H9 亚型的第一株分离株。在北美地区主要从一些海鸟和野禽体内检测出 H9 亚型流感病毒，在圈养的禽群内还鲜有报道（Lee et al，2000）。在世界其他范围内多有报道（Alexander，2000）：法国、爱尔兰、德国、意大利、伊朗、沙特阿拉伯、巴基斯坦、以色列、印度，以及日本、韩国、南非等地均有 H9 亚型的报道（Campbell，1998；Fioretti et al；1998；Halvorson et al，1998；Mo et al，1998；Werner，1998，1999；Naeem et al，1999，2003；Guo et al，2000；Lee et al，2000；Mase et al，2001；Nili and Asasi，2002，2003；Bano et al，2003）。

目前已经分离到的 H9 亚型毒株有 H9N1、H9N2、H9N3、H9N5、H9N6 和 H9N8

亚型，其中 N2 亚型是 H9 亚型的主要 NA 亚型，目前 NCBI 公布的 H9 亚型毒株中，与 N2 亚型配对占到了 96% 以上。

Shortridge（1992）早在 1975～1985 年就对我国香港地区活禽市场的禽类进行了长期的 A 型流感病毒的监测，从外表健康的鸭体内分离到了 H9N2 亚型，但是在鸡体内没有发现。而在之后的监测过程中发现自 20 世纪 90 年代中期，H9N2 亚型流感病毒就开始在华南地区的禽群广泛稳定地存在（Guan et al，1999）。我国大陆地区首次分离到 H9 亚型流感病毒是在 1992 年，而陈伯伦等（1994）从广东省某鸡场分离得到；唐秀英等（1998）从四川发病鸡群中分离到 H9N2 病毒；付朝阳又从我国部分地区的发病鸡群、鸭群、鹌鹑体中，分离到 H9N2 亚型病毒（付朝阳，2001）；陈福勇等（1999）也从华北地区某鸡场分离到该亚型的病毒。近几年，对我国部分省、市、区商品蛋鸡场及养鸡专业村进行禽流感血清学调查中发现，H9 亚型阳性鸡群占总的流感病毒抗体阳性鸡群的 93.67%，其中绝大部分是 H9N2 亚型（付朝阳，2001），这说明 H9N2 亚型流感病毒在我国广泛存在，且流行情况较为复杂，并存在着多个不同的基因型。由于其分布广泛并呈逐渐蔓延之势，因此给养禽业造成的威胁是巨大的。严重制约了养禽业的发展，是我国禽群现有流感病毒的主要亚型（郭霄峰等，2002）。

H9N2 亚型病毒不仅存在于禽群中，也可以在猪、人及其他哺乳动物体内分离到。有研究人员对 1998～2000 年中国香港由内地引进的猪群进行了流行病学调查，结果表明 H9N2 亚型流感病毒已经在猪群中广泛流行。分子进化分析表明，这些毒株均为禽源毒株（Peiris et al，1999a，2001）。此后，李海燕等（2004）在对我国山东、福建等省猪群所做的流行病学调查中分离到了多株 H9N2 亚型流感病毒；Xu 等（2004）也相继报道了在山东省的猪体内分离到了 H9N2 亚型流感病毒。1999 年 2 月，Guo 等（1999）发现 5 个禽源 H9N2 亚型病毒感染人病例；3 月香港从两个患流感的女孩子体内也分离出 2 株 H9N2 亚型流感病毒（Peiris et al，1999b），虽然 7 人均全部康复，但 H9N2 亚型流感病毒已突破宿主间屏障，无需经过中间宿主的传递即可直接感染人（Lin et al，2000）。此外，研究人员分别在广西的马（刘奇松，2012）和狗（Sun et al，2013）体内也分离到了 H9N2 亚型流感病毒。

2. 易感宿主

H9 亚型流感病毒可以感染多种禽类，其中包括鸡、鹌鹑、鸵鸟、鸭、鹅和火鸡、野鸡（黄胜斌等，2011）等，也能自然感染人、猪、马和狗等其他哺乳动物等。

Xu 等于 2004 年分离到 A/Swine/Shandong/1/2003（H9N2），经进化树分析发现，病毒可能起源于鸡和鸭源 H9N2 病毒的重组。由此可见，H9N2 流感病毒有可能突破种间屏障，由家禽直接感染人类和其他哺乳动物。H9N2 亚型禽流感病毒不经过适应就能够感染小鼠、豚鼠和雪貂等哺乳动物，这表明 H9N2 亚型流感病毒在一定程度上具备了感染哺乳动物的能力,并已有研究表明 H9N2 亚型能够在雪貂和小鼠中同群传播。郭元吉等(1999)从 5 名流感样患者的标本中分离出 H9N2 亚型流感病毒,从约 19%的人体内检测出高滴度 H9N2 抗体。Peiris 等(1999)也从香港 2 名上呼吸道感染儿童的标本中分离出 H9N2 亚型流感病毒。11 月,郭元吉等再次从广州某患儿呼吸道中分离出 H9N2 亚型流感病毒。Lin 等(2000)对 1999年香港地区分离得到的两株人 H9N2 毒株各基因片段进行克隆和序列分析,发现这两株人 H9N2 毒株与鹌鹑 H9N2 A/Qa/HK/G1/97 毒株所有基因片段高度同源,同源率达 99%～100%;而与 1997 年 H9N2 其他亚群的代表毒株 A/CK/HK/G9/97 和A/DK/HK/Y280/97 同源率仅 85%～96%(PB1、PB2 片段除外)。其 6 个内部基因片段与引起香港禽流感的人体分离株 A/HK/156/97(H5N1)高度同源,同源率超过了 98%。研究证明:人 H9N2 毒株和鹌鹑 H9N2(A/Qa/HK/G1/97)毒株 HA 抗原 183 位均为组氨酸,190 位为谷氨酸,226 位为亮氨酸,而从鸭、鸡和鸽子等其他禽类分离得到的 H9N2 毒株无此发现。并且这两毒株在 NA 抗原蛋白跨膜部分都发生了 38 和 39 位点氨基酸残基的丢失,再次强调了人 H9N2 毒株和鹌鹑 H9N2毒株关系的紧密性,从而进一步证实 1999 年香港 H9N2 感染事件的发生是由鹌鹑H9N2 毒株直接感染人所致,即 H9N2 亚型禽流感病毒可直接感染人类。另外,尤其值得关注的是,人 H9N2 毒株 6 个内部基因片段氨基酸序列与人 H5N1 毒株 PB1、PB2、NP、M1 和 NS1 片段的氨基酸序列无明显差别,特别是 NP、NS1 片段与A/HK/481/97 毒株(H5N1)显示出高度的同源性。

目前发现的 H9N2 可由鹌鹑直接感染人,并持续在鹌鹑间传播,说明流感病毒并不是所有亚型一定需要在猪体内发生适应或重配后才能感染人,鹌鹑在 H9N2亚型流感病毒跨种属传递中可能占有重要的地位。Perez 等(2003)报道在实验感染途径下,鹌鹑对绝大部分亚型的流感病毒易感,20 世纪 70 年代从鸭中分离的H9N2 亚型流感病毒更易感染鹌鹑,主要通过呼吸道水平传播。该传播实验提示我们 H9N2 有可能首先是在鹌鹑体内适应,然后再传播给其他陆地禽类的。鹌鹑在H9N2 亚型流感病毒的生态体系中可以作为中间宿主,它提供了一个禽类和哺乳类动物流感病毒发生基因重配的合适条件,使 H9N2 可能获得感染人并在人间传播的能力,从而造成流感世界范围的大暴发。值得注意的是,Peiris 等(2001)报道在猪中同样也可检测到禽流感病毒 H9N2 亚型,更加提醒我们警惕 H9N2 世界大暴发的潜在危险性。

据报道,在我国的南方和北方人群中,都已受到了 H9N2 亚型流感病毒的感染。在 1997 年 9 月至 1998 年 10 月,广州地区接触家禽的职业人群血清中 H9 亚型流感病毒抗体阳性率为 15.1%;2001 年潮汕地区健康青年人群中 H9 亚型流感病毒抗体阳性率为 37.2%;2002 年上海市人群中 H9 亚型流感病毒抗体阳性率为 7.56%;2002 年深圳地区一般人群血清中的亚型流感病毒抗体阳性率为 26%;2004 年对珠

海普通人群血清中 H9 亚型流感病毒抗体阳性率为 9.65%；2006 年包头市人群中
H9 亚型流感病毒抗体阳性率为 36%；2007 年对广西健康青年进行的血清学调查发
现，血清中 H9 亚型流感病毒抗体阳性率达到 13.69%。上述资料显示，H9 亚型流
感病毒在人群中存在，虽然其暂不具备高致病性，但还是值得关注。

3. 流行特点

　　H9N2 亚型在全世界范围均有分布，按地区可分为北美和欧亚两个种系（Guo
YJ et al，2000），并将欧亚大陆分支进一步划分为三个亚分支：A/Duck/HongKong/
Y280/97-like 或 A/Chicken/Beijing/1/94-like 亚分支（缩写为 Y280-Like 或
BJ94-like）、A/Quail/HongKong/Gl/97 亚分支（缩写为 Gl-like）和 A/Duck/HongKong/
Y439/97 亚分支（缩写为 Y439-like）。Y280-like 亚分支主要在中国地区流行，并
形成地方性流行病；G1-like 亚分支毒株主要分布于伊朗、以色列、阿联酋、沙特
阿拉伯、巴基斯坦、印度等国家，其中也有部分中国华南地区以及日本的分离株
和引起德国 1998 年暴发的 H9N2 禽流感疫情毒株。Y439-like 主要是韩国毒株。值
得注意的是，香港与华南地区的毒株则在以上三个亚分支中均有分布，这也反映
了被认为是"流感中心"的中国华南地区复杂的流感病毒生态（Xu et al，2007b）。

　　根据 HA 基因可以将 H9N2 亚型流感病毒划分为 3 个谱系，即 CK/Beijing、
G1 及 Y439 或 Korean 谱系。研究人员发现在 2001～2003 年，H9N2 流感病毒广泛
存在于活禽市场，并分离到了 19 株病毒，全部属于 Y280 系。1998 年以后，
Alchicken/Shanghai/F198（SH/F）在中国出现，很快在大陆地区流行和传播开来，
并逐步取代了 BJ/94 成为流行优势每株。Zhang 等（2008）对 1998～2002 年的从
免疫的肉鸡体内分离的 11 株 H9N2 进行了分析，发现它们和 SH/F 有较高的相似
性，且这 11 株病毒在 NA 的 62～64 位氨基酸都发生了缺失，证明它们都是 SH/F
的后代。Sun 等用在 2003～2008 年从中国北方禽和猪体内分离的 22 株序列，联合
已公开的数据，系统地分析了中国 1994～2008 年 H9N2 禽流感的进化，发现从 1994
年开始 H9N2 在中国一直存在，并且进行了大量的重组，新的基因型不断出现。
BJ/94 和 SH/F 在中国南方和北方都一直存在并不断传播，BJ/94 在 2000 年前在中
国占优势地位，后来逐渐被 SH/F 取代，从 2004 年以后变为优势毒株。在 2002～
2003 年，至少有 5 组抗原发生了有意义的抗原漂移，经动物实验证明 SH/F 比 BJ/94
能更有效地在鸡体内复制和传播。对中国和全球的 H9 亚型流感进行了系统的分
类，发现我国 H9N2 主要以 BJ/94 系为主，而在亚洲其他国家和欧洲主要是流行
G1 系为主，共计分离到 H9N2 病毒 950 株，占分离到的流感病毒比例为 70.4%。
2013 年杨婧等报道了我国 H9N2 亚型流感的流行现状，总共对 2009～2011 年的 30
株病毒进行了分析，发现中国大陆是多个病毒变异体共存的环境，抗原性较为复
杂。2014 年 Wang 等在进行 H6 亚型流行病学调查中又分离到 H9 亚型毒株 1881

株。总之，H9N2 亚型流感在我国广泛存在，是我国现有流感病毒中的主要亚型。

1997 年 Guan 等对香港活禽市场进行禽流感病毒监测，结果显示 H9N2 为市场中仅次于 H5N1 流行分布的流感病毒亚型，约占感染家禽的 4%，主要为鸡。同时对分离得到的 H9N2 毒株各基因片段进行分析，发现 1997 年香港地区 H9N2 亚型主要分为 3 个代表亚群：G1 亚群（以 Qa/HK/G1/97 毒株为代表）、G9 亚群（以 CK/HK/G9/97 毒株为代表）和 Korean 亚群（以 DK/HK/Y439/97 毒株为代表），它们均属于欧亚种系。对这些 H9N2 毒株进行同源性比较，发现对于 HA 和 NA 基因片段，Qa/HK/G1/97 毒株与 CK/HK/G9/97 毒株核苷酸同源率较高，为 91%~92%；而它们与 DK/HK/Y439/97 毒株的同源性则较低，仅为 84%~88%。值得注意的是，Qa/HK/G1/97 毒株的 6 个内部基因片段与可直接感染人的高致病性的 CK/HK/156/97（H5N1）毒株高度同源。目前认为 H5N1 通过获得 H9N2 的内部基因作为内含基因而发生了基因重组。

4. 分子流行病学

早期对 H9N2 亚型的研究都仅限于对毒株的分离报道，较少进行系统遗传进化分析。从 1997 年以后不断有文章报道对 H9N2 流感病毒的系统发育分析，主要通过病毒分离、全基因组测序和构建进化树来判断该病毒是否发生突变和重组。研究表明在欧亚大陆稳定存在的 H9N2 可以根据 HA 和 NP 的不同，将其分为不同的系，并认定了三个系的代表毒株分别是 A/Chicken/Beijing/1/94（BJ/94）或者 A/Duck/Hong Kong/Y280/97（Y280）、A/Quail/Hong Kong/G1/97（G1）、A/Duck/Hong Kong/Y439/97（Y439）或 A/Chicken/Korea/323/96（Kor323）。其中 G1 毒株被认为是 1997 年香港高致病性禽流感 H5N1 毒株的内部基因供体，通过序列比对发现 PB1 和 PB2 与 H9N2 G1 株的相似性高达 97%~98%，而其他基因的相似性在 85%~90%；其能在鸡鸭体内复制但不引起临床症状，对小鼠有致病性，能在小鼠脑内复制。而 Y439 或 Kor323 毒株对小鼠、鸡、鸭等动物均不能引起临床症状。A/Chicken/Hong Kong/G9/97（G9）可以在猪的气管中有效复制，在中国南方地区人和猪体内都有分离到该毒株，分析发现其 NA 基因区别于 G1 系，故将其单独列为一个稳定的代表系。1998 年以后，A/Chicken/Shanghai/F/98（SH/F）在中国出现，很快在大陆地区流行和传播开来，并逐步取代了 BJ/94 成为流行优势毒株。对其致病性研究发现，其与 BJ/94 比，能对 SPF 鸡引起更严重的病理反应；其 RNP 基因（PB1、PB2、PA 和 NP）来源于新的毒株，其余基因仍然与 BJ/94 高度同源，所以在分析 H9N2 RNP 基因片段时除了上述三个代表系以外，SH/F 也是一个重要的代表系。这一分类方法也被视为 H9N2 遗传演化和系统发育分析的经典方法，被大多数研究所采用。另外一种分类方法较少使用，主要参考 H5N1 的分类方法，如 G1 株被分在了 h9.4.1 系，而 G9 株被分在了 h9.4.2 系。2005 年 Li 等对 1996~2002

年分离的病毒分析发现所有的病毒都来源于 BJ/94 系，然后和 G1、G9、F/98、WI/66 系病毒进行了重组。根据片段的不同来源，将相似性大于 94% 视为相同来源，按照各基因片段出现的先后对各病毒进行了基因型分类。研究发现了 A～I 共 9 个基因型，其中 BJ/94 定义为 A 基因型，G9 定义为 B 基因型，SH/F 定义为 H 基因型。后来这一方法得到了广泛的采用，虽然各个研究并没有延续编号，但方法都大同小异。研究人员对中国东部和北部从鸡体内分离的 17 株 H9N2 进行遗传学分析，并以 BJ/94、G1、Y439、G9 和 F/98 为参考株进行了基因型分类，按不同的八个片段来源分为了 7 个基因型，除已报道的 A 到 I 型和被发现的 J、K、L 三个基因基因型外，该研究中又发现了五种新的基因基因型 M～Q。后有学者发现了一株新的重组体 FJ G9，通过遗传学分析发现它属于新的基因 T 型。

　　Matrosovich 等将 1997～1999 年香港地区分离得到的禽 H9N2 毒株与 GenBank 上的其他 H9N2 毒株的 HA 基因片段进行克隆及序列分析，结果发现：前者毒株的受体结合部位（receptor-binding site，RBS）某些位点的氨基酸发生了突变，如 226 位谷氨酸→亮氨酸。再进行进一步的 HA 受体结合特异性分析，发现这些 226 位点为亮氨酸的 H9N2 毒株易于结合唾液酸 α-2，6 半乳糖受体，表现出人 H3N2 亚型流感病毒相似的受体结合特性（Matrosovich et al，2001）。另外，他们还发现这些 H9N2 毒株的 NA 红细胞吸附位点（hemadsorbing site，HB）发生了 1～4 个氨基酸的突变，这一特征与人源流感病毒 H3N2、H2N2 相似，而不同于其他禽源流感病毒。事实上，HB 位点与 HA 抗原的受体结合特性存在某些联系：对于那些 HA 抗原易与易感细胞唾液酸 α-2，3-半乳糖受体结合的流感病毒，其 HB 位点氨基酸序列高度保守，而 HA 抗原易与易感细胞唾液酸 α-2，6-半乳糖受体结合的流感病毒，HB 位点氨基酸序列则大多数发生突变。

　　国内外很多学者对 H9N2 亚型流感病毒的遗传进化及生物学特性进行了大量研究，我国 H9N2 亚型流感病毒流行情况较为复杂，存在着多个不同的基因型。Li 等研究了 1996 年到 2002 年间 27 例从鸡和鸭分离出的 H9N2 亚型流感病毒的进化，表明大部分在 1996 年后分离的病毒抗原性与目前在国内使用的疫苗株不同，其中 1998 年分离的 3 例对金刚烷胺耐药（Li et al，2005）。其实所有病毒均来源于 CK/BJ/1/94-like 病毒，并且与 QA/HK/G1/97-，CK/HK/G9/97-，CK/SH/F/98-和 TY/WI/66-like 病毒通过复杂的重组而形成复合基因型。Li 等（2004）对 2000 年到 2003 年间中国 19 个省市流感病毒在猪中的血清学和病毒学进行了调查研究，发现在一些地区的猪场 H5 和 H9 亚型对养猪业是个潜在的灾难。郭元吉等（2005）也证实从中国大陆猪上分离的 H9N2 亚型很可能来源于禽流感 H9N2 亚型，而且可不通过猪而直接感染人。Choi 等分析了 2003 年香港活禽市场 H9N2 亚型病毒的进化，H9N2 亚型是 2001～2003 年活禽间最流行的病毒亚型，至少有 6 个基因型。19 株 H9N2 亚型遗传进化分析表明，HA 基因都来源于 A/Duck/Hongkong/ Y280/97 或

A/Chicken/Beijing/1/94-like 系病毒，其非结构基因来自于 A/Duck/Hongkong/Y280/97 系病毒，而有些病毒的基因和 2001 年引起香港 H5N1 亚型禽流感发生的病毒同源性较高。6 种基因型发现均能在鸡和鼠中很快复制，感染的鸡没有症状，但两种基因型对鼠有致死性。

稽康（2009）对 H9 亚型流感病毒多样性及进化进行了分析，共选取 115 株（102 株禽源、5 株人源和 8 株猪源毒株）代表株进行 H9 亚型流感病毒的系统进化树的绘制，从其全景拓扑结构及毒株间遗传距离数值可以将该亚型划分为 4 个谱系，分别为 h9.1、h9.2、h9.3、h9.4。h9.1 谱系，主要对应北美比较古老的 H9 亚型毒株，由 A/Ty/Wisconsin/1/1966 作为代表株，这也是 H9 亚型流感病毒的最早的分离株，分离于美国的威斯康星州。而另一株 A/Chicken/Heilongjiang/35/00 与 A/Ty/Wisconsin/1/1966 的同源性达到了 99.9%，于 2000 年在中国的黑龙江省分离。从同源性来分析，这可能不是分离于自然界（Xu et al，2007b）。h9.2 谱系主要包含 20 世纪 90 年代分离于北美的一些毒株，具有独特的时间、地域特性。h9.3 谱系的毒株分布很广泛，主要分布于北美、欧洲、东亚部分国家以及新西兰和南非。该谱系可进一步划分为 3 个亚分支，分别命名为 h9.3.1～h9.3.3。h9.3.1 分支主要包含东半球（香港、新西兰、意大利）70 年代末到 80 年代初的一些分离株；h9.3.3 分支主要包含东半球（欧洲、亚洲及南非）90 年代以后到目前的一些分离株；而 h9.3.2 分支则是西半球（全部为北美地区）的一些分离株，时间跨度为 1980～2003 年。h9.4 谱系的毒株全部来自于东半球，且主要分布于亚洲，其中 h9.4.1 主要为中东及附近地区（伊朗、以色列、迪拜、巴基斯坦、印度），以及少数德国、日本和中国的香港、汕头的分离株。h9.4.2 多为中国内地的分离株，以及个别日本的分离株。在该谱系中，有个别的人源分离株，这也是目前研究人员关注的焦点（Lin et al，2000；Li et al，2003；Xu et al，2007a，2007b）。对 H9 各谱系、亚分支进行遗传距离计算：三个谱系之间的遗传距离数值为 7.2%～31.5%，均值为 32.2%；各谱系内的亚分支遗传距离数值为 5.9%～21.8%，均值为 12.0%。

赵军等（2011）对 1998～2008 年分离到的 25 株不同毒力 H9N2 亚型流感病毒比较分析的基础上，挑选了较强致病力、中等致病力、弱致病力各 2 个代表株进行研究，扩增其 HA 基因，对其受体结合位点、潜在糖基化位点以及裂解位点与国内外的参考毒株进行比较分析，发现毒株在致病性试验中对 SPF 鸡胚和 SPF 雏鸡的致病性上有一定区别，但迄今远未达到高致病力的程度。HA 基因序列分析表明除致病性较强的两个毒株在 145aa～147aa 多了一个糖基化位点 NGT 之外，其余毒株均含 8 个糖基化位点。推测这两个毒株表现出较强的致病性有可能与新糖基化位点的出现有一定的关系，影响机制可能是新糖基化位点的出现改变了病毒的抗原性并影响受体结合特性。

刘奇松等（2012）采用 RT-PCR 和血清学相结合的方法对从广西 4 个市采集的

马肺组织样品和马血清进行 H9N2 亚型流感病毒的检测,从 284 份马肺组织样品接种鸡胚后收取的尿囊液中,检测出 1 份阳性,阳性率为 0.35%;而检测的 1110 份马血清,H9N2 亚型阳性有 7 份,阳性率为 0.54%。应用鸡胚接种的方法分离出一株病毒,通过血凝抑制实验及对全基因序列分析,鉴定为 H9N2 亚型流感病毒,将分离株命名为 A/equine/Guangxi/3/2011(H9N2)(简称 GX3 株)。对 GX3 株进行鸡胚半数致死量(ELD50)和 1 日龄雏鸡脑内接种指数(ICPI)测定试验,其 ELD50 和 ICPI 值分别为 $10^{-6.43}$/0.2ml 和 0.09;经免疫效果试验证明 GX3 株具有较好的免疫原性;对 GX3 株各基因的关键位点分析发现,GX3 株 HA 基因的氨基酸在第 183、225、227 及 228 位点处均非常保守,而在 226 位氨基酸为亮氨酸(Leu),具有受体 SAα-2,6-Gal 特异性;在 HA 裂解位点处含有 2 个碱性氨基酸,其 HA1 与 HA2 氨基酸裂解位点处的序列为 RSSRGLF,具有典型的低致病性流感病毒裂解位点的氨基酸序列特征;PB2 基因第 627、701、714 位氨基酸分别为谷氨酸(Glu)、天冬氨酸(Asp)、丝氨酸(Ser),PB1-F2 蛋白的第 66 位氨基酸为天冬酰胺(Asn),NP 基因第 319 位氨基酸为天冬酰胺(Asn),NS1 蛋白的第 92 位氨基酸为天冬氨酸(Asp),这些都说明 GX3 株为低致病性毒株。糖基化位点分析中,HA 和 NA 基因均具有 8 个糖基化位点,其中 HA 在第 313 位氨基酸处比参考毒株多出一个糖基化位点,NA 在第 44 位氨基酸位点处比参考毒株多出一个糖基化位点,而其余的糖基化位点均比较保守,没有出现明显改变。耐药性基因位点分析中,NA 基因 119E、151D、276E、292R、294N,表明 GX3 株对神经氨酸酶抑制类药物敏感;M2 基因 S31N,表明 GX3 株具有金刚烷胺类药物的抗性。通过系统进化树及分析可知 GX3 株各个基因片段的大体来源:PB2 和 M 基因来源于 Gl-like 亚系毒株,PB1、PA 和 NP 基因来源于 SH/F/98-like 亚系毒株,NA 基因来源于 G9-like 亚系毒株,HA 和 NS 基因来源于 Beijing 亚系毒株。可见,GX3 毒株的基因片段来源于 4 个经典的 H9N2 毒株,组合成了一个新的基因型。

　　林中青(2014)对我国北方五省 2001～2012 年分离的 19 株 H9N2 亚型禽流感病毒进行了系统的遗传进化分析。发现其中 8 株病毒表面糖蛋白 HA226 位残基为亮氨酸,而在流感病毒中其会表现出与人的 α-2,6 唾液酸酶受体亲合力更高,这意味着对人类健康具有一定威胁。3 株病毒 HA 的 300 位因由苏氨酸突变为异亮氨酸而导致丢失了一个潜在糖基化位点,另有 7 株病毒在 315 位因由脯氨酸突变为丝氨酸而增加了一个潜在糖基化位点,早期研究表明糖基化位点与病毒的生物学特性有重要关系。CK/HN/321/08 和 CK/HN/323/08 株的 NA 基因与其余的分离株比,62～64 位没有发生氨基酸的缺失,而早期研究认为这 3 个氨基酸的缺失有助于增加病毒的神经氨酸酶活性,有利于病毒从被感染细胞中释放。通过对各基因片段来源分析,发现所有的毒株其 HA 和 NS 基因均属于 BJ/94 系,而剩下的基因却表现出了较高的差异性。尤其是 CH/HN/321/08 和 CK/HN/323/08 株 NA 和 PA

基因分别属于 G9 和 Y439 分支，而 CK/SD/513/11 和 CK/GS/419/12 的 PB2 基因来源于一个未知系。其中 6 株病毒的 M 基因被分在了 G1 系，其余 13 株则仍属于 BJ/94 系，对 M2 抗流感药物相关基因位点分析发现，5 株病毒表现出了对离子通道药物具有抗性。NP 基因和 PB1 基因都保持着相对稳定，即 2003 年以前的基本为 BJ/94 系，2003 年以后的基本为 SH/F 系。参考早期研究，根据片段来源的差异分型，共发现了 9 个基因型，其中 7 个为新的基因型。

二、诊断

1. 检疫

OIE 陆生动物卫生法典（2014 年版）中未提及针对 H9 亚型流感病毒的检疫要求。在"通报性禽流感病毒感染"一章中，通报性禽流感的定义为病原为 H5 或 H7 亚型流感病毒，或者静脉接种致病指数（IVPI）大于 1.2（或造成至少 75%死亡率）的禽流感病毒所引起的家禽感染。按照该定义，目前已知的 H9 亚型流感病毒均不属于通报性禽流感病毒。

我国《一、二、三类动物疫病病种名录》（中华人民共和国农业部公告第 1125 号）将"低致病性禽流感"归为二类动物疫病，《中华人民共和国进境动物检疫疫病名录》（农业部国家质量监督检验检疫总局公告第 2013 号）将"低致病性禽流感"归为二类传染病，根据《中华人民共和国进出境动植物检疫法》有关规定，输入动物检出二类传染病、寄生虫病的，退回或者扑杀，同群其他动物在隔离场或者其他指定地点隔离观察。

2. 诊断

WHO 推荐的鉴定 A 型流感病毒亚型的方法包括：使用高度特异的抗血清，可用产生最小非特异性反应的动物（如山羊）来制备抗流感病毒的 HA 蛋白的血清，也可用一组不同亚型的流感病毒制备的高免多克隆抗血清替代。

根据《陆生动物诊断试验和疫苗手册》，禽流感的诊断包括：①病原分离鉴定；②血清学方法，包括血凝抑制（HI）试验，酶联免疫吸附（ELISA），琼脂免疫扩散试验（AGID）；③RNA 检测，包括 RT-PCR 方法、核苷酸测序和基于核酸序列扩增（NASBA）等。目前广泛使用的诊断方法主要有反转录聚合酶链反应（RT-PCR，含套式 PCR 及多重 PCR）、实时荧光 RT-PCR、基因芯片等。

H9 亚型流感病毒引起鸡的轻微呼吸道症状，产蛋鸡产蛋量下降等，和新城疫、传染性喉气管炎、传染性支气管炎等禽类疾病极为相似，在临床上较难区分。对流感病毒进行快速检测的方法有病毒分离、血凝（HA）和血凝抑制（HI）试验、

IFA、ELISA、RT-PCR、胶体金方法、实时 RT-PCR 和微阵列芯片（microarray）等。其中以病毒分离最为准确，但耗时。HA 和 HI 试验虽可鉴定亚型，但需要特殊的抗原和抗体，且红细胞需新鲜制备。包红梅等（2010）通过分析流感数据库中 123 个 H9HA 序列，根据 HA 保守区序列设计并合成了 1 对引物，建立了一步法 RT-PCR 检测方法。通过对 H9 亚型禽流感病毒（AIV）不同稀释度的尿囊液和棉拭子浸出液进行检测，证实病毒尿囊液的最低检出量为 $1×10^{4.7}EID_{50}/ml$；阳性棉拭子的最低检出量为 $1×10^{2.5}EID_{50}/ml$。通过对 H1～H15 亚型禽流感病毒及鸡新城疫病毒等其他 14 种禽病病原进行检测，证明该方法仅能扩增 H9 亚型禽流感病毒，特异性好。为 H9 亚型禽流感的综合防制提供了特异、灵敏、方便快捷的检测方法。

三、防控与预警

H9N2 亚型流感病毒已在家禽中建立稳定的种系，广泛分布在世界各地。研究证实 H9N2 流感病毒不仅能直接感染人，而且其 6 个内部基因片段与 1997 年香港所暴发的 H5N1 毒株高度同源。鹌鹑在 H9N2 跨种属传递过程中也扮演着重要的中间宿主角色。研究还发现，H9N2 亚型禽流感病毒具有与人 H3N2 亚型流感病毒相似的受体结合特性，并且其 NA 的红细胞吸附位点发生了突变，而发生这种突变是人流感病毒 H2N2 和 H3N2 的特性。从而提示我们 H9N2 流感病毒或来源于它，经过重组的流感病毒有可能成为大流感的潜在毒株。近年来 H9N2 亚型在猪群中的广泛流行（Choi et al，2004），经过在猪体内进一步适应，更增加了猪源与人源流感病毒的基因重组，有可能产生新的能够在人体内有效复制的流感病毒，增加了该亚型成为下一次人类流感大流行毒株的可能性。鉴于上述特点，要求我们进一步加强对流感病毒 H9N2 的监控。

控制感染性疾病最关键的措施是疫苗的研制。从 1998 年开始，H9 亚型流感病毒灭活疫苗就在鸡中应用并取得了比较理想的预防效果，有效地控制了疫情的蔓延。Chen 等（2003）利用经典的基因重组途径，产生重组病毒 G9/AAca，在野生型 H9N2 亚型流感病毒的攻击下，这种病毒对免疫小鼠产生免疫保护作用。G9/AA ca 病毒具有的特点有望被研制成人用疫苗应用于临床。赵雪丽等（2005）研制出 H5 和 H9 亚型禽流感二价油乳剂灭活苗，经临床应用，二价苗的免疫效力明显高于相同抗原含量的单苗。韦栋平等（2004）应用鸡痘病毒作为载体开发的基因工程活载体疫苗，利用同源重组的方法首次将新城疫病毒 F48E8 株 F 基因和 H9 亚型 HA 基因同时插入鸡痘病毒基因组复制非必需区，成功构建了能够同时表达 F 基因和 HA 基因的重组鸡痘病毒。张正姬等利用 H9N2 亚型流感病毒基因工程活载体多联苗来取代 ND 和 H9 亚型禽流感常规疫苗的使用，以克服后者干扰免疫监测的缺点奠定了基础。美国 Novavax 公司报告了其新型类病毒颗粒流感疫苗，获得了令人鼓舞的临床前研究结果。应用该公司的类病毒颗粒技术研制成的 H9N2 亚型流感病毒疫苗，可以有效保护动物免遭接种活 H9N2 亚型流感病毒的危害。这一疫苗在无需添加佐剂的情况下，首次皮下注射后就产生抗体。Stephenson 等（2003）研制的人用流感 H9N2 亚型病毒疫苗已进行了临床试验，结果显示，疫苗安全性以及耐受性良好，全病毒疫苗效果要好于重组亚单位疫苗，受试的 60 名中 24 名抗体滴度升高（年龄全部大于 32 岁），但 32 岁以下受试者效果微弱。

虽然 H9N2 亚型属于低致病性流感病毒，但可直接感染人，有可能与其他流感病毒重组成新型病毒，对人类的健康存在潜在巨大威胁。研究快速检测方法及制备高效的流感疫苗是预防和控制 H9N2 亚型流感流行的重要措施。

四、研究进展

低致病性禽流感 H9N2 和新城疫 LaSota 疫苗毒经呼吸道接种 SPF 雏鸡后，会迅速出现呼吸道症状及炎症反应，炎症因子（白细胞介素 1、白细胞介素 6、白细胞介素 8、肿瘤坏死因子 α）与气管黏膜分泌型免疫球蛋白 A（SIgA）的含量较对照组显著升高；两病毒感染后引起的 5 种炎症因子含量的变化具有明显的时间差异；血清与气管冲洗液中炎症因子的变化大致相同，但是冲洗液 5 种炎症因子的含量变化更加敏感。5 种炎症因子的变化与鸡呼吸道感染的病程及病情均密切相关，借助炎症因子（尤其是 IL-8）的检测有助于确定呼吸道炎症的发生及严重程度，对鸡呼吸道病的判定及预警具有重要的参考价值。

徐彤等（2015）探讨了表没食子儿茶素没食子酸酯（EGCG）对猪源 H9N2 流感病毒感染诱导小鼠肺损伤及氧化应激相关信号通路 Toll 样受体（TLR）-4 表达的影响。结果表明，感染 H9N2 小鼠精神沉郁、呼吸困难、体重下降明显；肺组织表现为肺泡壁水肿、炎性细胞浸润、出血为特征的弥漫性肺组织损伤。EGCG 干预后，治疗组小鼠临床症状较轻，一定程度上降低了死亡率，并明显延长小鼠存活时间；其肺组织损伤程度较轻，肺湿/干重比极显著下降；MPO 和 MDA 的含量显著降低，与之相反，T-SOD 及抗 HO·能力升高；同时，EGCG 显著降低肺组织内 IL-1β 和 TNF-α 含量。肺组织内 TLR-4mRNA 以及蛋白表达显著降低；EGCG 明显缓解小鼠肺损伤过程，其机制可能与其影响活性氧自由基的产生或清除进而显著降低 TLR-4 的表达有关，提示其在辅助预防和干预 H9N2 猪流感病毒诱导的肺损伤方面具有潜在的应用前景。

H9N2 亚型流感病毒在禽类中长期存在，偶尔通过密切接触感染人类。血管内皮细胞被认为在病毒感染时在固有免疫细胞的募集，早期细胞因子和趋化因子的产生中发挥重要作用。但目前关于机体对 H9N2 流感病毒感染血管内皮细胞的相关研究还很少。王维（2015）用 H9N2 禽流感病毒（A/Chicken/Hebei/4/2008）接种人脐静脉内皮细胞，并用空斑形成试验检测释放到细胞培养液中的病毒滴度，发现病毒接种血管内皮细胞后，随着初始病毒接种量的增加，细胞培养液中细胞释放的病毒量相应的增加，提示 H9N2 亚型流感病毒可在人脐静脉内皮细胞上增殖。此后，分别用感染复数为 5 的活病毒和 p-丙内酯灭活的病毒接种血管内皮细胞，并在接种细胞 24h 后用基因芯片检测细胞的基因表达谱，结果显示 H9N2 亚型流感病毒接种血管内皮细胞后诱导细胞出现大量基因的差异表达（其中 2091 个基因表达上调，4209 个基因表达下调），呈现出病毒感染的转录特征。灭活病毒接种细胞后只诱导细胞出现少量基因的差异表达（总计 263 个差异表达基因，其中 177 个基因上调，86 个基因下调）。对凋亡相关基因、黏附分子基因和紧密连接蛋白基因，通过基因生物学过程富集分析，发现 H9N2 流感病毒感染细胞后诱导 317 个与细胞凋亡相关的差异表达基因，提示 H9N2 流感病毒感染对细胞产生了深远的影响。激活的血管内皮细胞表达的黏附分子介导白细胞的黏附和跨内皮迁移。发现 H9N2 流感病毒感染细胞后诱导黏附分子基因差异表达（ICAM1 基因显著下调，ICAM4 和 SELE 基因显著上调）。紧密连接蛋白的变化可能会导致内皮渗漏。发现 H9N2 流感病毒感染细胞后显著下调紧密连接蛋白基因（OCLN、CLDN1、CLDN11 和 CLDN23）。其次，分析了促炎性细胞因子基因和趋化因子基因的差异表达情况。流感病毒感染的特征是在肺部募集大量固有免疫细胞并伴有大量促炎性细胞因子和趋化因子的释放。在 H9N2 流感病毒和灭活病毒接种的细胞中检测到高表达的趋化因子基因（包括 CCL5、CXCL10 和 CXCL11）。最后分析了干扰素基因和干扰素诱导基因（interferon-stimulatedgenes，ISGs）的差异表达情况。Ⅰ型干扰素被认为在病毒感染时诱导干扰素诱导蛋白的表达，这其中的一些蛋白具有直接的抗病毒作用。尽管干扰素基因和干扰素蛋白未发生显著改变，但基因芯片数据显示 H9N2 流感病毒和灭活病毒接种血管内皮细胞后，上调幅度最高的基因是干扰素诱导基因。这些高表达的干扰素诱导基因可以编码干扰素诱导蛋白（包括 IFIT1、IFIT2，IFIT3 和 IFIT5），干扰素诱导跨膜蛋白（IFITM1 和 IFITM2），2′，5′-寡腺苷酸合成酶（OAS1 和 OAS2）。另外，值得注意的是灭活 H9N2 流感病毒诱导的干扰素诱导基因上调幅度比 H9N2 流感病毒诱导的幅度高。这些结果提示血管内皮细胞主要通过 H9N2 流感病毒颗粒与细胞相互作用而较少依赖病毒的复制过程诱导细胞表达干扰素诱导基因。此外，还发现在 H9N2 流感病毒感染的血管内皮细胞培养基中加入一定剂量的黄萃苷对病毒的增殖有一定的影响。通过基因芯片分析还发现黄芩苷处理病毒感染的血管内皮细胞时，诱导一些与细胞自身生物学过程相关的基因差异表达及病毒复制相关基因差异表达，而抗病毒相关基因未发生差异表达。

　　为确定近年来 H9N2 亚型流感病毒 HA 蛋白 S145N 点突变对病毒毒力变化和抗原性变异的影响，陈陆等（2012）对从全国不同地区分离的 12 株 H9N2 亚型流感病毒 HA 蛋白 S145N 变异株和 HP 疫苗参考株进行了半数鸡胚感染量（EID_{50}）、半数鸡胚致死量（ELD$_{50}$）、平均鸡胚致死时间（MDT）、雏鸡脑内致病指数（ICPI）、鸡静脉致病指数（IVPI）和 8 周龄 SPF 鸡感染排毒试验，并与抗 H9N2 亚型流感病毒高致病性 HP 参考株 HA 蛋白单抗 2A4 和 F6 的血凝抑制（HI）和中和反应特性进行测定。结果发现，H9N2 亚型流感病毒 HA 蛋白 S145N 变异株毒力偏强，能引起部分 SPF 鸡发病和死亡，感染 8 周龄 SPF 鸡排毒时间更早，排毒期更长。单抗 2A4 和 F6 不能抑制 H9N2 亚型流感病毒 HA 蛋白 S145N 变异株的血凝特性，也不能中和病毒感染 CEF 细胞。研究结果表明，H9N2 亚型病毒呈现变异趋势，有毒力增强和抗原性变异毒株出现。S145 为 H9N2 亚型 HA 蛋白的 1 个抗原位点，是血凝抑制抗体结合的位点，但有该位点漂变导致抗原变异毒株出现，并可逃避免疫作用。这提示该病的防控面临着新的挑战。

包红梅（2014）建立了 H9 亚型流感病毒 RT-LAMP 快速检测方法。根据 H9 亚型流感病毒（A/Chicken/HuNan/33/2008（H9N2））血凝素基因序列，设计了一套特异识别 HA 基因序列的 LAMP 引物，并以此套引物建立了检测 H9 亚型流感病毒的 RT-LAMP 诊断方法。结果显示，该方法能特异地检测 H9 亚型病毒，全部反应可在 30min 内完成，对 H9 亚型流感病毒的最小检测限为 0.01PFU 的病毒含量，灵敏度高于普通一步法 RT-PCR 100 倍；对近年来分离到的 6 株 H9N2 亚型流感病毒，该方法能对其进行良好的检测；通过对人工感染棉拭子样品的检测，发现 RT-LAMP 和病毒分离方法从第 1 天就可检测到病毒，而常规 RT-PCR 方法到第 3 天才能检测到，RT-LAMP 方法的敏感性好，利于 H9 亚型流感病毒的早期诊断。

（王慧煜　刘伯华）

参 考 文 献

包红梅. 2014. 禽流感病毒 RT-LAMP 系列检测方法的建立和应用. 哈尔滨: 东北农业大学博士学位论文.

包红梅, 等. 2010. H9 亚型禽流感病毒 RT-PCR 检测方法的建立. 中国兽医科学, 40(4): 384-389.

陈伯伦, 等. 1994. 禽流感研究鸡 A 型禽流感病毒的分离和血清学初步鉴定. 中国兽医杂志, 20(10): 3-5.

陈福勇, 等. 1999. 禽流感 A/鸡/北京/1/96(H9N2)株核蛋白基因克隆和序列分析. 中国预防兽医学报, 21(2): 130-133.

陈陆, 等. 2012. H9N2 亚型禽流感病毒 HA 蛋白 A145N 变异株致病性及抗原特性. 畜牧兽医学报, 43(1): 82-89.

陈妍梅等. 2008. 广西健康青年 H9, H6 亚型禽流感病毒血清抗体调查. 中国热带医学, 8(6): 985-986.

程小雯, 刘建军. 2002. 深圳地区人和鸡群中 H9 亚型流感病毒病原学和血清流行病学调查.

中华实验和临床病毒学杂志, 16(4): 319-321.

付朝阳. 2001. H9 亚型禽流感油乳剂灭活苗体液及细胞免疫应答的监测研究. 哈尔滨: 中国农业科学院哈尔滨兽医研究所博士学位论文: 1-68.

郭霄峰, 等. 2002. 禽流感病毒 KIM/99(H9N2)HA 和 NA 基因的序列分析. 畜牧兽医学报, 33(5): 486-491.

郭元吉, 等. 1999. 禽 H9N2 亚型流感病毒能感染人的发现. 中华实验和临床病毒学杂志, 13(2): 105-108.

郭元吉, 李建国. 1999. 禽 H9N2 亚型流感病毒能感染人的发现. 中华实验和临床病毒学杂志, 13(2): 105-108.

黄胜斌, 等. 2011. 广西野鸟 H9N2 亚型流感病毒的分离与鉴定. 南方农业学报, 42(5): 539-543.

孔利群, 等. 2004. 上海市人群甲型流感病毒 H1、H3、H5、H9 抗体血清学监测. 上海预防医学, 15(1): 10-12.

李钏华, 周秀珍, 李美霞. 2005. 广州地区禽 H9N2 亚型流感病毒的发现及感染人调查. 中华实验和临床病毒学杂志, 18(3): 213-214.

梁庆, 等. 2003. 潮汕地区健康青年 H9、H6、H5 亚型甲型流感病毒血清抗体调查. 汕头大学医学院学报, 16(2): 107-108.

林中青. 2014. 2001～2012 年我国北方五省 H9N2 禽流感病毒进化和对小鼠致病性分析. 北京: 中国农业科学院硕士学位论文.

刘奇松. 2012. 广西马源 H9N2 亚型流感病毒的分离鉴定与全基因组序列分析. 南宁: 广西大学硕士学位论文.

马洪波, 等. 2004. 珠海口岸出入境人员人间禽流感病毒抗体水平调查. 中国国境卫生检疫杂志, 27(4): 202-203.

牛玉娟, 等. 2015. 新城疫疫苗毒和低致病性禽流感病毒感染 SPF 鸡炎症因子的变化. 畜牧兽医学报, 46(4): 644-649.

桑晓宇, 等. 2012. 5 株 H9N2 亚型禽流感病毒血凝素蛋白分子特征分析和豚鼠间传播能力的评估. 中国预防兽医学报, 34(2): 92-95.

唐秀英, 等. 1998. 中国禽流感流行株的分离鉴定. 中国畜禽传染病, 20: 1-5.

王秋泉, 等. 2010. 建立禽流感 H7 和 H9 亚型荧光定量 PCR 检测方法. 第三军医大学学报, 32(2): 246-249.

王维. 2015. H9N2 禽流感病毒感染血管内皮细胞的基因表达谱研究. 北京: 中国农业大学博士学位论文.

徐彤, 等. 2015. 表没食子儿茶素没食子酸酯对 H9N2 猪流感病毒诱导小鼠肺损伤中 Toll 样受体-4 表达的影响. 畜牧兽医学报, 46(8): 1438-1446.

杨婧. 2013. H9N2 亚型禽流感病毒遗传演化分析及致病性研究与疫苗免疫效果评估. 哈尔滨: 中国农业科学院哈尔滨兽医研究所硕士学位论文.

张美英, 等. 2009. 包头市 2006 年人群甲型流感病毒 H1、H3、H9 抗体检测结果分析. 现代预防医学, 36(20): 3958-3959.

赵军, 柴丽娜, 王泽霖. 2011. 1998～2008 年中国中部 H9N2 亚型 AIV 分离毒株 HA 基因的进化分析. 病毒学报, 27(2): 122-128.

Alexander D. 2000. A reviews of avian influenza in different bird species. Veterinary Microbiology, 74(2): 3-13.

Bano S, Naeem K, Malik SA. 2003. Evaluation of pathogenic potential of avian influenza virus serotype H9N2 in chickens. Proceeding of the Fifth International Symposium on Avian Influenza. Avian Dis, 47: 817-822.

Choi Y, et al. 2004. Continuing evolution of H9N2 influenza viruses in Southeastern China. J virol, 78: 8609-8614.

Guan Y, et al. 1999. Molecular characterization of H9N2 influenza viruses: Were they the donors of the "internal" genes of H5N1 viruses in Hong Kong? PNAS, 96: 9363-9367.

Guo YJ, et al. 2000. Characterization of the pathogenicity of members of the newly established H9N2 influenza virus lineages in Asia. Virology, 267: 279-288.

Homme PB. Easterday. 1970. Avian influenza virus infections I characteristics of influenza A/Turkey/Wisconsin/1966 virus. Avian Diseases: 66-74.

Lee CW, et al. 2000. Sequence analysis of the haemagglutinin gene of H9N2 Korean avian influenza viruses and assessment of the pathogenic potential of isolate MS96. Avian Dis, 44(3): 527-535.

Lee YJ, et al. 2007. Continuing evolution of H9 influenza viruses in Korean poultry. Virology, 359: 313-323.

Li CJ, et al. 2005. Evolution of H9N2 influenza viruses from domestic poultry in Mainland China. Virology, 340: 70-83.

Li KS, et al. 2003. Characterization of H9 subtype influenza viruses from the ducks of southern China: a candidate for the next influenza pandemic in humans? J Virol, 77(12): 6988-6994.

Lin YP, et al. 2000. Avian-to-human transmission of H9N2 subtype influenza A viruses: relationship between H9N2 and H5N1 human isolates. PNAS, 97(17): 9654-9658.

Mase M, et al. 2001. Imported parakeets harbor H9N2 influenza A viruses that are genetically closely related to those transmitted to humans in Hong Kong. J Virol, 75(7): 3490-3494.

Naeem K et al. 2003. Seroprevalence of avian influenza virus and its relationship with increased mortality and decreased egg production. Avian Pathology, 32(3): 283-287.

Naeem K, et al. 1999. Avian influenza A subtype H9N2 in poultry in Pakistan. Veterinary Record. 145(19): 560.

Nili H, Asasi K. 2002. Natural cases and an experimental study of H9N2 avian influenza in commercial broiler chickens of Iran. Avian Pathology, 31(3): 247-252.

Nili H, Asasi K. 2003. Avian Influenza (H9N2) outbreak in Iran. Proceedings of the Fifth International Symposium on Avian Influenza. Avian Dis, 47: 828-831.

Peiris JS, et al. 2001. Cocirculation of avian H9N2 and contemporary 'human' H3N2 influenza A viruses in pigs in southeastern China: potential for genetic reassortment? J Virol, 75(20): 9679-9686.

Peiris M, et al. 1999. Human infection with influenza H9N2. The Lancet, 354(9182): 916-918.

Peiris M, et al. 1999. Influenza A H9N2: aspects of laboratory diagnosis. J Clin Microbiol, 37(10): 3426-3427.

Shortridge KF. 1992. Pandemic influenza: a zoonosis? Seminars in Respiratory Infections, 7: 11-17.

Sun X, et al. 2013. Evidence of avian-like H9N2 influenza A virus among dogs in Guangxi, China. Infection, Genetics and Evolution, 20: 471-475.

Sun Y, et al. 2010. Genotypic evolution and antigenic drift of H9N2 influenza viruses in China from 1994 to 2008. Veterinary microbiology, 146: 215-225.

Wang G, et al. 2014. H6 influenza viruses pose a potential threat to human health. Journal of virology, 88: 3953-3964.

Webster RG, Bean WJ. 1992. Evolution and ecology of in fluenze A virus. Microbiol Rev, 56: 152-179.

Xu C, et al. 2004. Isolation and identification of swine influenza recombinant A/Swine/Shandong/I /2003 (H9N2) virus. Microbes and infection / Institut Pasteur, 6: 919-925.

Xu KM, et al. 2007. The genesis and evolution of H9N2 influenza viruses in poultry from southern China, 2000 to 2005. J Virol, 81: 10389-10401.

Xu KM, et al. 2007. Evolution and molecular epidemiology of H9N2 influenza A viruses from quail in southern China, 2000 to 2005. J Virol, 81: 2635-2645.

Zhang P, et al. 2008. Characterization of H9N2 influenza viruses isolated from vaccinated flocks in an integrated broiler chicken operation in eastern China during a 5 year period (1998-2002). J gen virol, 89: 3102-3112.

Zhang PH, et al. 2009. A novel genotype H9N2 influenza virus possessing human H5N1 internal genomes has been circulating in poultry in eastern China since 1998. J virol, 83: 8428-8438.

第十二章 H10 亚 型

H10 亚型流感病毒（H10N7）最早于 1949 年从德国鸡群中分离到，至今已经广泛从世界各地的野鸟和家禽中检测到。H10 亚型能与 NA 基因的 9 个亚型（N1~N9）配对出现。我国也分离到了 H10N7、H10N8、H10N5 等病毒。该亚型属于低致病性病毒，能感染水貂等哺乳动物和人，产生结膜炎和轻微的呼吸道症状，但是，2013 年在我国首次出现人感染 H10N8 流感病毒死亡的病例，应引起重视。

一、流行病学

1. 流行情况

H10 亚型流感病毒最早是于 1949 年从德国鸡群中分离到 H10N7 毒株。从那以后，H10 亚型病毒广泛地从野鸟和家禽中检测到，例如美国的火鸡、野鸟、南非的鸭、加拿大的鸡。从中国走私到意大利的畜产品中也分离到该亚型病毒，在我国华南地区零散的从家禽及环境中分离到 H10 亚型流感毒株。

对 Influenza Virus Resource 中的数据进行统计分析，发现 H10 亚型流感病毒 NA 基因包含了 N1~N9 的 9 个亚型，所占比例分别为 3.40%（N1）、2.68%（N2）、6.17%（N3）、4.57%（N4）、2.21%（N5）、2.86%（N6）、72.23%（N7）、3.70%（N8）、2.19%（N9），H10N7 亚型病毒占了绝大部分（蒋文明等，2014）。1965 年从意大利鹌鹑标本中分离到 H10N8 亚型流感病毒。1984 年瑞士的东南海岸 H10N4 亚型流感病毒引起 33 个水貂饲养场里 3000 只水貂的死亡，这是关于 H10 亚型首次感染哺乳动物，并引起哺乳动物死亡的报道。1995 年，意大利科学家 De Marco MA（2004）在鸡的血清中分离出 H10N8 流感病毒。2004 年在埃及，H10N7 首次被报道引起两个 1 岁婴儿的感染。2010 年 3 月，澳大利亚一个养鸡场暴发 H10N7 亚型流感，7 名处理无临床症状鸡的工人被诊断出结膜炎和轻微的上呼吸道症状，其中 2 名工人体内检测出 H10 亚型流感病毒。2014 年 1 月，Chen 等报道了江西省南昌市发生的 1 例人感染 H10N8 流感死亡病例。目前关于该病毒感染途径、易感人群及传染来源尚不清楚。

我国华南地区也有 H10 亚型流感病毒的报道。赵国等（2011）为确定中国华东地区家禽中低致病性流感的流行和分布状况，从 2002 年 7 月到 2009 年 9 月在江苏省扬州市活禽市场病毒学监测采集不同家禽泄殖腔拭子共 11 645 个，阳性样品 1158 个，总分离率 9.94%。其中 H10 阳性样品 49 个，分离率 0.42%。H10 主要集中在冬季及与春秋季的临界处。另外还有报道：2007 年在洞庭湖湿地水标本中分离得到 1 株 H10N8，2012 年在活禽市场的鸭子中分离到 1 株 H10N8。

2. 易感宿主

H10 亚型流感病毒的宿主主要是禽类，还包括水貂（禽源）、猪（H10N5）和人类（H10N7、H10N8），属于低致病性毒株。该亚型病毒除感染野生鸟类外，还可以感染各种家禽及哺乳动物，如鸡、火鸡、家鸭、猪、水貂等，有些病毒株还能够引起发病。H10 亚型流感病毒感染后，可再次感染其他亚型，在宿主体内可能发生复杂的基因重组，产生新型的重组病毒。

对 H10 病毒的 HA 受体结合位点分析表明，其倾向于结合 α-2,3-唾液酸受体，属于典型的禽流感病毒特征。对 H10 病毒的 HA 裂解位点分析表明，大部分病毒 HA 裂解位点处的氨基酸基序为 SEITQGRGLF，表明它们具有低致病特性。但是有一些 H10 亚型毒株在 HA 裂解位点处不存在多个碱性氨基酸，却仍然具备对鸡或水貂的高致病性，如 A/turkey/England/384/79（H10N4）和 A/mandarin duck/Singapore/8058F-72/7/93（H10N5），虽然在 HA 裂解位点处只有一个碱性氨基酸（PEIMQGR↓GLF），但其静脉接种致病指数>1.2，属于高致病性禽流感病毒。反之，将病毒 A/Mallard /Germany /R2075/2007（H10N7）的 HA 裂解位点处引入 5 个碱性氨基酸，重组突变病毒仍然是低致病性的。这说明裂解位点处的碱性氨基酸数目不是评判 H10 亚型流感病毒致病性的唯一因素，如一些毒株的 NS 基因能够帮助病毒逃避先天免疫应答，提高其致病力。同样是禽源的 H10 病毒，A/mink/Sweden/3900/84（H10N4）和 A/chicken /Germany /N/49（H10N7）对水貂的致病特性也不尽相同。

2013 年，在秦皇岛野鸟林鹬体内分离到一株 H10N7 亚型流感病毒，命名为 A/WoodSandpiper/Qinhuangdao/660-662/2013（H10N7）[简称 WSP/QHD/660-662/2013（H10N7）]（王德丽等，2015）。对其进行全基因组序列分析表明：该分离株与多种亚型流感病毒株相应基因节段的相似性最高，提示该分离株可能为一株重组病毒。该分离株 HA 蛋白裂解位点不存在多个连续的碱性氨基酸，并且受体结合位点具有典型的与禽类受体结合的特征。人工感染小鼠后，未发现其体重下降和死亡，也无明显的发病症状，仅在小鼠的肺和鼻甲骨中检测到少量的病毒复制。表明该分离株对小鼠呈现低致病性，并且没有获得对哺乳动物的适应性。其致病性试验结果与该分离株的 HA 蛋白裂解位点只有一个碱性氨基酸的低致病性流感病毒的特征相吻合。

对湖南洞庭湖分离的 A/environment/DT/Hunan/3-9/07（H10N8）进行致病性试

验，表明其对鸡是低致病性的，但未经在小鼠体内适应却能在小鼠的肺脏中高效复制，适应后毒力快速增强。广东活禽市场分离的病毒 A/Duck/Guangdong/E1/2012（H10N8），HA 裂解位点为 PEIVQER↓GLF，属于低致病性毒株。

A/Duck/Hong Kong/562/79（H10N9）感染野鸡后，在长期排毒过程中，感染后 41 天分离病毒与母本病毒的抗原性已经发生了显著的变异（抗原漂移），导致机体先天性免疫失败。

Wood 等（1996）发现 H10 亚型 A/mandarin duck /Singapore /805/F-72/7/ 93 HA 基因裂解位点处不具有多个碱性氨基酸，静脉接种试验却具有高致病性禽流感的特征，但通过鼻腔感染不显示高致病性特征，同样的现象也发生在毒株 A/turkey/England/384/79 H10 亚型上，研究发现其高致病性特征可能是与病毒在肾的复制有关。

3. 流行特点

H10 亚型流感病毒能在野禽、家禽和环境中传播和流行，同时也发现感染哺乳动物和人的报道。病毒在宿主中的传播主要是直接或间接接触传播的模式为主。黄建龙等（2014）对洞庭湖区活禽批发市场和水禽场 H10 亚型流感监测结果显示，活禽批发市场和水禽场 H10 亚型流感的分离率都不是很高。只有在鸭拭子中分离到 H10 亚型病毒，而在鸡、鹅拭子中没有分离到 H10 亚型流感病毒，这充分说明了家鸭是 H10 亚型流感病毒的天然储存库，流感病毒在其体内的进化不可忽视。由于家鸭经常同时被多个亚型的流感病毒混合感染，这为各亚型的基因重组提供了很好的载体，流感病毒在水禽与陆禽间传播，可加快表面蛋白的变异，不断丰富内部基因的重配，并增加了种间传播的机会。

4. 分子流行病学

对 H10 亚型流感病毒 HA 系统进化分析表明，全球 H10 亚型流感病毒主要分成 2 个大的谱系：北美谱系和欧亚谱系（蒋文明等，2014）。北美谱系又可分为 2 个明显的分支，一个是 2000 年之前的病毒分支，另一个是 2000 年之后的病毒分支；欧亚谱系也可分为 2 个明显的分支，一个是 1985 年之前的古老的病毒分支，另一个是 1997 年之后的新病毒分支。虽然全球的 H10 病毒分为 2 个明显的分支，但也出现了一些特殊的情况，如在澳大利亚的野生水禽中分离到的 H10N7 病毒，其 HA 属于北美谱系，NA 接近于日本的水禽病毒，而 6 个内部基因属于欧亚谱系。广东活禽市场分离的病毒 A/Duck/Guangdong/E1/2012（H10N8）谱系分析表明，HA 属于欧亚谱系，而 NA 属于北美谱系。

中国的 H10 亚型流感病毒（H10N3、H10N4、H10N5、H10N7、H10N8、H10N9）属于欧亚谱系。对洞庭湖地区 H10N8 亚型流感病毒的进化分析表明，A/environment/

DT/Hunan/3-9/07 的 HA 基因属于欧亚谱系的水生禽源病毒，NA 基因属于欧亚谱系的禽源病毒，PB2 和 PA 基因与欧亚地区鸭的 H5 和 H7 亚型病毒的基因相近，PB1 基因与欧洲一些国家的鸭、火鸡、人的 H7 亚型流感病毒相近，NP 基因与欧亚谱系的 H5N3 和 H10N5 相近，M 和 NS 基因也属于欧亚谱系。广东活禽市场分离的病毒 A/Duck/Guangdong/E1/2012（H10N8）谱系分析表明，HA 属于欧亚谱系，而 NA 属于北美谱系。

　　通过监测发现，我国的广东（H10N7、H10N8）、洞庭湖（H10N3、H10N8）、江苏（H10N9、H10N3、H10N?）、湖北（H10N4、H10N5）、广西（H10N?）等一些地区存在某些 H10 亚型的流感病毒，大部分呈低致病性（Peng et al. 2013）。

　　有研究者对分离的 H10 亚型流感代表株 Dk/YZ/502/03 的血凝素基因进行了序列测定，并与 GenBank 中登录的基因序列进行了比较（张评浒等，2005），结果表明，我国大陆鸭源 H10 亚型流感病毒 Dk/YZ/502/03 株 HA 基因，与 1984 年瑞典水貂分离株 H10N4（A/Mink/Sweden/84）的同源性为 90.0%，与 1949 年德国分离的鸡源 H10 毒株的同源性只有 84.6%，相应的氨基酸序列同源性分别为 95.4% 和 94.3%。H10 亚型血凝素基因每年每位的核苷酸进化率为 2.955×10^{-3}，氨基酸进化率为 2.91×10^{-3}，可见 H10 亚型 HA 基因 50 多年来基本保持稳定状态。HA 基因剪切位点的特定氨基酸序列 P-E-I-M-Q-G-R 为典型的低致病性禽流感病毒特征序列。Wiley 等（1981）通过比较人源毒株 H3、人源毒株 H5、猪源毒株 H9 的血凝素晶体结构模式发现，大部分流感病毒血凝素的晶体结构是非常相似的，只有部分细微的差别。张评浒等（2005）根据 H3 血凝素晶体结构模式图对 H10 的抗原变异位点进行了定位，结果发现，H10（Dk/YZ/502/03）株整个 HA 基因编码区氨基酸存在 T28、Q65、I128、N153、S166、S183、M189、D280、P282、N286、R301 和 A483 共 12 个特异性氨基酸突变位点，其中位于 HA1 的 11 个变异位点主要集中在对应的 H3A 抗原位点和 B 抗原位点，而 HA2 区非常保守，极少发生变异，仅含有 1 个氨基酸变异，这可能与 HA2 区维持 H10 血凝素基因的结构稳定性以及很少受到宿主免疫系统的选择压力有关；通过比较还发现，这 3 个毒株的 128、166、282、286 4 个位点的氨基酸各不相同，H10（Dk/YZ/502/03）对应的氨基酸为 I、S、P、N，鸡源毒株 CGN/49 对应的氨基酸为 M、T、L、S，而哺乳动物水貂分离株 MS/84 的相应位点为 T、D、S、G，这 3 个毒株的宿主来源有别，这 4 个特异性位点是否与宿主的特异性有关，还有待进一步通过反向遗传学拯救技术来证实。

　　2013 年，从秦皇岛野鸟林鹬体内分离到一株 H10N7 亚型流感病毒（王德丽等，2015），命名为 A/WoodSandpiper/Qinhuangdao/660-662/2013（H10N7）[简称 WSP/QHD/660-662/2013（H10N7）]。对该分离株的全基因序列进行测定，并对其进行了致病性研究。基因组序列分析表明：该病毒的 HA 蛋白裂解位点为 334PELMQGRGL343，属于低致病性流感病毒的分子特征，其 HA 基因与 A/Duck/

Hunan/S11205/2012（H10N3）的相似性达到 97.90 %，NA 基因与 A/Domestic Duck/Republic of Georgia/1/2010（H10N7）的相似性达到 97.46 %，内部基因与 H9N2 等多亚型流感病毒的相应基因节段具有较高的相似性，推测该分离株可能为一株多亚型流感病毒的重组株。

对近年来分离到的 3 株 H10 亚型的流感病毒株 A/duck/Shanghai/602/2009（H10N8）、A/duck/Fujian/1761/2010（H10N3）和 A/duck/Shanxi/3180/2010（H10N7）进行了全基因测序，并对其氨基酸序列特征和遗传演化关系进行了分析。3 株病毒具有低致病性禽流感病毒的特征，推测其感染哺乳动物的能力较弱，对神经氨酸酶和金刚烷胺敏感。进化分析表明与 H10N8 和 H10N7 的 HA 基因同源性最高的毒株为 A/wild/bird/Korea/A12/2010（H10N1），而与 H10N3 的 HA 基因同源性最高的毒株为 A/mallard/Sweden/65/2002（H10N9）。

二、诊断

1. 检疫

H10 亚型流感病毒目前还不属于 OIE"必须通报的疾病"类型。在日常进行禽和禽类产品交易时应当出具相关部门的检疫健康证明。

2. 诊断

1）病原鉴定技术

样品采集和制备：采集咽喉拭子和泄殖腔拭子。个体小的禽，为避免用拭子取样时对其造成伤害，建议购买儿科专用的小拭子来取样。如果不能采集到咽喉拭子和泄殖腔拭子，可以采集新鲜粪便。样品应放入含有抗生素、pH7.0～7.4 的等渗磷酸盐缓冲液（PBS）中。粪便和泄殖腔拭子所用的抗生素浓度应提高 5 倍。移运拭子的样品保存液中应含有蛋白质以保持病毒的稳定性。样品应尽快处理，没有条件的话，样品可在 4℃保存 4 天。如果要保存更长时间，检测样品和分离物应在–80℃条件下保存。应避免反复冻融。

鸡胚病毒分离：上清液接种至少 5 枚 9～11 日龄的无特定病原体（specific pathogen free，SPF）的鸡胚或者特定抗体阴性（specific antibody negative，SAF）的鸡胚尿囊腔，置（37±2）℃孵育 4～7d。取尿囊液进行红细胞凝集试验（HA），无菌尿囊液检出血凝活性阳性，表明很有可能有正黏病毒科的 A 型流感病毒或者禽副黏病毒，呈阴性反应的尿囊液至少应再接种一批鸡胚。

病原鉴定（血凝抑制试验，HI）：用 H10 亚型的抗血清通过 HI 试验进行鉴定。

2）致病性测定

OIE 判定禽流感病毒为高致病性禽流感的标准如下：采用毒株对鸡进行致病性试验，满足下列条件之一可判为 HPNAI 病毒：用 0.2ml 1∶10 稀释的无菌、感染性流感病毒尿囊液，静脉接种 8 只 4～8 周龄易感鸡，在接种后 10d 内，能导致 6 只、7 只或 8 只鸡死亡。如果鸡症状特别严重而不能采食和饮水，应以人道方法处死并判为病毒致死；或者静脉致病指数（IVPI）大于 1.2。

3）血清学试验

包括血凝试验（HA）和血凝抑制试验（HI）。该试验为流感的常规血清学诊断方法，由于血凝素的亚型特异性，可能会出现漏检现象。

4）分子生物学检测技术

应用特定的引物直接对临床样品进行 RT-PCR，可以快速进行病毒检测和亚型鉴定，而且其 cDNA 产物还可用于核苷酸测序。这种检测方法的优点是一旦最初发病的禽舍检出并确定病毒特性，在后续暴发疫情的快速确诊中可应用直接 RT-PCR 方法进行检测。可以使用特异性的 H10 亚型流感病毒引物（Kenji et al.，2008）对样品进行扩增检测：

上游引物：H10-935FAAYYTDTCMCCDAGRACDGT
下游引物：H10-1245R TCAGAYTCTATKGAYYCRAAC

三、防控与预警

以往的观点认为，流感病毒在野生水禽中的进化是处于一种相对静止的状态，而且对野生水禽和鸭一般是不致病的。但是，近来的研究表明，从家鸭体内分离的 H5N1 毒力正在增强，而且有引起家鸭发病的报道。我国华东地区家鸭内有众多亚型禽流感病毒的存在，为流感病毒的变异创造了条件，我们对此要保持高度的警惕。另外，中国家鸭流感的分离率为 18.4%，高于国外野生水禽感染率（15.2%），加之我国家鸭饲养量大、饲养范围广，必定对我国禽流感病毒的储存、分布有重要的影响，因此，必须继续加强和重视对家鸭流感病毒的监测工作，特别是要加强那些已在人和家禽中引起疾病的流感病毒的检测，以便为预防和控制禽流感提供准确的流行病学信息。华东地区水网密集、人口稠密、畜禽混养、水禽众多，同时又是世界两条候鸟迁徙路线的必经之地，候鸟富集。加强该地区的流感流行病学检测，对于追踪传染源、分析传播途径与影响因素，以及制定正确的流感防控措施有重要意义。

　　目前研究发现，H10N8 亚型病毒对氨酸酶类药物比较敏感，如感染者发现早，采用氨酸酶类抗流感病毒药物，病情可得到有效的控制。同时，在避免病毒感染方面，要做到勤洗手，减少与活禽、病死禽接触，特别是免疫功能低下的患者，要尤其减少或尽可能避免与禽类的接触。

四、研究进展

　　H10N8 亚型流感病毒更易感染禽类细胞。H10N8 亚型流感病毒是最新感染人类的禽流感病毒。近期在《自然》杂志发表的一项研究显示，虽然这种病毒能够感染人类细胞，但它对于禽类受体的结合能力比对人类的要强 150 倍，即对与禽类细胞的结合感染都有更高的偏好，因此，现在不认为 H10N8 亚型流感病毒可以在人与人之间传播。为了研究新型 H10N8 亚型流感病毒适应人类的潜力，英国伦敦国家医学研究所医学研究委员会史蒂文·盖宾及其团队研究了一种 H10 亚型流感病毒的血凝素结构与受体结合特征（Vachieri et al., 2014）。研究结果显示，该病毒对人类的受体有足够的亲和能力，但是此病毒对于禽类受体的结合能力要强 150 倍。研究人员指出，人类呼吸道中禽流感病毒受体上的黏蛋白的存在，很有可能阻止了该病毒在人类中的广泛传播。这些黏蛋白在病毒感染细胞之前就把病毒清除。同时也发现，H10 亚型血凝素和人类受体的结合结构与 1918 年 H1N1 大流感病毒和 2013 年 H7 亚型流感病毒有相似之处，但是相比于禽类受体，大流感病毒对于人类受体的偏好是禽类 H10 病毒所没有的。研究者认为，对于此亚型病毒的监控，应把重点放在检测那些让 H10 亚型血凝素的受体结合位点减少对禽类受体的偏好，从而在人与人之间传播更加容易的变异上。

　　继 2013 年先后在 H5N1 和 H7N9 禽流感病毒跨种间传播研究中取得重要进展后，中国科学院微生物研究所高福院士课题组在 H10N8 禽流感病毒感染人的分子机制和跨种间传播趋势评估上取得新的进展，研究结果已经于 2015 年 1 月 9 日在国际杂志《自然通信》（*Nature Communications*）在线发表（Wang et al., 2015）。2013 年 12 月起，我国先后发生 3 例人感染 H10N8 亚型流感病毒病例，并导致 2 人死亡。这种能感染人的 H10N8 病毒是否像 H7N9 病毒一样具有双受体结合特性，既能结合人源受体，也保留禽源受体结合能力？是否存在大规模扩散的潜在风险？为了分析这次的 H10N8 病毒的受体结合特异性，研究人员从病毒层面和 HA 蛋白层面，对最早的分离株——江西东湖株 H10N8 亚型流感病毒的受体结合特性进行了研究，发现无论在病毒水平还是 HA 蛋白水平，H10 都特异性结合禽源受体，而不像 H7N9 安徽株一样获得了人源受体结合能力。研究人员还利用免疫荧光的方法检测了多种 HA 蛋白对人气管组织及鸭子小肠组织的结合能力，证明 H10 蛋白对表达禽源受体的鸭子小肠组织有很强的结合，但不结合表达人源受体的人气管组织。

为了阐明 H10 蛋白特异性结合禽源受体的分子机制，研究人员利用结构生物学的方法解析了 H10 蛋白与禽源受体和人源受体的复合物晶体结构。结构分析表明，禽源受体结合位点的 137 位精氨酸在 H10 对禽源受体的偏好性结合中起关键作用。该研究表明这次能感染人的 H10N8 病毒依然是一个典型的禽流感病毒，对人源受体亲和力极弱，暗示该病毒并不具备在人群中传播的能力。

Deng 等（2015）分析了 2009 年到 2013 年从中国活禽市场的鸭和鸡体内分离到的 8 株 H10N8 病毒。这些病毒有明显的基因差异，形成了 5 个基因型：从鸭分离的 4 株病毒形成了 4 不同的基因型，然而 4 株从鸡分离到的病毒属于同一个基因型。H10N8 病毒包含人和禽类受体，其中 4 株病毒引起小鼠体重下降的比例为 12.7%～22.5%。

（王慧煜　刘伯华）

参 考 文 献

傅伟杰, 等. 2014. 江西省 1 例 H10N8 禽流感重症肺炎病例回顾性分析. 中国公共卫生, 30(6): 818-819.

黄建龙, 等. 2014. 洞庭湖区 H10 亚型禽流感监测及其遗传进化分析. 中国农学通报, 30(32): 15-20.

蒋文明, 等. 2014. H10 亚型禽流感病毒全球谱系分析. 中国动物检疫, 31(2): 56-58.

仇保丰, 等. 2008. 近年来华东地区家鸭中禽流感病毒的亚型分布. 微生物学报, 48(10): 1290-1294.

王德丽, 等. 2015. 一株 H10N7 亚型禽流感病毒的分离鉴定及生物学特性研究. 中国预防兽医学报, 37(1): 6-9.

张评浒, 等. 2005. 鸭源 H10 亚型禽流感病毒血凝素基因的序列分析及其致病特性. 中国兽医科技, 35(9): 684-688.

赵国, 等. 2011. 2002～2009 年中国华东地区家禽低致病性禽流感的病原学检测与分析. 中国农业科学, 44(1): 153-159.

Abolnik C, et al. 2010. Phylogenetic analysis ofinfluenza A viruses(H6N8, H1N8, H4N2, H9N2, H10N7)isolatedfrom wild birds, ducks, and ostriches in South Africa from 2007 to 2009. Avian Dis, 54(1 Suppl): 313-322.

Chen HY, et al. 2014. Clinical and epidemiological characteristics of a fatal case of avian influenza A H10N8 virus infection: adescriptive study. Lancet, 383(9918): 714-721.

De Marco MA, et al. 2004. Influenza surveillance in birds in Italian wetlands(1992-1998): is there a host restricted circulation of influenza viruses in sympatric ducks and coots? Veterinary Microbiology, 98(3): 197-208.

Deng GH, et al. 2015. Genetics, Receptor Binding, and Virulence in Mice of H10N8Influenza Viruses Isolated from Ducks and Chickens in Live PoultryMarkets in China. Journal of

Virology(J Virol), 89(6): 6506-6510.

Gyarmati P, et al. 2009. Molecular analysis and characterization of swine and human influenza viruses isolated in Hungary in 2006-2007. Virus Genes, 39(2): 186-192.

Han XQ, et al.2008. Simultaneously subtyping of all influenza A viruses using DNA microarrays. J Virol Methods, 152(1-2): 117-21.

Jiao P, et al. 2012. Complete genome sequence of an H10N8 avian influenza virus isolated from a live bird market in southern China. Journal of Virology, 86(14): 7716-7716.

Kenji T., et al. 2008. Subtyping of Avian Influenza Viruses H1 to H15 on the Basis of Hemagglutinin Genes by PCR Assay and Molecular Determination of Pathogenic Potential. J Clin Micro, 46(9): 3048-3055.

Kim HR, et al. 2012. Characterization of H10 subtype avian influenza viruses isolated from wild birds in South Korea. Veterinary Microbiology, 161(1): 222-228.

Klingeborn B, et al. 1985. An avian influenza A virus killing a mammalian species-the mink. Arch Virol, 86: 347-351.

Peng Y, Xie Z, Liu J, et al. 2013. Epidemiological Surveillance of Low Pathogenic Avian Infl uenza Virus(LPAIV)from Poultry in Guangxi Province, Southern China. PLoS One., 8(10): e77132.

Senne DA. 2003. Avian influenza in the Western Hemisphere includingthe Pacific Islands and Australia. Avian Dis, 47(3 Suppl): 798-805.

Serena BM, et al.2006. Isolation andcharacterization of an H10N7 avian influenza virus from poultrycarcasses smuggled from China into Italy. Avian Pathol, 35(5): 400-403.

Vachieri SG, et al. 2014. Receptor binding by H10 influenza viruses.Nature, 511(7510): 475-477.

Wang M, et al. 2015. Structural basis for preferential avian receptor binding by the human-infecting H10N8 avian influenza virus.Nat Commun, 6: 5600. doi: 10.1038/ ncomms6600.

Wang N, et al. 2012. Complete genome sequenceof an H10N5 avian influenza virus isolated from pigs incentral China. J Virol, 86(24): 13865-13866.

Wood G, et al. 1996. An avian influenza virus of H10 subtype that is highly pathogenic for chickens, but lacks multiple basic amino acids at the haemagglutinin cleavage site. Avian Pathol, 25: 799-806.

Woolcock PR, Shivaprasad HL, Rosa MD. 2000. Isolation of avianinfluenza virus(H10N7)from an emu(Dromaius novaehollandiae)with conjunctivitis and respiratory disease. Avian Dis, 44(3): 737-744.

Zhang H, et al. 2011. Characterization of an H10N8 influenza virus isolated from Dongting Lake wetland. Virol J, 8(42): 4221-4228.

第十三章　H11　亚　型

　　H11 亚型流感病毒几乎只在禽中可以分离到。最早分离到的 H11 亚型流感病毒是 A/duck/England/1/1956（H11N6）（Webster，1992）。目前与 H11 配对出现的 NA 包括 9 个亚型，分别为：H11N1、H11N2、H11N3、H11N4、H11N5、H11N6、H11N7、H11N8、H11N9 亚型，其中以 N9 最为常见，N2 次之。H11 亚型流感病毒分布于全球各地，除了南极洲没有分离到病毒，亚洲、非洲、欧洲、南美洲、北美洲、大洋洲六大洲都有分离到病毒，其中以北美洲分离到的病毒最多，包含了 H11 的 9 个 NA 亚型流感病毒。中国最早分离到的病毒是 A/Duck/Yangzhou/44/02（H11N2）和 A/duck/Yangzhou/ 906/2002（H11N2）（张评浒等，2005），近几年分离到的病毒宿主主要为野鸭和家鸭，从环境中分离到 H11N9 和 H11N2 两种病毒（Chen et al.，2012；Zhang et al.，2012；Deng et al.，2013；Wu et al.，2015）。

　　除了在禽中分离到 H11 亚型流感病毒外，韩国于 2001 年在猪中分离到一株 H11N6 流感病毒，A/swine/KU/2/2001（H11N6），没有相关文献对于该病毒的详细报道，只在 GenBank 的流感数据库中找到这个病毒的序列（Bao et al.，2008）。目前从人身上没有分离到 H11 亚型流感病毒，但 James S. Gill 等的血清学调查表明，长期从事猎杀或者处理野鸭的职业人群曾经感染了 H11 亚型流感病毒（Gill 2006）。

一、流行病学

1. 流行情况

　　自从 1956 年分离到第一株 H11 亚型流感病毒，目前 GenBank 已经收集到 600 多株 H11 亚型流感病毒的序列。主要分布在美国（N=404）、瑞典（N=68）、中国（N=36）、加拿大（N=26），除了南极洲，在六大洲的 33 个国家和地区都分离到 H11 亚型流感病毒。

2. 易感宿主

　　主要感染野鸭，翻石鹬、滨鸟、海鸥，偶尔感染家鸭、鸡和鹅（Karamendin et al.，2011；Chen et al.，2012；Zhang et al.，2012；Deng et al.，2013）。

3. 流行特点

　　H11 亚型流感动物疫情全年均有，无明显季节性。目前从人身上没有分离到 H11 亚型流感病毒，但 James S. Gill 等的血清学调查表明，长期从事猎杀或者处理野鸭的职业人群曾经感染了 H11 亚型的流感病毒（Gill et al.，2006）。

4. 分子流行病学

　　分离到的病毒绝大部分是 H11N9 亚型流感病毒，H11N2 次之，第三是 H11N3，HA 进化树把 H11 亚型流感病毒分为北美系和欧亚系。绝大部分病毒的糖基化位点比较保守，分布在 26、27、39、181、304 和 497 位（Li et al.，2008）。

二、诊断

1. 临床表现

　　感染 H11 亚型流感病毒的野禽和家禽都没有发病，H11 亚型从来没有引起家禽的疫情暴发（Li et al.，2008；Chen et al.，2012）。

2. 实验室诊断

1）标本采集及前处理

　　参考 OIE 操作手册（Health，2014），包括咽喉拭子、肛拭子、排泄物、组织标本等，以含 0.5%牛血清白蛋白，或 5%牛血清，或 1%明胶的磷酸盐缓冲液或 MEM 培养液作为采样液。采集新鲜湿便，拭子放于含多种抗生素的采样液（10×），10%～20%（W/V）。用于病毒分离的标本应尽快进行接种，24h 内能接种的标本可置于 4℃保存，不能于 24h 内接种的标本则应置于–80℃或以下保存。组织标本每一采集部位分别使用不同消毒器械，以防交叉污染；每种组织应多部位取材，每部位应取 5～10g，切成 5mm³，–80℃冻存，接种时将组织匀浆处理。建议同时采集咽喉、消化道标本。

2）病毒核酸检测

　　RNA 病毒多采用 RT-PCR 技术，分为常规、巢式、荧光定量、多重 PCR 或 PCR-ELISA、NASBA（Nuclear acid sequence-based amplification）、基因芯片等。目前常用常规 RT-PCR 技术，包括针对 A 型流感病毒 NP、M1 基因或 H11 亚型特异性的检测。

3）病毒抗原快诊

病毒量高的咽拭子、肛拭子标本，可对病毒 NP 蛋白进行鉴定用于流感病毒及分型诊断。

4）病毒分离

样本经多重抗生素（终浓度：$2×10^6$U/L 青霉素，200mg/L 链霉素，$2×10^6$U/L 多霉菌素 B，0.2g/L 环丙沙星）4℃处理 1～2h 后，可接种 9～10 日龄 SPF 级鸡胚尿囊腔，37℃，培养 3～4d。分离到的病毒可由火鸡红细胞血凝实验证实，如传代 2 次为阴性，可不再传代。需使用核酸检测或血清学方法排除其他病毒如黄病毒、新城疫病毒的存在。也可在狗肾上皮细胞株 MDCK 接种分离病毒，出现细胞病变（cytopathogenic effect，CPE），即成片细胞呈拉网状，细胞脱落、变圆，提示病毒阳性。H11 流感病毒细胞培养需要添加胰酶（TPCK-trypsin，2μg/ml），因为 H11 是低致病性毒株，对分离到的病毒进行有限稀释法或空斑挑取法纯化。

5）血清学

包括血凝抑制试验和微量中和试验。血凝抑制试验可采用灭活病毒抗原，火鸡红细胞检测。

三、防控与预警

1. 疫苗

由于没有有力的证据表明 H11 亚型流感病毒可以感染人类，所以针对 H11 亚型流感病毒的疫苗目前没有研究和开发。

2. 被动免疫

由于没有有力的证据表明 H11 亚型流感病毒可以感染人类，所以目前无靶向 H11 的多抗或单抗。

3. 抗病毒药物预防

经过分析和 H11 相对应的 NA 基因表明，H11 亚型的流感病毒对神经氨酸酶抑制剂敏感，但目前没有相关的体外和体内实验数据。

四、研究进展

H11 亚型流感病毒，主要感染野鸭、翻石鹬和滨鸟等水禽，其受体结合位点226 和 228 分别为 Q 和 G，表明为禽源，HA1 和 HA2 的裂解位点为单个碱性氨基酸，在 TPCK 胰酶存在的情况下，体外可以感染家鸭、鹌鹑、鸡和狗的细胞（Li et al.，2008；Chen et al.，2012）。

2013 年，浙江大学从活禽市场的健康家鸭身上分离到 H11N9 亚型流感病毒，经过全基因测序和分子进化树分析表明该毒株为四重重配毒株，而且该病毒可以直接感染小鼠，并导致轻微症状（Wu et al.，2015）。虽然目前没有有力的证据表明人类可以感染 H11 亚型流感病毒，但这一研究表明，H11 亚型流感病毒并不是野生水禽的专利，它们已经来到我们身边，而且可以直接感染哺乳动物。

（蓝　雨）

参 考 文 献

张评浒, 等. 2005. 水禽流感病毒 A/Duck/Yangzhou/44/02(H11N2)分离株表面膜蛋白基因的序列分析. 第六届全国会员代表大学暨第 11 次学术研讨会(2005).

Bao Y., et al. 2008. The influenza virus resource at the National Center for Biotechnology Information. J Virol, 82(2): 596-601.

Chen C., et al. 2012. Complete genomic sequence of a novel reassortant H11N3 influenza virus isolated from domestic ducks in Jiangsu, China. J Virol, 86(21): 11950-11951.

Deng G., et al. 2013. Complex reassortment of multiple subtypes of avian influenza viruses in domestic ducks at the Dongting Lake Region of China. J Virol, 87(17): 9452-9462.

Gill J.S., et al. 2006. Avian influenza among waterfowl hunters and wildlife professionals. Emerg Infect Dis, 12(8): 1284-1286.

Health W.O.F.A. 2014. Manual of Diagnostic Tests and Vaccines for Terrestrial Animals. from http://www.oie.int/manual-of-diagnostic-tests-and-vaccines-for-terrestrial-animals/.

Karamendin K., et al. 2011. Phylogenetic analysis of avian influenza viruses of H11 subtype isolated in Kazakhstan. Virus Genes, 43(1): 46-54.

Li J., et al. 2008. Genetic and phenotypic characterization of a low-pathogenicity avian influenza H11N9 virus. Arch Virol, 153(10): 1899-1908.

Webster R.G., et al. 1992. Evolution and ecology of influenza A viruses. Microbiol Rev, 56(1): 152-179.

Zhang Y., et al. 2012. Complete genome sequence of a novel reassortant H11N2 avian influenza virus isolated from a live poultry market in eastern China. J Virol, 86(22): 12443.

第十四章 H12 亚 型

H12 亚型流感病毒最早于 1975 年分离到，分为北美系和欧亚系（Bui et al., 2015），这两个系的代表株分别为 A/gadwall/Wisconsin/13/1975（H12N5）和 A/red-necked stint /Australia /5745 /1981（H12N9）。中国于 2011 年首次在东洞庭湖国家自然保护区的野鹅中分离到 H12N8 亚型流感病毒（Zhang, 2013），同年，在洞庭湖养鸭场的环境中分离到 H12N7 亚型流感病毒（谭丹等，2014）。H12 可以和 NA 的 9 个亚型配对，分别为：H12N1、H12N2、H12N3、H12N4、H12N5、H12N6、H12N7、H12N8、H12N9亚型，其中以 N5 居多，N4 次之。目前在三大洲，北美洲、亚洲和大洋洲都分离到H12 亚型流感病毒，其中绝大部分病毒分离自北美洲的美国（Bao et al., 2008）。

一、流行病学

1. 流行情况

自从 1975 年分离到第一株 H12 亚型流感病毒，目前 GenBank 已经收集到 200多株 H12 亚型流感病毒的序列。在美国、加拿大、中国、澳大利亚、挪威、蒙古、日本、俄罗斯、越南、泰国、芬兰、瑞士、荷兰、瑞典等 14 个国家均有分离到（Gronesova et al., 2008；Spackman et al., 2009；Wongphatcharachai et al., 2012），但绝大多数分离自美国。

2. 易感宿主

主要感染野鸭，翻石鹬，在中国洞庭湖的野鹅中也偶有分离到 H12 亚型流感病毒（Zhang et al., 2013）。

3. 流行特点

H12 动物疫情全年均有，无明显季节性。除了水禽和环境，目前其他动物和人都没有分离到 H12 亚型流感病毒。

4. 分子流行病学

H12 亚型流感病毒分为北美系和欧亚系。所有 H12 亚型流感病毒 HA 蛋白的裂解位点为单个碱性氨基酸，表明 H12 为低致病性毒株。HA 受体结合位点 226 和 228 位分别为 Q 和 G，为禽源受体结合特性。HA 基因共有 11 个潜在的糖基化位点。

二、诊断

1. 临床表现

感染 H12 亚型流感病毒的野禽和家禽都不发病，H12 亚型从未引起家禽的疫情暴发。

2. 实验室诊断

1）标本采集及前处理

参考 OIE 操作手册（Health，2014），包括咽喉拭子、肛拭子、排泄物、组织标本等，以含 0.5%牛血清白蛋白，或 5%牛血清，或 1%明胶的磷酸盐缓冲液或 MEM 培养液作为采样液。采集新鲜湿便，拭子放于含多种抗生素的采样液（10×），10%～20%（W/V）。用于病毒分离的标本应尽快进行接种，24h 内能接种的标本可置于 4℃保存，不能于 24h 内接种的标本则应置于–80℃或以下保存。组织标本每一采集部位分别使用不同消毒器械，以防交叉污染；每种组织应多部位取材，每部位应取 5～10g，切成 5mm^3，–80℃冻存，接种时将组织匀浆处理。建议同时采集咽喉、消化道标本。

2）病毒核酸检测

RNA 病毒多采用 RT-PCR 技术，分为常规、巢式、荧光定量、多重 PCR 或 PCR-ELISA、NASBA（Nuclear acid sequence-based amplification）、基因芯片等。目前常用常规 RT-PCR 技术，包括针对 A 型流感病毒 NP、M1 基因或 H12 亚型特异性的检测。

3）病毒抗原快诊

病毒量高的咽拭子、肛拭子标本，可对病毒 NP 蛋白进行鉴定用于流感病毒及分型诊断。

4）病毒分离

样本经多重抗生素（终浓度：2×10^{6}U/L 青霉素，200mg/L 链霉素，2×10^{6}U/L 多霉菌素 B，0.2g/L 环丙沙星）4℃处理 1～2h 后，可接种 9～10 日龄 SPF 级鸡胚尿囊腔，37℃，培养 3～4d。分离到的病毒可由火鸡红细胞血凝实验证实，如传代

2 次为阴性，可不再传代。需使用核酸检测或血清学方法排除其他病毒如黄病毒、新城疫病毒的存在。也可在狗肾上皮细胞株 MDCK 接种分离病毒，出现细胞病变（cytopathogenic effect，CPE），即成片细胞呈拉网状，细胞脱落、变圆，提示病毒阳性。H12 流感病毒细胞培养需要添加胰酶（TPCK-trypsin，2μg/ml），因为 H12 是低致病性毒株，对分离到的病毒进行有限稀释法或空斑挑取法纯化。

5）血清学

包括血凝抑制试验和微量中和试验。血凝抑制试验可采用灭活病毒抗原，利用火鸡红细胞检测。

三、防控与预警

1. 疫苗

H12 亚型流感病毒没有感染过人类，所以针对 H12 亚型流感病毒的疫苗目前没有研究和开发。

2. 被动免疫

H12 亚型流感病毒没有感染过人类，所以目前无靶向 H12 的多抗或单抗。

3. 抗病毒药物预防

经过分析 H12 的 NA 基因表明，H12 亚型流感病毒对神经氨酸酶抑制剂敏感，但目前没有相关的体外和体内实验数据。

四、研究进展

自 1975 年分离到 H12N5 亚型病毒以来，世界各地陆续分离到 H12N6（1976年）、H12N2（1977 年）、H12N7（1981 年）、H12N9（1981 年）、H12N1（1983 年）、H12N4（1998 年）、H12N8（2005 年）、H12N3（2005 年）亚型病毒，可见 H12 亚型病毒的组合越来越多，呈现出越来越强的重配能力。近年，朱云、张红等分别从中国洞庭湖地区分离到 H12N8 亚型流感病毒（朱云，2011；Zhang et al.，2013），通过进化树分析表明病毒与欧亚大陆附近流行的多种亚型流感病毒间存在广泛的重配。因此，H12 亚型流感病毒广泛重配，隐性传播的特性可能更容易筛选出威胁人类的新型流感病毒，所以加强水禽、家禽低致病毒株的监测尤为重要。

（蓝　雨）

参 考 文 献

谭丹, 等. 2014. 1 株 H12N7 亚型禽流感病毒全基因组测定及遗传演化分析. 畜牧兽医学报, 45(11): 6.

Bao Y., et al. 2008. The influenza virus resource at the National Center for Biotechnology Information. J Virol, 82(2): 596-601.

Bui V.N., et al. 2015. Genetic characterization of a rare H12N3 avian influenza virus isolated from a green-winged teal in Japan. Virus Genes, 50(2): 316-320.

Gronesova P., et al. 2008. Prevalence of avian influenza viruses, Borrelia garinii, Mycobacterium avium, and Mycobacterium avium subsp. paratuberculosis in waterfowl and terrestrial birds in Slovakia, 2006. Avian Pathol, 37(5): 537-543.

Health W.O.F.A. 2014. Manual of Diagnostic Tests and Vaccines for Terrestrial Animals. from http: //www.oie.int/manual-of-diagnostic-tests-and-vaccines-for-terrestrial-animals/.

Spackman E., et al. 2009. Characterization of low pathogenicity avian influenza viruses isolated from wild birds in Mongolia 2005 through 2007. Virol J, 6: 190.

Wongphatcharachai M., et al. 2012. Genetic characterization of influenza A virus subtype H12N1 isolated from a watercock and lesser whistling ducks in Thailand. Arch Virol, 157(6): 1123-1130.

Zhang H., et al. 2013. Complete Genome Sequence of an H12N8 Avian Influenza Virus Isolated from Wild Bird Feces in Hunan East Dongting Lake National Nature Reserve. Genome Announc, 1(5): 15.

第十五章　H13　亚　型

　　1977 年，美国科学家 Hinshaw 等从美国巴尔的摩市的鸥群粪便中分离到世界首株 H13 亚型流感病毒，至今已从美国、加拿大、俄罗斯、德国、智利、阿根廷、澳大利亚、哈萨克斯坦、蒙古、韩国、日本、格鲁吉亚、荷兰、挪威、瑞典等 15 个国家共分离到 150 多株 H13 亚型流感病毒，其中包括 H13N1、H13N2、H13N3、H13N6、13N8、H13N9 亚型（根据 NCBI 流感数据库、GISAID 全球流感共享数据库）流感病毒。根据目前文献报道，我国除高晓龙等于 2013 年、2014 年从大连庄河地区雁鸭类和鸻鹬类环境样品中分离到 H13N6、H13N8 亚型的流感病毒外，尚未有其他地区分离到该亚型毒株的报道。

一、流行病学

1. 流行情况

　　自 1977 年美国科研人员从美国鸥类粪便样品中分离到世界首株 H13 亚型流感病毒以来，该亚型相继从欧洲、亚洲、南美洲、大洋洲等地区的野生水禽中零星分离到，其中主要流行于欧美地区，但其流行程度远小于 H5、H9 等其他亚型。目前美国、俄罗斯、哈萨克斯坦、瑞典、荷兰、德国、乌克兰、阿根廷、澳大利亚、蒙古、日本、挪威、智利、加拿大、韩国、格鲁吉亚和中国等 17 个国家均从海岸鸟和鸥类中发现该亚型病毒。H13 亚型常与 NA 亚型中的 N1、N2、N3、N6、N8、N9 亚型进行组合配对，与 NA 其他亚型配对毒株目前尚未发现。

　　2013 年，高晓龙等从辽宁庄河地区分离到国内首株 H13N6 亚型流感病毒，2014 年再次从该地区分离到 H13N6 亚型流感病毒和 H13N8 亚型流感病毒。两株 H13N6 亚型流感病毒分离株的 HA 基因同属于欧亚谱系，但是它们的亲缘关系相对较远，而 H13N8 亚型流感病毒分离株的 HA 基因属于北美谱系。说明该地区为候鸟迁徙的重要停歇地，大量迁徙候鸟在此处停歇为流感病毒的重组和重配提供了有利条件，极大增加了国外其他亚型流感病毒传入我国的风险。

2. 易感宿主

　　H13 亚型流感病毒主要宿主是以鸥类为主的水鸟。1984 年，Hinshaw 等从美国新英格兰海岸死亡的巨头鲸肺部和肺门淋巴结中检测到 H13N2、H13N9 亚型流感病毒，之后从鸥类、鸭类及环境样品中均分离或检测到该亚型，其中以鸥类为主。将中国 H13N6 亚型流感病毒经鼻腔接种 SPF 鸡后，发现接种组和接触组拭子样品及接种组鸡组织均未检测到病毒，证明该分离株不能在鸡体内进行有效复制和传播。

3. 流行特点

H13 亚型流感病毒只能在鸥类等水禽中传播和流行，鲸类感染的病例也有报道，但是目前尚未发现感染家禽及人类等的病例。该亚型以春、秋两季的分离率较高，一般呈隐性经过，不会引起其宿主鸥类等水禽明显的临床症状。

4. 分子流行病学

鉴于 H13 亚型流感病毒的感染宿主有一定局限性，仅感染以鸥类为主的野生水禽，偶发鲸类感染，所以研究该亚型感染宿主范围的分子基础十分重要。同时随着其易感宿主野生水禽的迁徙，该亚型较其他亚型更容易发生同一谱系间或不同谱系间（欧亚谱系和北美谱系）的重组或重配变异，所以应加强监测 H13 亚型在传播过程中的分子变异情况。

二、诊断

1. 检疫

进行水禽和水禽动物产品交易时应当出具相关部门的检疫健康证明。评价水禽及其相关产品安全性的指标包括无任何病原体、加工和运输过程中所使用的水或冰未被病原体污染等。

2. 诊断检验方法

1）病原学诊断

活体内分离病毒可采用鼻黏膜拭子法和肛拭子法。将采集的野生水禽样本置于病毒培养基如生理盐水、PBS、MEM 中，低温运送至实验室。样品经常规无菌处理后接种鸡胚或者敏感细胞如 MDCK，传代培养，一般盲传 3 代。应用分子生物学方法，如 RT-PCR 方法、荧光定量 PCR 方法和基因芯片方法进行该亚型流感病毒的鉴定。

2）血清学方法

血清学诊断方法与其他亚型流感病毒相同，常用的血清学诊断方法有：病毒中和试验（VNT）、血凝抑制试验（HI）、神经氨酸酶抑制试验（NIT）、琼脂凝胶免疫扩散（AGID）试验、酶联免疫吸附试验（ELISA）等。其中 VNT 常用作各种检测方法的金标准，而 HI 多用于病毒分型和抗体调查。

目前国际上广泛应用 HI 和荧光定量 PCR 方法进行该亚型的鉴定。

三、防控与预警

1. 防控

H13 亚型流感病毒的感染主要是通过直接或间接的接触传播，因此对不明来源的易感动物进行隔离可以有效控制该病的扩散和传播，野生水禽目前尚无有效控制措施。由于该亚型目前仅在鸥类等野生水禽中存在和传播且呈隐性感染，所以目前无特异性疫苗。

2. 公共卫生学意义

鉴于 H13 亚型流感病毒的感染宿主范围较狭窄，仅能感染鸥类为主的水禽，且目前还没有发现该亚型病毒对人和其他动物造成高度传染性疾病，所以其对人和其他家禽健康的危害较小。

四、研究进展

随着 H13 亚型在鸥类等海岸鸟中广泛传播和流行，其致病和传播机理越来越受到关注。

Tønnessen 等（2013）利用生物信息学技术发现 H13 亚型流感病毒的所有内部蛋白均存在可能与其宿主限制性相关的特异性分子标记，并且推测其 NS1 蛋白一个核定位信号的缺失可能是导致该亚型能够在鸥体内进行有效复制的重要原因。路希山等对该亚型 HA 受体结合特性进行研究表明，H13 亚型野毒株只具有禽样 α-2，3 糖苷键唾液酸受体结合特性，不能结合人样 α-2，6 糖苷键唾液酸受体，但是其 HA 蛋白 V186N 的变异导致了该亚型结合人样受体能力大幅提升，并且降低其禽样受体结合能力。同时他们还发现该亚型 HA2 蛋白非常保守，当前人单克隆流感抗体能够中和该病毒，因此，诸如 H13 亚型等低致病性流感病毒相关机理研究应该进行更多的深入研究。

（高玉伟　高晓龙）

参 考 文 献

高晓龙等. 2015. 中国首株 H13N6 亚型禽流感病毒遗传进化分析及致病性和传播性评估. 中国预防兽医学报, 37(3): 172-176.

夏咸柱. 2011. 野生动物疫病学. 北京: 高等教育出版社: 456.

Elizalde M, et al. 2014. Rapid molecular haemagglutinin subtyping of avian influenza isolates by specific real-time RT-PCR tests. Journal of virological methods, 196: 71-81.

Groth M, et al. 2014. The genome of an influenza virus from a pilot whale: Relation to influenza viruses of gulls and marine mammals. Infection, Genetics and Evolution, 24: 183-186.

Hinshaw V S, et al. 1982. Antigenic and genetic characterization of a novel hemagglutinin subtype of influenza A viruses from gulls. Journal of virology, 42(3): 865-872.

Kang H M, et al. 2012. Isolation of a reassortant H13N2 virus from a mallard fecal sample in South Korea. Virology journal, 9(1): 1-4.

Kohls A, et al. 2011. Avian influenza virus risk assessment in falconry. Virol J, 8: 187.

Lu X, et al. 2013. Structure and receptor binding specificity of hemagglutinin H13 from avian influenza A virus H13N6. Journal of virology, 87(16): 9077-9085.

Munster V J, et al. 2007. Spatial, temporal, and species variation in prevalence of influenza A viruses in wild migratory birds. PLoS pathogens, 3(5): e61.

Sharshov K, et al. 2014. Molecular characterization and phylogenetics of a reassortant H13N8 influenza virus isolated from gulls in Mongolia. Virus genes, 49(2): 237-249.

Tønnessen R, et al. 2013. Host restrictions of avian influenza viruses: in silico analysis of H13 and H16 specific signatures in the internal proteins. PloS one, 8(4): e63270.

Tønnessen R, et al. 2013. Molecular and epidemiological characterization of avian influenza viruses from gulls and dabbling ducks in Norway. Virol J, 10: 112.

Verhagen J H, et al. 2014. Epidemiology of influenza A virus among Black-headed Gulls, the Netherlands, 2006-2010. Emerging infectious diseases, 20(1): 138.

第十六章 H14 亚 型

H14 亚型流感病毒于 1982 年在俄罗斯地区的禽体内分离到，至今已从俄罗斯、美国、危地马拉、阿塞拜疆等地获得 H14N2、H14N3、H14N5、H14N6、H14N8（根据 NCBI 流感数据库、GISAID 全球流感共享数据库）。1996 年，从我国新疆石河子禽流感阳性鸡场产蛋下降的鸡群中分离出 H14N5 毒株 A/Chicken/Xinjiang/l/96（H14N5），为国内外首次从鸡中分离的 H14 亚型流感病毒（唐秀英等，1998）。该亚型属于低致病性病毒，还未报道对哺乳动物有致病性。

一、流行病学

1. 流行情况

H14 亚型流感报道较少，目前只在俄罗斯、美国、危地马拉、阿塞拜疆等地分离到毒株，分别是 H14N2、H14N3、H14N5、H14N6、H14N8 亚型。1996 年，唐秀英等（1998）在我国新疆石河子地区从鸡群中分离到一株 H14N5 亚型流感病毒的低致病力毒株，这是世界上首次从鸡体分离到 H14 亚型，引起了国内外流感研究者的兴趣。该毒株作为我国流行的流感病毒的潜在基因供体，克隆并分析其基因序列，对病毒基因组结构与功能以及病毒对宿主致病性方面的研究有着重要的意义。

2. 易感宿主

H14 亚型流感病毒的自然宿主是鸥类和水禽，包括蓝翅鸭、银鸥、长尾鸭、绿头鸭、琶嘴鸭、斑脸海番鸭等。此外，还发现 H14 亚型能感染鸡。

Yoshihiro 等（1990）对在阿塞拜疆分离的鸭源 H14 亚型流感病毒的致病性实验证明，该亚型病毒在感染三天后的鸡气管和泄殖腔中能分离到病毒，鸭的泄殖腔内也可分离到病毒。该病毒也能感染雪貂，但都不引起各实验动物发病，说明该亚型病毒的致病力非常低。唐秀英等（1998）对 A/Chicken/Xinjiang/l/96（H14N5）毒株做了相应的致病性试验，脑内致病指数和静脉致病指数分别为 0.24 和 0.15，其中 8 只鸡中有 2 只发病，比国内 H9N2 分离株的致病力还要低，是一个典型的低致病力毒株。

3. 流行特点

H14 亚型流感病毒能在鸥类和鸭等水禽和鸡群中传播和流行，尚未发现感染其他野禽和哺乳动物的报道。病毒在宿主中的传播主要以直接或间接接触传播的模式为主。在我国新疆石河子分离的 H14N5 毒株对鸡有中等毒力的致病性，自然感染的鸡在发育成时出现呼吸道、下痢等症状，部分死亡，该群鸡产蛋达不到高峰。

4. 分子流行病学

1996 年中国农业科学院哈尔滨兽医研究所禽流感研究中心从新疆石河子地区鸡群中分离到一株 H14N5 亚型流感病毒，命名为 A/Chicken/Xinjiang/l/96（H14N5）（CXJ1/96）（唐秀英等，1998）。与国内现在已知的 7 株流感病毒的内部基因进行同源性比较，发现 CXJ1/96 NS 基因与其他几株流感病毒分离株的核苷酸序列同源性差异较大，与 CFJ19/00 株和 CK1/94 株的同源性分别为 92.3% 和 93.5%，推导的氨基酸序列同源性为 89.1% 和 91.3%，与另外几个毒株的核苷酸序列同源性均不超过 73%，氨基酸同源性不到 69%，说明这几个毒株分别属于不同的 NS 基因群系。NP 基因与另外 7 株流感病毒分离株的同源性很高，核苷酸序列同源性在 93.6%～95.3%，氨基酸序列的同源性在 96.6%～99.0%。M 基因的核苷酸序列同源性在 93.6%～96.2%，氨基酸序列同源性在 93.1%～96.6%。PA 基因的核苷酸序列同源性在 90.5%～94.6%，氨基酸序列同源性则在 95.5%～97.3%。PB1 基因的核苷酸序列的同源性在 93.3%～95.8%，推导的氨基酸序列同源性为 97.3%～98.8%。PB2 基因的核苷酸序列同源性在 87.4%～94.0%，氨基酸序列同源性为 96.5%～98.6%。CXJ1/96 株的 HA 基因与阿塞拜疆分离株的核苷酸同源性分别为 89.% 和 99.3%，氨基酸仅有 8 个和 9 个氨基酸的差异（邓国华等，2004）。

为阐明大陆与香港流感的进化关系，从 GenBank 中读取 1997 年及以后香港禽（人）流感毒株序列和其他相关毒株序列，运用 DNAStar 进行遗传演化分析，CXJ1/96 分离株与 CK1/94、CFJ19/00 和香港流感分离株同属于一个 NS 基因群系，它们之间有一定的遗传距离；CXJ1/96 分离株 PB1 基因与香港禽流感遗传关系比较密切，但在香港本地区该基因遗传演化速度较快，而香港人流感与 GGD1/96 病毒同位于另外一个大的演化分支；从 PA 基因来看，CXJ1/96 分离株和其他毒株之间呈相对独立的并行演化趋势；大陆其他分离株与香港禽源流感毒株 M 和 PB2 基因遗传关系密切，在进化树中呈交错状排列；CXJ1/96 分离株 NP 基因与其他毒株呈相对独立并行演化的趋势，但遗传距离很近；这充分说明我国流感分布复杂，不同地区毒株基因之间交换频繁，与香港地区毒株有着某种程度上的基因互换的可能（邓国华等，2004）。

通过不同亚型 HA 之间的遗传演化分析发现，在已知基因序列的 HA 亚型中，H14 和 H4、H3、H10、H7 及 H1 这五个 HA 亚型同为一个进化分支，在这一进化分支内 H4、H3、H10、H7 及 H1 都能感染人或哺乳动物，而 H14 又与它们属于一个进化分支，因此 H14 也应该引起重视。

二、诊断

1. 检疫

H14 亚型流感病毒目前还不属于 OIE"必须通报的疫病"类型。在日常进行禽和禽类产品交易时应当出具相关部门的检疫健康证明。

2. 诊断

1）病原鉴定

样品采集和制备：采集咽喉拭子和泄殖腔拭子。个体小的禽，为避免用拭子取样时对其造成伤害，建议购买儿科专用的小拭子来取样。如果不能采集到咽喉拭子和泄殖腔拭子，可以采集新鲜粪便。样品应放入含有抗生素、pH7.0～7.4 的等渗磷酸盐缓冲液（PBS）中。粪便和泄殖腔拭子所用的抗生素浓度应提高 5 倍。移运拭子的样品保存液中应含有蛋白质以保持病毒的稳定性。样品应尽快处理，没有条件的话，样品可在 4℃保存 4 天。如果要保存更长时间，检测样品和分离物应在−80℃条件下保存。应避免反复冻融。

鸡胚病毒分离：上清液接种至少 5 枚 9～11 日龄的无特定病原体（specific pathogen free，SPF）的鸡胚或者特定抗体阴性（specific antibody negative，SAF）的鸡胚尿囊腔，置（37±2）℃孵育 4～7d。取尿囊液进行红细胞凝集试验（HA），无菌尿囊液检出血凝活性阳性，表明很有可能有正黏病毒科的 A 型流感病毒或者禽副黏病毒，呈阴性反应的尿囊液至少应再接种一批鸡胚。

病原鉴定（血凝抑制试验，HI）：用 H14 亚型的抗血清通过 HI 试验进行病毒亚型鉴定。

2）血清学试验

包括血凝试验（HA）和血凝抑制试验（HI）。该试验为流感的常规血清学诊断方法，由于血凝素的亚型特异性，可能会出现漏检现象。

3）分子生物学检测技术

应用特定的引物直接对临床样品进行 RT-PCR，可以快速进行病毒检测和亚型鉴定，而且其 cDNA 产物还可用于核苷酸测序。这种检测方法的优点是一旦最初发病的禽舍检出并确定病毒特性，在后续暴发疫情的快速确诊中可应用直接 RT-PCR 方法进行检测。

可以使用特异性的 H14 亚型流感病毒引物（Kenji 等，2008）对样品进行扩增检测：

上游引物：H14-863F GAGCACAGTGCTTAAAAGTG

下游引物：H14-1144R GCATTTTGRTGCCTRAATCCATACC

三、防控与预警

H14 亚型流感病毒的感染主要是通过直接或间接的接触传播，野生水禽目前尚无有效控制措施。

H14 亚型流感病毒的感染宿主范围局限于鸥类、水禽和鸡，对哺乳动物健康的危害较小。但有研究表明，重组 H14 蛋白显示具有高致病性的碱基裂解位点，因此应加强对禽类和人群中 H14 亚型的监测。

四、研究进展

现有文献对 H14 亚型的报道较少，大多是发现新的毒株和检测方法，对病原的致病机理等基础研究较少。

Jutta 等（2012）将 A/Mallard/Gurijev/263/82（H14N3）克隆到质粒载体 pHW2000 上发现，其含有高致病性的碱基裂解位点，与高致病性流感病毒 H5 或 H7 相似。用拯救后的重组病毒感染鸡，全部死亡。经过剖检发现，死亡鸡眼睑或整个头部肿胀，鸡冠苍白，全身浆膜或肌肉出血，喉和气管有黏性分泌物，胰腺肿胀出血等。上述症状是高致病性流感感染后的典型症状。上述试验表明，低致病性的 H14 亚型，可能会与其他病毒重组转变为高致病性，因此要加强对 H14 亚型的监测。

（王慧煜　江　丽）

参 考 文 献

邓国华, 等. 2004. 禽流感病毒新疆分离株 1/96(H14N5)非结构蛋白基因克隆及序列分析. 动物医学进展, 25(1): 103-106.

邓国华, 于康震. 1998. H14 亚型禽流感病毒核蛋白基因的扩增与克隆. 中国畜禽传染病, 20(3): 132-135.

韩雪清, 等. 2008. 禽流感病毒分型基因芯片的研制. 微生物学报, 48(9): 1241-1249.

唐秀英, 等. 1998. 中国禽流感流行株的分离鉴定. 中国畜禽传染病, 20(1): 1-5.

王秀荣, 等. 2006. A IV 血凝素亚型同步检测基因芯片技术研究. 生物技术通报, 增刊, 260-263.

Han XQ, et al. 2008. Simultaneously subtyping of all influenza A viruses using DNA microarrays. J Virol Methods, 152(1-2): 117-21.

Jutta V, et al. 2012. Avian influenza virus hemagglutinins H2, H4, H8, andH14 support a highly pathogenic phenotype. Proc Natl AcadSci USA, 109(7): 2579-2584.

Kenji T, et al. 2008. Subtyping of Avian Influenza Viruses H1 to H15 on the Basis of Hemagglutinin Genes by PCR Assay and Molecular Determination of Pathogenic Potential. J Clin Micro, 46(9): 3048-3055.

Yoshihiro K, et al. 1990. Molecular characterization of a new Hemagglutinin, subtype H14, of influenza A virus. Virology, 179: 759-767.

第十七章　H15　亚　型

H15 亚型流感病毒 A/She/WA/2576/79（H15N6）于 1979 年从澳大利亚一种海鸥类飞鸟身上分离到。至今已从澳大利亚、俄罗斯和乌克兰分离到 H15N6、H15N9、H15N2、H15N8、H15N4、H15N7 亚型（根据 NCBI 流感数据库、GISAID 全球流感共享数据库）流感病毒。我国尚未分离到该亚型毒株。

一、流行病学

1. 流行情况

H15 亚型流感报道较少，目前只在澳大利亚、俄罗斯和乌克兰地区分离到毒株，分别是 H15N6、H15N9、H15N2、H15N8、H15N4、H15N7 亚型。2008 年以前报道的 H15 亚型流感毒株，无一例外是从澳大利亚分离到的，并且 GenBank 数据库中只有 6 株病毒的信息。2008 年，在俄罗斯西伯利亚分离到一株 H15N4 亚型毒株，表明 H15 亚型可能会有新的分支（Mariya et al. 2013）。

2. 易感宿主

H15 亚型流感病毒的自然宿主是鸥类和水禽，包括鸭、绿头鸭、澳大利亚翘鼻麻鸭、海鸥、乌燕鸥、水鸭、曳尾鹱等。2008 年在俄罗斯西伯利亚分离到 H15N4（A/teal/Chany/7119/2008）亚型毒株，是从健康水鸭的泄殖腔拭子中分离到的。

3. 流行特点

H15 亚型流感病毒只能在鸥类和鸭等水禽中传播和流行，尚未发现感染其他野禽、家禽和哺乳动物的报道。病毒在宿主中的传播主要是直接或间接接触传播的模式为主。作为自然宿主，感染动物一般呈隐性经过，不会表现出明显的临床症状。

4. 分子流行病学

2008 年在俄罗斯西伯利亚分离到 H15N4（A/teal/Chany/7119/2008），通过遗传进化分析，该毒株属于欧亚分支。A/teal/Chany/7119/2008 毒株与之前报道的 6 株

H15 病毒共有 16 个氨基酸发生了改变，分别是 35T、37S、46R、53F、71D、93S、112T、125V、147R、160K、173I、180E、184Q、199R、256L 和 327T。HA 基因进化分析，尽管 A/teal/Chany/7119/2008 毒株在某些核苷酸位置发生了改变，但它仍然属于 H15 亚型；H15 亚型可能还有以前没被发现的分支，可能会在俄罗斯形成新的分支。

二、诊断

1. 检疫

　　H15 亚型流感病毒目前还不属于 OIE"必须通报的疾病"类型。在日常进行水禽和水禽动物产品交易时应当出具相关部门的检疫健康证明。评价水禽及其相关产品安全性的指标包括无任何病原体、加工和运输过程中所使用的水或冰未被病原体污染等。

2. 诊断

1）病原鉴定技术

　　样品采集和制备：采集咽喉拭子、泄殖腔拭子或新鲜粪便。样品应放入含有抗生素、pH7.0～7.4 的等渗磷酸盐缓冲液（PBS）中。粪便和泄殖腔拭子所用的抗生素浓度应提高 5 倍。样品应尽快处理，没有条件的话，样品可在 4℃保存 4 天。如果要保存更长时间，检测样品和分离物应在-80℃条件下保存。应避免反复冻融。

　　鸡胚病毒分离：上清液接种至少 5 枚 9～11 日龄的无特定病原体（specific pathogen free，SPF）的鸡胚或者特定抗体阴性（specific antibody negative，SAF）的鸡胚尿囊腔，置（37±2）℃孵育 4～7d。取尿囊液进行红细胞凝集试验（HA），无菌尿囊液检出血凝活性阳性，表明很有可能有正黏病毒科的 A 型流感病毒或者禽副黏病毒，呈阴性反应的尿囊液至少应再接种一批鸡胚。

　　病原鉴定（血凝抑制试验，HI）：用 H15 亚型的抗血清通过 HI 试验进行流感病毒的亚型鉴定。

2）血清学试验

　　包括血凝试验（HA）和血凝抑制试验（HI）。该试验为流感的常规血清学诊断方法，由于血凝素的亚型特异性，可能会出现漏检现象。

3）分子生物学检测技术

　　应用特定的引物直接对临床样品进行反转录-聚合酶链反应（RT-PCR），可以快速进行病毒检测和亚型鉴定，而且其 cDNA 产物还可用于核苷酸测序。这种检测方法的优点是一旦最初发病的禽舍检出并确定病毒特性，在后续暴发疫情的快速确诊中可应用直接 RT-PCR 方法进行检测。

可以使用特异性的 H15 亚型流感病毒引物（Kenji et al.，2008）对样品进行扩增检测。

上游引物：H15-828F CCGCTCTAATGCCCCWTCRG

下游引物：H15-1100R TCGATGAATCCTGCAATTGC

韩雪清等（2008）研制出了一种流感病毒分型基因芯片检测方法，能在一张芯片上同时对 A 型流感病毒的 16 个 HA（H1～H16）和 9 个 NA（N1～N9）进行鉴定。

三、防控与预警

H15 亚型流感病毒的感染主要是通过直接或间接的接触传播，野生水禽目前尚无有效控制措施。

H15 亚型流感病毒的感染宿主范围局限于鸥类和水禽类，对其他家禽和哺乳动物健康的危害较小。有研究表明，含有 H15 亚型流感病毒 HA 基因的重组病毒能对哺乳动物产生致病性，因此要加强对禽类和人群中 H15 亚型的监测。

四、研究进展

现有文献对 H15 亚型的报道较少，只是一些毒株的发现和检测方法的报道。

2008 年在俄罗斯西伯利亚分离到一株 H15N4（A/teal/Chany/7119/2008）亚型流感病毒，该毒株是从健康水鸭的泄殖腔拭子中分离到的。将 0.1ml 包含病毒（浓度为 $10^{5.3}EID_{50}/ml$）的溶液，通过人工感染 6 只 SPF 鸡，在 14 天的观察期内，试验鸡没有出现疾病症状，也没有死亡，血清中的抗体滴度为（1∶640）～（1∶1280）。将 50μl 含有病毒（浓度为 $10^6EID_{50}/ml$）的溶液注射 9 周龄 BALB/c 小鼠，连续 20 天观察小鼠体重变化和临床症状。结果未发现体重降低和任何临床症状，血清中抗体滴度为 0，证明该毒株在小鼠肺部没有复制。

然而，Qi 等（2014）研究表明，重组的含有 H1、H6、H7、H10 和 H15 血凝素基因（HA）的流感病毒，与 1918 年暴发的流感大流行毒株相似，都可引起小鼠发病和诱发人气管上皮细胞产生病变。因此，哺乳动物感染含有上述任一亚型 HA 基因的流感病毒，都有可能变异为对哺乳动物致病性增强的疾病。

（王慧煜　巩红霞）

参 考 文 献

韩雪清, 等. 2008. 禽流感病毒分型基因芯片的研制. 微生物学报, 48(9): 1241-1249.

王秀荣, 等. 2006. AIV 血凝素亚型同步检测基因芯片技术研究. 生物技术通报(增刊), 260-263.

Han XQ, et al. 2008. Simultaneously subtyping of all influenza A viruses using DNA microarrays. J Virol Methods, 152(1-2): 117-21.

Kenji T, et al. 2008. Subtyping of Avian Influenza Viruses H1 to H15 on the Basis of Hemagglutinin Genes by PCR Assay and MolecularDetermination of Pathogenic Potential. J Clin Micro, 46(9): 3048-3055.

Mariya V, et al. 2013. Influenza A(H15N4)Virus Isolation in Western Siberia, Russia. Journal of Virology, 87(6): 3578-3582.

Qi L, et al. 2014.Contemporary avian influenza A virus subtype H1, H6, H7, H10, and H15 hemagglutinin genes encode a mammalian virulence factor similar to the 1918 pandemic virus H1hemagglutinin. Bio, 5(6): e02116-14. doi: 10.1128/mBio.02116-14.

第十八章　H16　亚　型

2005 年，Fouchier 首次报道发现了 H16 亚型流感病毒，该亚型分离于 1999 年在瑞典采集的红嘴鸥（*Larus ridibundus*）样品。随后的研究发现，1975～1988 年在美国分离于银鸥（*Larus argentatus*）和三趾鸥（*Rissa tridactyla*）的 H1 和 H13 亚型流感病毒均应为 H16 亚型流感病毒。到目前为止，发现的 H16 亚型流感病毒包括 N3 和 N9 两个 NA 亚型，即 H16N3 亚型和 H16N9 亚型。已发现 H16N3 亚型流感病毒的国家主要包括欧洲和北美洲的一些国家，我国尚未发现该亚型病毒，但因该病毒的宿主为世界范围内迁徙的鸥类候鸟，病毒随时可能随候鸟迁徙传入我国。尚没有数据表明该病毒能感染人或其他哺乳动物。

一、流行病学

1. 流行情况

尽管回顾性的鉴定表明，H16 亚型病毒 1975 年就已存在，但到目前为止，病毒还局限性地在鸥类候鸟和涉禽中传播。发现该亚型病毒的国家和地区主要有：瑞典、美国、挪威、俄罗斯、蒙古、冰岛、格鲁吉亚、加拿大、哈萨克斯坦。此外，还在日本北海道的鸭和加拿大的绿头鸭中检测到过该病毒，但因未见正式文章发表，尚不能对其确认。分子流行病学数据证明，H16 亚型流感病毒可在北美洲和欧洲之间传播。

2. 易感宿主

H16 亚型流感病毒的自然宿主是鸥类和涉禽，包括红嘴鸥、银鸥、三趾鸥、加州鸥、灰翅鸥、细嘴鸥、骨顶鸡、红腹滨鹬为主的水鸟。人工感染实验证明，H16 亚型流感病毒 [A/herring gull/Germany/R3309/07（H16N3）] 无法通过眼、鼻或口等途径感染 3 周龄至 3 岁龄的绿头鸭。目前尚无该病毒人工或自然感染哺乳动物的报道。在对感染的红嘴鸥的检测中发现，可在口腔和泄殖腔拭子中检测到病毒基因，但病毒抗原仅存在于感染红嘴鸥的小肠和法氏囊上皮细胞，说明该病毒主要通过肠道向外排出。增殖部位为肠道且感染部位没有发现病理损伤。

3. 流行特点

H16 亚型流感病毒只能在鸥类和涉禽等水禽中传播和流行，尚未发现感染其他野禽、家禽和哺乳动物的报道。病毒在宿主中的传播主要是直接或间接接触传播的模式为主。作为自然宿主，感染动物一般呈隐性经过，不会表现出明显的临床症状。

4. 分子流行病学

H16 亚型流感病毒的 HA 基因在进化上属于 1 群流感病毒，与 H13 亚型流感病毒的亲缘关系最近，有研究认为这两种亚型的病毒来源于一个前体病毒。2006 年在北美洲分离到的 H16 亚型流感病毒与 1999 年在欧洲分离到的 H16 亚型流感病毒同源性较高，位于同一个进化分支，推测该病毒已通过候鸟在洲际间传播。2013 年在美国加利福尼亚分离到的毒株 A/California gull/California/1196P/2013（H16N3）的 HA 基因与 2010 年在冰岛分离到的毒株 A/black headed gull/Iceland/713/2010（H16N3）的 HA 基因同源性最高，可达 98%～99%，NA 基因与分离于阿拉斯加的 A/glaucous-winged gull/Southeastern Alaska/10JR01572R0/2010（H16N3）的同源性高达 99%，近一步证明该病毒的传播是世界性的。A/California gull/California/1196P/2013 内部基因 NP、M、NS 与 H13 亚型流感病毒内部基因的同源性最高，说明与全球流行的 H5 亚型流感病毒相似，H16 亚型流感病毒在传播过程与其他亚型流感病毒发生了基因重排。

H16 亚型病毒不同毒株间的抗原性存在差异，如用 2006 年分离的毒株 A/Shorebird /DE/172/06（H16N3）抗原制备的抗体与该毒之间的血凝抑制抗体 HI 效价为 320，但 1975 年和 1999 年分离的毒株的 HI 抗体效价分别为 40 和 80，说明 H16 亚型流感病毒的抗原性也在因基因进化而发生着变化。

二、诊断

1. 检疫

进行水禽和水禽动物产品交易时应当出具相关部门的检疫健康证明。评价水禽及其相关产品安全性的指标包括无任何病原体、加工和运输过程中所使用的水或冰未被病原体污染等。

2. 诊断检验方法

1）病原学诊断

活体内分离病毒可采用鼻黏膜拭子法和肛拭子法。将采集的野生水禽样本置于病毒培养基如生理盐水、PBS、MEM 中，低温运送至实验室。样品经常规无菌处理后接种鸡胚或者敏感细胞如 MDCK，传代培养，一般盲传 3 代。应用分子生物学方法，如 RT-PCR 方法、荧光定量 PCR 方法和基因芯片方法进行该亚型病毒的鉴定，并通过序列测定的方法确定亚型。

可以使用特异性的 H16 亚型流感病毒引物对样品进行鉴定，扩增时可选用上游和下游引物中的任意一条进行扩增。

上游引物：

H16+854 5'-GAGAAATACGGTWCAGGACG-3'

H16+1063 5'-AGGTCTGTTTGGTGCGATTGC-3'

下游引物：

H16-1097 5'-TTCTATGAAGCCTGCAATWGC-3'

H16-1320 5'-CATCAACCCGATCAGCMAGC-3'

2）血清学方法

血清学诊断方法与其他亚型流感病毒相同，常用的血清学诊断方法有：病毒中和试验（VNT）、血凝抑制试验（HI）、神经氨酸酶抑制试验（NIT）、琼脂凝胶免疫扩散（AGID）试验、酶联免疫吸附试验（ELISA）等。其中 VNT 常用作各种检测方法的"金标准"，而 HI 多用于病毒分型和抗体调查。

WHO 推荐的方法主要是血凝抑制实验与神经氨酸酶抑制试验。

三、防控与预警

1. 防控

H16 亚型流感病毒的感染主要是通过直接或间接的接触传播，野生水禽目前尚无有效控制措施。由于该亚型目前仅在鸥类和涉禽类等野生水禽中存在和传播且呈隐性感染，目前尚不需要进行免疫防控。

2. 公共卫生学意义

H16 亚型流感病毒的感染宿主范围局限于鸥类和涉禽类，对人和其他家禽健康的危害较小，但值得注意的是该亚型病毒会与其他亚型流感病毒在野鸟体内重排，为其他亚型流感病毒提供新的内部基因节片。

四、研究进展

在分析病毒为什么只感染鸥类和涉禽时，研究人员通过生物信息学的大量数据分析认为，因 H16 亚型流感病毒的 NS1 蛋白缺少一个核定位信号，限制了病毒的宿主范围。在这一点上，与 H13 亚型流感病毒相似。此外还发现该亚型病毒 HA 的碱性裂解位点对胰酶不敏感，表明病毒 HA 较难裂解，这也就解释了病毒为什么致病性较低。尽管目前还没有 H16 亚型流感病毒感染人的报道，但研究发现，该病毒可高效结合人的上呼吸道上皮细胞，具备了结合人上呼吸道流感病毒受体的能力，其跨种传播的风险应引起关注。

（高玉伟）

参 考 文 献

Fereidouni SR, et al. 2014. Failure of productive infection of Mallards(Anas platyrhynchos)with H16 subtype of avian influenza viruses. Influenza and Other Respiratory Viruses, 8: 613-616.

Fouchier RA, et al. 2005. Characterization of a novel influenza A virus hemagglutinin subtype(H16)obtained from black-headed gulls. Journal of Virology, 79: 2814-2822.

Hofle U, et al. 2012. Tissue tropism and pathology of natural influenza virus infection in black-headed gulls(Chroicocephalus ridibundus). Avian Pathology: Journal of the W.V.P.A., 41: 547-553.

Iamnikova SS, et al. 2009. A/H13 and A/H16 influenza viruses: different lines of one precursors. Voprosy virusologii, 54: 10-18.

Krauss S, et al. 2007. Influenza in migratory birds and evidence of limited intercontinental virus exchange. PLoS Pathogens, 3: e167.

Lindskog C, et al. 2013. European H16N3 gull influenza virus attaches to the human respiratory tract and eye. PloS One, 8: e60757.

Lu X, et al. 2012. Insights into avian influenza virus pathogenicity: the hemagglutinin precursor HA0 of subtype H16 has an alpha-helix structure in its cleavage site with inefficient HA1/HA2 cleavage. Journal of Virology, 86: 12861-12870.

Munster VJ, et al. 2007. Spatial, temporal, and species variation in prevalence of influenza A viruses in wild migratory birds. PLoS Pathogens, 3: e61.

Tonnessen R, et al. 2013. Host restrictions of avian influenza viruses: in silico analysis of H13 and H16 specific signatures in the internal proteins. PloS One, 8: e63270.

Van Dalen KK, et al. 2008. Increased detection of influenza A H16 in the United States. Archives of Virology, 153: 1981-1983.

第十九章　H17 与 H18 亚型

H17 和 H18 是新近发现的两个亚型，研究得非常少，因此将这两个亚型合并为一章来介绍。2012 年，Tong 等报道在危地马拉的小黄肩蝙蝠中通过高通量测序技术发现了 H17N10 亚型流感病毒。随后，该研究团队又从秘鲁的扁吻美洲果蝠中发现了 H18N11 亚型流感病毒。这一发现，拓展了人们对流感病毒宿主范围的认知。在南美蝙蝠中的 H18N11 抗体阳性率达 50%（21/55），说明该亚型病毒感染在南美十分普遍。而对欧洲中部 1300 只蝙蝠的调查则均为阴性，说明该亚型病毒的流行具有一定的地域性。进化分析的数据表明这两个亚型的病毒与 H1、H2、H5 和 H6 亚型流感病毒的同源性相对较高，属于基因 2 群，但没有证据表明这两亚型的病毒与其他亚型的流感病毒发生过重组。由于可以在蝙蝠的肛拭子和肠道组织中检测到病毒，病毒在蝙蝠体内的携带与增殖模式与可能与禽类相近，主要在消化道增殖。与其他亚型流感病毒不同的是，H17N10 和 H18N11 病毒均无法通过传代细胞和鸡胚进行体外培养。

一、流行病学

1. 流行情况

在 2009 年 5 月和 2010 年 9 月，从中美洲危地马拉共和国南部的 El Jobo 和 Agüero 地区捕获的 316 只蝙蝠中检测到 3 只携带 H17N10 亚型流感病毒。316 只蝙蝠涵盖 21 个种，携带 H17N10 亚型流感病毒的 3 只蝙蝠均为小黄肩蝙蝠。2010 年从秘鲁采集的 114 只蝙蝠中检测到 1 只携带 H18N11 亚型流感病毒。114 只蝙蝠涵盖 18 个种，携带 H18N11 亚型流感病毒的为扁吻美洲果蝠。应用表达的 HA 蛋白进行的血清学调查表明危地马拉共和国南部的 228 份蝙蝠血清样本中有 86 份 H17 抗体阳性，阳性率 38%，而秘鲁 110 份血清样本中有 30 份 H18 阳性，阳性率达 27%，但是对欧洲的蝙蝠进行调查时却没有发现阳性血清。表明这两个亚型的流感病毒主要分布在美洲中部和南部。

2. 易感宿主

目前还未发现这两个亚型的病毒可以感染蝙蝠以外的宿主。

3. 流行特点

由于到目前为止只发现了 3 株 H17 亚型流感病毒和 1 株 H18 亚型流感病毒，人们对这两个亚型流感病毒的流行特点不完全了解，推测病毒已在蝙蝠中存在较长时间，以隐性感染方式流行，并通过"粪口"途径传播。

4. 分子流行病学

在氨基酸水平上，H17 亚型流感病毒的 HA 与基因 1 群流感病毒的同源性约为 50%，与基因 2 群的同源性为 38%，平均同源性约为 45%，说明该病毒属于基因 1 群（包括 H1，H2、H5、H6、H8、H9、H11、H12、H13、H16 亚型流感病毒）。H18 亚型流感病毒的 HA 与 H17 的 HA 同源性远高于其他亚型。H17 与 H18 亚型流感病毒的 NA 基因和内部基因与形成了独立的进化。

二、诊断

1. 检疫

目前尚没有该病毒的检疫规定。

2. 诊断检验方法

1）病原学诊断

采集蝙蝠及肺、肝、肾、肠等样品，应用分子生物学方法如 RT-PCR 方法和荧光定量 PCR 方法进行该亚型流感病毒的鉴定，并通过序列测定的方法确定亚型。H17N10 亚型可参考毒株 A/littleyellow-shoulderedbat/Guatemala/164/2009（GenBank 收录号：CY103881-CY103888）和 A/littleyellow-shoulderedbat/Guatemala /060/2010（GenBank 收录号：CY103889-CY103896）。H18N11 可参考毒株 A/flat-facedbat/Peru/033/2010（GenBank 收录号：CY125942-CY125949）。

2）血清学方法

因尚未成功分离到 H17 与 H18 亚型流感病毒，而且这两个亚型的病毒不能凝集红细胞，所以常规的血清学方法无法用于检测。

三、防控与预警

1. 防控

H17 与 H18 亚型流感病毒的宿主仅限于小黄肩蝙蝠和扁吻美洲果蝠，目前还没有证据表明病毒可以感染蝙蝠以外的物种，目前尚不需要进行防控。

2. 公共卫生学意义

从蝙蝠中发现 H17 与 H18 亚型流感病毒表明人们对流感病毒的宿主范围认知还不够深入。如果蝙蝠源病毒能够与人流感病毒或禽流感病毒发生重配，将带来极大的公共卫生风险。

四、研究进展

流感病毒的宿主屏障主要由受体结合特性和病毒的 RNA 依赖 RNA 聚合酶活性决定，目前还不了解 H17N10 和 H18N11 亚型病毒的受体是什么。这两种亚型流感病毒的 HA 蛋白既不识别 SAα-2，6 唾液酸，也不识别 SAα-2，3 唾液酸受体，应用糖芯片检测证明这两个亚型 HA 与 600 种唾液酸寡糖链均不结合，而且也无法与流感病毒培养最常用的 MDCK 细胞结合。PB2 627 位的氨基酸是人们已发现的决定流感病毒聚合酶活性的关键氨基酸，禽源流感病毒的 PB2 627 位的氨基酸为谷氨酸，人源流感病毒的 PB2 627 位的氨基酸为赖氨酸。该位点氨基酸决定了流感病毒在哺乳动物细胞上的复制能力。禽源流感病毒的 PB2 627 位的氨基酸突变为赖氨酸时，病毒在哺乳动物细胞上的聚合酶活性显著提高，并可以高效增殖。与人源流感病毒和禽源流感病毒均不同的是 H17N10 和 H18N11 亚型流感病毒的 PB2 627 位为丝氨酸，禽源流感病毒在该位点引入丝氨酸后，同样可以在哺乳动物细胞上高效增殖，说明该位点并不会是限制 H17N10 和 H18N11 亚型流感病毒感染哺乳动物的关键因素。A 型流感病毒感染细胞时需要通过与易感细胞表面的唾液酸寡糖链结合。人源流感病毒识别的是细胞表面的 SAα-2，6 唾液酸受体，而禽流感病毒识别的是 SAα-2，3 唾液酸受体。

（高玉伟）

参 考 文 献

Dlugolenski D., et al. 2013. Bat cells from Pteropus alecto are susceptible to influenza A virus infection and reassortment. Influenza and other respiratory viruses, 7: 900-903.

Fereidouni S., et al. 2015. No virological evidence for an influenza A - like virus in European bats. Zoonoses and public health, 62: 187-189.

Freidl G.S., et al. 2015. Serological evidence of influenza A viruses in frugivorous bats from Africa. PloS One, 10: e0127035.

Ma W., et al. 2015. Expected and Unexpected Features of the Newly Discovered Bat Influenza A-like Viruses. PLoS pathogens, 11: e1004819.

Mehle A. 2014. Unusual influenza A viruses in bats. Viruses, 6: 3438-3449.

Sun X., et al. 2013. Bat-derived influenza hemagglutinin H17 does not bind canonical avian or human receptors and most likely uses a unique entry mechanism. Cell reports, 3: 769-778.

Tong S., et al. 2012. A distinct lineage of influenza A virus from bats. Proc Natl Acad Sci U S A, 109: 4269-4274.

Tong S., et al. 2013. New world bats harbor diverse influenza A viruses. PLoS Pathogens, 9: e1003657.

Wu Y., et al. 2014. Bat-derived influenza-like viruses H17N10 and H18N11. Trends in microbiology, 22: 183-191.

Zhou B., et al. 2014. Characterization of uncultivable bat influenza virus using a replicative synthetic virus. PLoS pathogens, 10: e1004420.

第二十章 N1 亚型

N1 亚型流感病毒是 A 型流感病毒已知的 11 个 NA（N1～N11）亚型中的一种，1930 年首次分离并鉴定了第一株 A/Swine/Iowa/30（H1N1）。与 N1 组合的亚型主要包括 H1N1、H5N1、H7N1、H9N1 亚型，也分离到 H2N1、H3N1、H4N1、H6N1、H10N1、H11N1、H12N1 等亚型，是人类最易感染的流感病毒亚型之一，其能引发小范围地方性的流行和季节性的大流行。

流感大流行被认为是人类历史上最恐怖的大流行之一，20 世纪总共有 3 次人类流感的大暴发，包括 1918 年"西班牙流感"H1N1（李彦芳 等，2013）。

H1N1 流感病毒是引起人类季节性流感的主要亚型之一，曾在 1918～1919 年引发"西班牙流感"，在全球范围内导致了上千万人死亡。由于 H1N1 流感病毒既能感染禽和猪，又能感染人，并且猪被认为是人流感病毒和禽流感病毒的中间宿主和流感病毒基因重组的"混合器"（Ito and Suzuki，1998）。2009 年造成全球大流行的 H1N1（2009）亚型流感是由禽源流感、猪源流感和人源流感病毒基因混合而成的新型 H1N1 流感病毒。

H5N1 流感病毒为高致病性流感，是影响养禽业最主要的血清型，并呈季节性暴发。2013 年发生 H5N1 高致病性流感的国家和地区达 13 个（宋建德等，2014），2014 年全球共有 11 个国家发生 H5N1 高致病性流感疫情（孙洪涛等，2015），目前，亚洲、欧洲、非洲和美洲的 60 多个国家和地区均已发现 H5N1 流感病毒。H5N1 亚型流感病毒可引起高致病力，常以突然死亡和高死亡率为主要特征，可导致感染鸡群全军覆没。1997 年，中国香港报道了第一例人感染 H5N1 亚型流感案例。2013 年，中国台湾发现全球首例人感染 H6N1 禽源流感病例，荷兰、西班牙和南非均暴发 H7N1 低致病性流感疫情（宋建德等，2014）。

虽然 N1 亚型单独没有致病的案例，但 H1N1、H5N1 等流感病毒致病案例则较为常见。因此 N1 亚型流感病毒具有重要的养殖业意义和公共卫生意义。

一、流行病学

1. 流行情况

在 1918～1919 年西班牙 H1N1 流感大流行期间，全球近 20 亿人感染，导致

2100 万人死亡（Laver and Garman，2001），比第一次世界大战的战亡总人数还多，而且死亡的绝大多数为青壮年，被认为是人类历史上最致命一次流行（Webster et al.，1992）。血清学追溯研究认为，该流感的病原为 H1N1 亚型流感病毒（Beveridge，1977；Easterday，1980；Kanegae et al.，1994；Olsen，2002）。1930 年，学者 Shope 首次从猪上分离到了 H1N1 亚型流感病毒，即古典猪流感病毒 H1N1 亚型，并且可以在猪群传播。古典型 H1N1 亚型猪源流感以地方性流行存在于欧美大陆，并于 20 世纪 70 年代传到了我国台湾、香港和日本等地，在亚洲广泛流行；1976 年，美国新泽西州 H1N1 流感暴发。同年，在欧洲猪上再现古典猪流感 H1N1（Nardelli et al.，1978）。1979 年，完整的流感病毒 H1N1 传到猪，与古典的猪流感病毒 H1N1 的病原性不同，而且现在还一直在猪群流行（Brown et al.，1993）。1982～1983 年，郭元吉等从北京地区某屠宰场外表健康的猪中分到 2 株 H1N1 亚型流感病毒。1986 年，古典 H1N1 猪流感毒株在香港再现，与欧洲大陆分离的古典 H1N1 猪流感毒株相似（Guan et al.，1996）。1989 年，欧洲禽源的猪流感毒株 H1N1 成为主要的流感毒株，并引起广泛传播（Bachmann，1989）。1992～1993 年，禽源的猪流感 H1N1 在香港广泛传播（Guan et al.，1996）。1993 年，在新西兰，从患者肺上分离到禽源的猪流感病毒 H1N1（Robinson et al.，1996）。2002 年，在欧洲有禽源的 H1N1 猪流感病毒，在北美洲有古典的猪流感病毒 H1N1。（Kristen，2007）。在 2009 年北美暴发的 H1N1（2009）流感，随后波及全球很多国家，随着疫情的蔓延，世界卫生组织（WHO）不断提升警戒级别，于 2009 年 6 月 11 日宣布将流感警戒级别升至最高级别 6 级。据 WHO 统计，截至 2010 年 3 月 19 日，该亚型流感已经波及 213 个国家，共造成 16 813 人死亡。

高致病性 H5N1 亚型毒株于 1959 年首发于英国苏格兰。1975 年 11 月至 1980 年 10 月香港学者 Shortride 博士在我国华南地区先后分离到了 9 个 N 亚型（N1～N9）。1996 年，中国广东省暴发鹅流感而分离出 H5N1 流感病毒株（A/Goose/Guangdong/1/96），病死率高达 40%。目前流行于我国家禽市场 H5N1 病毒的 HA 与 NA 起源于 1996 年广东鹅毒株（A/Goose/Guangdong/1/199）。2013 年，全球有 13 个国家和地区报告发生 H5N1 高致病性流感疫情，在家禽或野禽中发现 H5N1 高致病性流感病毒。其中，越南有 8 个省市暴发 25 起疫情，8.7 万余只家禽被捕杀；柬埔寨 6 省暴发 7 起 H5N1 高致病性流感疫情，9000 多只家禽被销毁；朝鲜平壤市首次暴发 H5N1 高致病性流感疫情，16 万只鸭子死亡或被扑杀。2014 年，全球有 11 个国家报告发生 H5N1 亚型高致病性禽流感疫情。其中，中国有 4 个省发生，累计发病家禽 5.1 万只，销毁 525 万只。目前，亚洲、欧洲、美洲、非洲的 60 多个国家和地区均已发现 H5N1 流感病毒（蒋文明等，2009）。

H5N1 亚型病毒可以跨物种传播，1997 年，中国香港报道了第一例人感染 H5N1 亚型流感案例。据世界卫生组织（WHO）统计，截至 2013 年年底，全球累计人感染 H5N1 高致病性禽流感 649 例，死亡 385 人。2013 年，中国台湾发现全球首例人感染 H6N1 亚型流感病例。

2. 易感宿主

H1N1 亚型流感病毒的易感宿主主要是人、禽和猪，以及其他一些哺乳动物，如雪貂、海豹、猫等，虽然猪体内已发现 H1N1（2009）流感病毒，但目前尚无证据表明动物为人类感染的传染源，患者和无症状感染者为主要传染源。

H5N1 亚型流感病毒对鸡、火鸡、鸭、鹅、鹌鹑、雉鸡、鹧鸪、鸵鸟、鸽、孔雀等多种禽类均易感，还可感染人、猪、马、水貂和海洋哺乳动物。H5N1 亚型病毒对鸡、火鸡、鹌鹑等都是高致病性的，但是家鸭却可以无症状感染并长期排毒（Hulse-Post et al.，2005），对于 H5N1 的流行意义重大。H6N1 病毒可以持续在鹌鹑中传播，也可以感染人类。

3. 流行特点

流感最显著的流行病学特征是突然发生和迅速传播，可造成局限性暴发、中等或大规模流行，甚至世界性大流行。H1N1（2009）流感病毒已发生抗原变异，故而人群普遍易感，使流行具有突然发生和传播迅速的特点。根据病毒变异程度、人群易感状态等因素，呈现散发、暴发、流行和大流行等不同规模和形式。目前认为 H1N1 流感的高风险人群有 3 类：孕妇，特别在妊娠晚期者，发生重症的危险性是一般人群的 4～5 倍；年龄在两岁以下的儿童，神经系统疾患可增加儿童发生重症病例的风险；罹患慢性肺部疾病者，包括哮喘患者和老年人。

2009 年造成全球流行的 H1N1 流感，具有以下几个特点：一是传播速度快，十多天时间内疫情蔓延至世界四大洲 23 个国家和地区；二是对青壮年攻击性强，确诊的感染死亡者多为年轻人，年龄集中在 25～45 岁；三是症状危重，出现较多重症患者和死亡病例；四是患者在发病前一天已可排毒，有些人感染后不发病，但仍然具有传染性，隐性感染比例较高。

H5N1 亚型禽流感病毒引发的禽间疫情波及范围越来越广，人间病例不断出现，并且呈地方性流行的特点。H5N1 高致病性禽流感疫情的发生表现出明显的季节性，主要暴发于寒冷季节，疫情一般从入秋开始复发，至来年 1～2 月达到高峰，然后随着气温升高，疫情暴发逐渐减弱。

目前，多数人 H5N1 亚型病例通过直接接触 H5N1 病毒污染物而受到感染，如曾处理过病死家禽，或者与活禽有过直接接触。有个例表明人接触了受污染的水而被 H5N1 亚型病毒感染。气溶胶传播是 H5N1 传播扩散的另一个重要途径。但也有偶发的人传人的报道（Ungchusak K et al.，2005）。2007 年年底，我国也发生了有限的人传人的病例，可能是儿子染病后传给父亲（陈建军，2009）。越南 14 岁女性患者没有和禽类直接接触的病史，只是在患病之前照顾她患 H5N1 的哥哥，哥哥分离毒株和妹妹的分离毒株的 NA 基因完全相同，只在 HA 基因 271 位核苷酸出现了变异（Le et al.，2005）。研究发现健康猫密切接触感染 H5N1 病毒的猫能感染 H5N1 病毒，并能通过呼吸道和消化道排出病毒（Hampton，2006），说明 H5N1 病毒能在哺乳动物间传播。

4. 分子流行病学

1930 年首次分离并鉴定了第一株 A/Swine/Iowa/30（H1N1），它属于 H1N1 亚型（Shope，1931）。人们把这种病毒和与它接近的称为经典的 H1N1 亚型流感病毒。1930 年到 20 世纪末，"古典系猪流感"在猪群中循环发生并保持抗原性的相对稳定，目前它仍然在猪群中广泛传播。在猪群中广泛流行的猪流感病毒主要有古典猪 H1N1 毒株、类禽 H1N1 毒株和类人 H3N2 毒株（Brown，2000）。

1977 年，H1N1 亚型流感病毒在人群中消失 20 年后又重现，它的基因组与 50 年代在人群流行的 H1N1 亚型毒株极为相似。1979 年以来，北欧猪群中又出现了一种禽源 H1N1 亚型毒株，并被认为它可能是下次流感大流行的病原，后来波及整个欧洲，香港也发现此类毒株。自 2000 年以来，我国猪群中流感活动明显增强，2002 年从猪群中分离出 H1N1 亚型毒株。此前，古典 H1N1 猪流感病毒被证实在我国出现过（Guan et al.，1996；Shu et al.，1994）。

2009 年流行的 H1N1 亚型流感病毒是一种多元重组病毒，基因组含有猪源流感、禽源流感和人源流感三种流感病毒的基因片段（Zimmer et al.，2009），其 NA 和 M 基因来源于 1979 年以后在欧亚大陆流行的猪流感病毒。

基因组分析结果表明 1997 年引起香港人和禽流感暴发的 H5N1 毒株 HA 基因来源于 1996 年从广东省的鹅身上分离的 H5N1 毒株（Gs/Gd），但是其复制酶基因和 A/鹌鹑/香港/G1/97（H9N2）及 A/鸭/香港/W312/97（H6N1）高度同源。

1997 年从香港流感患者和禽中同时分离出 H5N1 病毒，基因组的 8 个节段在基因水平上有 99% 以上的序列同源性，神经氨酸酶受体是唾液酸 α-2，3-半乳糖的唾液寡糖（SAα-2，3-Gal）而不是唾液酸 α-2，6-半乳糖的唾液寡糖（SAα-2，6-Gal），显然这些病毒的受体特异性并不能限制其对人类的感染。同时也表明能感染人类的 A/H5N1 亚型流感病毒来源于禽流感病毒（Zhou et al.，1999；Mounts et al.，1999）。

H5N1 病毒跨越种间障碍传播，首先要能结合到新宿主细胞的受体上，其 NA 可能也参与了 H5N1 病毒在新宿主里的适应（Seo et al.，2002）。

Chin 等在 1997 年暴发 H5N1 流感期间，分离到 H6N1（A/Teal/HK/W312/97）与香港 97 人源流感病毒 H5N1 的内部基因高度同源，2013 年，中国台湾发现全球首例人感染 H6N1 亚型流感病例。

国外曾有相关报道,当低致病力 H7 病毒出现以后,高致病力毒株可以随后形成,意大利 1999 年 H7N1 暴发流行的过程就是一个典型的例子(Banks et al.,2001)。1991 年,Allwright 等在南非从鸵鸟中分离到一株 H7N1 亚型流感病毒,这是平胸鸟类中第一个流感病毒分离株。它虽然引起青年鸵鸟很高的死亡率,但对鸡却是低致病性的。随后,南非、荷兰、丹麦、美国等国家分别从鸵鸟、鸸鹋等平胸鸟类中分离到 H7N1 等亚型的流感病毒。所有这些分离株对鸡都是低致病性的(Koch,1995;Jorgensen et al.,1998;Panigrahy et al.,1998)。2013 年,西班牙首次报告发生 H7N1 低致病性禽流感疫情。

迄今为止,N1 亚型流感已遍及欧洲、美洲、非洲、亚洲等世界各地,已经分离出 H1N1、H2N1、H3N1、H4N1、H5N1、H6N1、H7N1、H9N1、H10N1、H11N1、H12N1 等多种血清型。

二、诊断

1. 检疫

OIE 陆生动物卫生法典(2014 年版)在"通报性禽流感病毒感染"一章中,通报性禽流感的定义为病原为 H5 或 H7 亚型流感病毒,或者静脉接种致病指数(IVPI)大于 1.2(或造成至少 75% 死亡率)的流感病毒所引起的家禽感染。按照该定义,目前已知的 H5N1 亚型流感病毒属于通报性的,而其他 N1 亚型不属于通报性的,也未提及针对 N1 亚型流感病毒的检疫要求。

我国《一、二、三类动物疫病病种名录》(中华人民共和国农业部公告第 1125 号)将 H5N1 高致病性禽流感列为一类动物疫病,猪流行性感冒列为三类动物疫病,《中华人民共和国进境动物检疫疫病名录》(农业部国家质量监督检验检疫总局公告第 2013 号)将 H5N1 高致病性禽流感列为一类动物疫病,猪流行性感冒归为二类传染病,根据《中华人民共和国进出境动植物检疫法》有关规定,输入动物检出一类传染病、寄生虫病的,同群动物退回或者扑杀;动物检出二类传染病、寄生虫病的,退回或者扑杀,同群其他动物在隔离场或者其他指定地点隔离观察。

2. 诊断

根据 2014 版《陆生动物诊断试验和疫苗手册》有关规定,流感亚型的主要诊断方法包括:①病原分离鉴定;②血清学方法:a.神经氨酸酶(NI)试验,b.酶联免疫吸附(ELISA)。目前广泛使用的诊断方法还包括反转录聚合酶链反应(RT-PCR,含套式 PCR 及多重 PCR),实时荧光 RT-PCR,基因芯片检测,焦磷酸测序法等，这些方法具有特异、灵敏、快速简便的优点。

三、防控与预警

在人类流感史中，1918 年暴发的 H1N1 亚型流感，1997 年香港暴发的人感染 H5N1 高致病性禽流感，2009 年暴发的 H1N1 亚型流感以及 2013 年中国台湾发现全球首例人感染 H6N1 流感病例。N1 亚型流感病毒都扮演着重要角色，在临床上对人类健康具有潜在的重大威胁。

在畜禽养殖业上，猪源流感 H1N1、高致病性 H5N1 都曾带来严重的危害，因此，不管 N1 与 H5 组合 H5N1 还是与 H1 组合 H1N1 等，在人类公共卫生学、畜禽传染病学和兽医公共卫生学上都有重要意义。

1. 疫苗

疫苗免疫是防控畜禽流感最有效的措施，目前已经商品化的和正在研发的流感疫苗，主要有 H1N1 流感全病毒灭活疫苗、减毒活疫苗、亚单位基因工程疫苗、基因重组活载体疫苗和核酸疫苗等。

目前在欧美国家都使用商品化的猪用流感灭活疫苗，美国主要使用的是猪 H1N1 亚型单价苗，欧洲则是古典 H1N1 和类人 H3N2 双价灭活苗。

H5N1 基因重组病毒灭活疫苗和禽流感重组鸡痘病毒活载体疫苗。该疫苗已广泛应用于我国的鸡和水禽免疫，并在越南、蒙古等国得到了广泛应用。

目前，疫苗研究多集中在 HA 抗原（H5），因为对免疫效果起决定作用的是 HA 基因，NA 基因对于加强疫苗的免疫效果也具有重要作用，因此在选择疫苗种毒时，应考虑疫苗种毒株的 NA 亚型与流行毒株相一致。

由于流感病毒亚型多，且经常发生变异（抗原漂移或抗原转变），即使是同一亚型流感病毒在不同的宿主中也会发生变化。当前，针对特定毒株而制备的流感疫苗不能提供有效的交叉免疫保护，所以每年都必须更改生产疫苗的毒株，因此，研制通用的流感疫苗对于应对流感病毒突变后的突然暴发，迅速建立有效的免疫屏障，阻止流感大范围蔓延，降低其危害性方面具有极其重要的实际意义。

2. 治疗

达菲（扎那米韦和奥司他韦）是迄今为止最有效的治疗流感的药物，其原理是神经氨酸酶 NA 抑制剂，现已用于 H5N1 病毒的临床治疗。WHO 建议将达菲用于人 H5N1 流感病例的治疗，批准的临床使用剂量为：成人 75mg，每天 2 次，连续 5d；年龄超过 1 岁的儿童按照体重调整每天剂量，使用 5d，每天 2 次；体重 ≤

15kg 者为 30mg，体重 15～23kg 者为 45mg，体重 23～40kg 者为 60mg，体重>40kg 者为 75mg。在 H5N1 发病早期，该治疗能明显提高患者的生存几率。但在治疗严重感染时，效果并不明显，可能是由于药物治疗不及时所致，另一个原因是病重患者无法正常服用药物且药物吸收不佳。如果连续用药后病毒载量并未减少，不妨将剂量提高一倍，并延长用药时间。在达菲治疗过程中，H5N1 病毒的 NA 蛋白出现 H274Y 耐药突变的几率明显增加，而且耐药株的出现最终会导致患者死亡。在日本，儿童普遍使用达菲进行流感治疗。由罗氏公司组织的临床调查表明，儿童中 H1N1 耐药株比例达到了 16.3%（7/43），且全部为 274His→Tyr 的突变（Kiso et al.，2004）。此外，NA 蛋白随机突变可能导致 H5N1 病毒对达菲的敏感度降低，如埃及两例死者没有用药，出现了 N294S 的突变，使病毒对药物的敏感度降低了 12～15 倍。不过，N1 出现的 H274Y 突变使得耐药株在小鼠和雪貂的感染力和传播力减弱（Herlocher et al.，2004），也许这是目前临床出现的 H5N1 耐药株没有大范围传播的原因。曾经出现 1 例扎那米韦临床耐药株，1 例免疫功能低下儿童在治疗 B 型流感病毒时 NA 出现 R152K 的突变，使药物敏感度降低了 1000 倍，临床扎那米韦耐药株比例低可能与突变株的生存能力差有关（Gubareva et al.，1998）。值得注意的是，最近家禽市场分离的 H5N1 毒株 A/Chicken/Vietnam/486A/2004 表现出较强的扎那米韦耐药性，其 IC50 是正常毒株的 63 倍（Hurt et al.，2007）。

　　早期药物预防是预防流感的有效措施，专家建议患者一旦被怀疑为流感病毒感染，应立即给予神经氨酸酶抑制剂奥司他韦预防性治疗（Ward et al.，2005）。

四、研究进展

1. 流感病毒的致病机理

　　2010 年 10 月 23 日，世界卫生组织发布报告，称严重威胁人类生命健康的 H1N1（2009）流感病毒已经在澳大利亚发生变异。又据美国《病毒学杂志》的研究报告，称其发现了 H1N1（2009）流感病毒发生某种变异后更加致命的原因（朱广蕊等，2011）。

　　H1N1（2009）流感病毒的基因组共编码 10 组蛋白质（8 个主要结构蛋白和 2 个非结构蛋白），血凝素（HA）蛋白是病毒主要表面抗原之一，由两部分组成，分别为 HA1（326 个氨基酸）和 HA2（223 个氨基酸），二者由精氨酸（Arg）连接。与 HA2 蛋白相比，HA1 蛋白位于 HA 蛋白的球部，承受较大的免疫选择压力，因而更容易变异。Qi X 等（2009）研究表明，所有禽 HA1 蛋白拥有保守的 4 个糖基化位点，H1N1（2009）流感病毒 HA1 蛋白上增加了一个糖基化位点（NTT），这与近年来古典猪 H1N1 和三源重配猪 H1 流感病毒完全一致。因此，H1N1（2009）流感病毒与季节性 H1N1 流感病毒相比有较大的糖基化进化空间。研究发现，HA 蛋白受体结合位点上的氨基酸在所有流感病毒中都是保守的，而在哺乳动物人和猪中适应后就发生了变化，具有宿主特异性（Garten R J et al.，2009），这可能成为 H1N1（2009）流感病毒在人际间传播的重要分子基础。H1N1（2009）基质蛋白（M）包含两部分，即 M1 蛋白和 M2 蛋白。M1 由 252 个氨基酸残基组成，是病毒囊膜的重要组成部分，同时也是病毒粒子中含量最多的蛋白质。除了作为结构蛋白外，还具有多种生物学功能，如调控病毒的转录、组装，以及参与细胞核与胞浆间的物质转运。M2 蛋白包括 97 个氨基酸，分为胞外区、跨膜区与胞浆区。它在胞外区的 14、16、18 和 20 等四个位点的氨基酸在不同种宿主中有明显的区别。禽源病毒一般是 14G（甘氨酸）、16E（谷氨酸）、18K（赖氨酸）、20S（丝氨酸），而人流感病毒和古典 H1 猪流感病毒一般为 14E、16G、18R（精氨酸）、20N（天冬氨酸），H1N1（2009）病毒这 4 个位点是 14E、16E、18R、20S，兼有禽类和哺乳动物的特点。另外，Malik Peiris 等（2009）研究发现，H1N1（2009）流感病毒拥有对金刚烷产生耐药性的基因特征（M2 基因 S31N），对流感药物奥塞米韦和扎那米韦敏感。

1）H1N1（2009）流感病毒致病机理

研究证明，参与 H1N1（2009）流感病毒的致病过程的主要蛋白有 HA、NA、聚合酶复合体、NP 和 NS1。

H1N1（2009）流感病毒血凝素 HA1 亚基主要介导与宿主细胞受体结合，HA2 主要参与病毒和细胞融合的过程。只有前体 HA 蛋白在被裂解为以二硫键相连的亚单位 HA1、HA2 后，病毒才具有感染活性，并发挥一系列的生物学活性。因为在病毒与细胞内体膜融合时需要 HA2 的 N 端介导，这样才能使病毒的核糖核蛋白（RNP）释放入细胞质中。因此，HA 蛋白是否被裂解为 HA1 和 HA2，是病毒能否感染的必要条件（吴迪等，2009）。介导 H1N1（2009）流感病毒 HA 基因在裂解位点处有 1 个碱性氨基酸——精氨酸（Arg），后者只能被特定的精氨酸特异酶（如胰蛋白酶等）所裂解和切割。而与之不同的是，某些高致病性禽流感病毒如 H5N1 和 H7N7 的 HA 基因裂解位点处有多个碱性氨基酸，可使 HA 蛋白在多种细胞内裂解。H1N1（2009）流感病毒的 HA1 蛋白的受体结合位点具有典型的北美古典猪 H1N1 病毒特性。尽管和古典猪 H1N1 流感病毒之间有着某些氨基酸的不同，但这些不同均不在受体结合位点。

神经氨酸酶（NA）在流感病毒的复制过程中起重要作用。NA 可识别位于细胞表面的病毒受体的唾液酸残基，并将其清除，从而有助于病毒进入细胞内。另外，它还可协助已复制完成的病毒颗粒的释放。据报道（Parfinovich et al.，2008），

NA 基因的羧基端赖氨基残基（Lys453）能与血清中的纤维蛋白酶原连接，激活 HA 的裂解，从而使病毒与机体细胞发挥相互作用，而突变这个赖氨酸残基可以抑制 HA 的裂解。另外，NA 的 146 位氨基酸的去糖基化会抑制这种由纤维蛋白酶原介导的 HA 裂解，而这种氨基酸的变化目前只在 H1N1（2009）流感病毒中被发现。试验室条件下，由于 HA 和 NA 不匹配，因此很难获得稳定而高滴度的重组毒株。研究发现，在新的宿主体内，流感病毒改变 HA 受体结合特性的同时，NA 序列也随之发生了改变。由此证明，HA 蛋白与 NA 蛋白之间的平衡与流感病毒的致病性有关。Kwon 等研究认为，NA 蛋白的非结构链接区（残基 35～82）将神经氨酸酶催化部位（残基 83～469）和包膜锚定区连接在一起，而这一非结构链接区对于转录后修饰作用的发挥起重要作用。研究表明（Maurer-Stroh et al.，2009），H1N1（2009）流感病毒的 NA 基因中发现了 8 个小的成簇排列序列一致的糖基化位点（NxEST-I），这些糖基化位点可能与 NA 蛋白的转录后修订位点有关。据结构模型推测，还发现一个新的糖基化位点 N386，该位点位于 NA 蛋白的表面。

聚合酶复合体有 3 个亚基，分别为 PB2、PB1 和病毒 PA。研究证明，PB2 基因决定流感病毒的宿主范围。据研究，所有禽源流感的 PB2 的 627 位氨基酸都是谷氨酸，而人源流感病毒则为赖氨酸，因此，PB2 的 627 位氨基酸在 A 型流感病毒宿主范围中起决定作用（Hsu et al.，2008）。目前，所有的 H1N1（2009）流感病毒分离株在 PB2 蛋白的 627 位点均为谷氨酸。1918 年流行的 H1N1 流感病毒和高致病性流感病毒的 PB1-F2 蛋白均与其高致病性有关（Conenello et al.，2007），而 H1N1（2009）流感病毒编码 PB1-F2 蛋白的基因在 12 位点处的终止密码子将其截短。这种变化表明，有可能存在一些还未被认识的分子决定因素，对 H1N1（2009）流感病毒的致病力、复制能力有重要的影响。

NP 蛋白是 H1N1（2009）流感病毒重要的结构蛋白，在病毒感染细胞过程中发挥多种功能。NP 蛋白富含 Arg，是一种单体磷酸化蛋白，能实现其他底物和自身的磷酸化（Nazim et al.，2008）。在病毒粒子中，NP 能与 cRNA 和 vRNA 结合分别形成 cRNP 和 vRNP。NP 蛋白上有亲核信号，向细胞核定向移动，与聚合酶蛋白一起发挥作用，介导脱衣壳后的 vRNA 的核内转移。NP 蛋白在病毒从转录过程向核酸复制过程转换时起关键的作用，这一转换机制目前有 3 种假说：第一种，NP 蛋白是一种抗终止因子，可解开 vRNA 模板上的茎环结构，从而使聚合酶复合体跨过多聚 U 结构，进而合成 cRNA；第二种，NP 蛋白可与新合成的 cRNA 和 vRNA 结合成复合物形式，这种结合起到抗终止作用，使聚合酶跨过多聚 U 结构产生 cRNA；第三种，游离的 NP 蛋白直接作用于聚合酶复合体，使其从转录模式向复制模式转变。上述各种假说哪种更为合理，还有待进一步研究。

NS1 蛋白是一种 RNA 结合蛋白，也是病毒的一种非必需致病因子，通过拮抗干扰素及其诱导蛋白的抗病毒活性来减弱宿主的免疫应答，这种功能的发挥主要与它的双链 RNA 结合区有关。另外，NS1 蛋白还参与了病毒的复制周期，并在此过程起着重要的调节作用。研究发现（Jackson D et al.，2008），当猪感染了带有高致病性禽流感病毒 H5N1 的 NS1 基因的重组人流感 H1N1 病毒后，所产生的病毒血症、发烧以及体重下降等临床症状要比感染野生型人流感 H1N1 病毒更加典型，病程更长。研究发现，NSI 蛋白羧基端的 4 个氨基酸残基形成的 PDZ 结构域（由80aa～90aa 组成的一种常见的蛋白结构）可能是决定流感病毒毒力的因素之一（Mazur and Zeitlin，2009），参与机体信号转导过程中蛋白的相互识别。在动物试验中，1918 年的 H1N1 流感病毒及高致病 H5N1 病毒 NS1 基因重组体病毒，毒力增强。有关研究证实，和 PB1-F2 一样，H1N1（2009）流感病毒的 NS1 基因终止密码子缩短，从而导致在 1918 年 H1N1 流感病毒存在的 PDZ 结构的缺失。这些研究结果说明 NS1 基因与 H1N1（2009）流感病毒致病力可能有重要的关系。

2）H5N1 流感病毒致病机理

禽与人流感病毒不易在宿主间相互传播，因为禽与人流感病毒在受体特异性方面存在着明显的差别，HA 基因 226 位和 228 位氨基酸与受体特异性和宿主范围有关（Xu et al.，1999）。禽流感病毒 HA 蛋白含有 Gln226 和 Gly228 位点，形成一个较狭窄的受体结合袋易于通过 α-2，3-半乳糖键与唾液酸结合，而人流感毒株一般含有 Leu226 和 Ser228，形成一个较宽的受体结合袋易于通过 α-2，6-半乳糖键与唾液酸结合（Russell and Webster，2005）。高分辨率结构分析表明 1918 年的 HA 具有禽类较狭窄的受体结合带（Gln226 和 Gly228），但仍能通过 α-2，6-半乳糖键和唾液酸结合，原因是 1918 年 H1N1 流感病毒在保持 Gln226 和 Gly228 化学特性不变的情况下，仅通过其 HA 190Asp→Glu 的突变，引起结构的细微变化，变得易于和人体细胞受体结合，实现了从鸟类到人类的跨物种传播。这一变异不仅使得病毒能够在人群中传播，而且由于病毒保留了禽流感病毒氨基酸特征，与人体免疫系统所熟悉的其他流感病毒不同，结果人体免疫系统无法对其进行有效识别和抵御，最终造成大流行（Menno and Hien，2006）。同样，如果 H5N1 病毒 HA 190位 Asp 也突变为 Glu，也能使它易于和人类唾液酸受体结合，从而引起人间流感大流行（Russell et al.，2005）。

近年来 H5N1 病毒进化的结果是毒力越来越强，宿主范围越来越宽，除了家禽野鸟也包括哺乳动物。H5N1 流感病毒细胞表面的 HA、NA、聚合酶复合体（PB1、PB2、PA）和非结构蛋白（NS）和致病力有很大关系。

HA 裂解位点的结构是影响裂解难易的主要因素之一，位点插入多个碱性氨基酸，附近糖基化位点的缺失等，均能使 HA 对蛋白水解酶的敏感性增强，从而使病毒致病性提高。高致病性流感的 HA 蛋白通常在裂解位点含有多个碱性氨基酸，能被宿主细胞多种酶所识别，这样病毒就能引起整个肺的感染甚至全身的感染，是病毒毒力的一个主要因素。H5N1 的 HA 裂解位点的氨基酸由 PQ-RETR 转变为 PQRKRKTR 或 PQRERRRKKRGLF 可增加对蛋白酶的敏感性，从而增加了病毒的致病性同时也增加了人类的易感性。但是 1918 年的 HA 裂解位点没有插入多个碱性氨基酸，而它本身的 NA 蛋白和 HA 的裂解有关，其中的机制还不清楚，因此低致病性流感病毒不但能通过 HA 的突变增强毒力并且能通过 NA 的突变增强毒力。另外一个高致病性的标志是病毒能向没有胰蛋白酶的组织扩散，低致病性的流感病毒一般局限在表达胰蛋白酶的上呼吸道。1918 年西班牙流感病毒和 H5N1 病毒都可以不通过胰蛋白酶激活 HA 蛋白，对小鼠都是高致病性。

Hulse 等（2004）发现 HA 基因的 97、108、126、138、212 和 217 位点和裂解位点的多个碱性氨基酸序列共同影响病毒毒力，同时发现 NA 蛋白头部附加的糖基化位点也是高致病力的一个影响因素。某些 HA 裂解位点插入多个碱性氨基酸的毒株致病性不一定高，说明毒力是多个位点的联合作用而不是单个位点决定的。NS 蛋白 192 位 Asp→Glu 的替换在体外能增加抵抗干扰素和肿瘤坏死因子-α 干扰作用的能力，增加在猪体内的复制能力。Gabriel 等（2005）研究了多聚酶突变对病毒毒力的影响，结果表明 PB2 蛋白 Asn701 和 Arg714，NP 蛋白 Lys319 能提高多聚酶的活性，提高对宿主的致病力，PB2 蛋白 627 位 Glu→Lys 的变异提高了 H5N1 病毒的致病力。1918 年的流感毒株和随后的人流感病毒多聚酶基因和鸟类毒株的多聚酶基因共有 10 个氨基酸的改变（PB2 199Ala→Ser、PB2 475Leu→Met、PB2 567Asp→Asn、PB2 627Glu→Lys、PB1375Asn/Thr→Ser、PA 55Asp→Asn、PA 100Val→Ala、PA 382Glu→Asp、PA 552Thr→Ser），值得注意的是，在目前流行的 H5N1 毒株中也发现了其中的一些变异，说明这些变异有利于病毒在人类细胞的复制，能增强致病力。

2. N1 流感病毒的诊断方法

病毒分离和鉴定是最准确的流感诊断方法，也是最经典的诊断方法，但由于其操作程序繁杂、耗时费力，因此难于广泛应用，神经氨酸酶抑制试验（NI）是 OIE 推荐的 NA 亚型常规检测方法。近年来分子生物学技术发展很快，例如，PCR 酶联免疫分析（PCR-EIA）（Dybkaer et al.，2003）、荧光 PCR、多重 PCR（Kuriakose et al.，2012；Shi et al.，2014）、核酸体外扩增（NASBA）（Lau et al.，2004）及基因芯片等技术均已应用于流感病毒的快速诊断中（韩雪清等，2011）。目前，我国已制订了动物流感检测 A 型流感病毒分型基因芯片检测操作规程（GB/T 27537-2011）、动物流感检测 A 型 H1N1 流感病毒中 HA、NA 的焦磷酸测序检测方法（GB/T 27538-2011）等国家检测标准。

由于 ELISA 方法具有灵敏度高、特异性强、操作简便、检测迅速和非放射性，以及可以批量测定等诸多优点，因此 ELISA 也是流感病毒流行病学普查及早期快速诊断的最有效和最实用的方法。目前针对不同亚型流感病毒的单抗如 H1、H5、H7 等都已成功研制，对 N1 亚型单抗研究还未见报道。

（侯义宏　韩雪清）

参 考 文 献

陈建军. 2009. H5N1 高致病性禽流感病毒研究进展. 临床内科杂志, 26(8): 515-517.

韩雪清, 刘伯华, 李健, 等. 2011. GB/T 27537-2011 动物流感检测 A 型流感病毒分型基因芯片检测操作规.

蒋文明, 嵇康, 曹玉飞, 等. 2009. 全球人感染 H5N1 禽流感病例流行病学特征分析. 中国动物检疫, 26(9): 66-68.

李彦芳, 彭大新, 刘秀梵. 2013. H5N1 亚型禽流感病毒进化的研究进展. 中国家禽, 35(8): 40-43.

宋建德, 朱迪国, 袁丽萍, 等. 2014. 2013 年全球禽流感流行状况. 中国动物检疫, 31(6): 6-9.

孙洪涛, 宋建德, 朱迪国, 等. 2015. 2014 年全球禽流感流行状况. 中国动物检疫, 32(7): 13-16.

吴迪, 徐天磊, 孙静, 等. 2009. 甲型 H1N1 流感病毒 HA 蛋白结构建模与构象表位分析. 科学通报, 54(12): 1642-1644.

朱广蕊, 潘耀谦, 夏银可, 等. 2011. 甲型 H1N1 流感病毒致病机理研究进展. 动物医学进展, 32(8): 70-74.

Bachmann PA. 1989. Swine influenza virus. *In*: Pensaert MB. VirusInfections of Porcines. Amsterdam, Netherlands: Elsevier Press: 193-207.

Banks J, Speidel ES, Moore E, et al. 2001. Changes in the haemagglutinin and the meuraminindase genes prior to the emergence of highly pathogenic H7N1 avian influenza viruses in Italy. Arch Virol, 146: 963-973.

Brown IH. 2000.The epidemiology and evolution of influenza viruses in pigs. Vet Microbiol, 74(l-2): 29-46.

Brown IH, Done SH, Spencer YI, et al. 1993. Pathogenicity of a swineinfluenza H1N1 virus antigenically distinguishable from classical and European strains. Vet Rec, 132(24): 598-602.

Conenello GM, Zamarin D, Perrone LA, et al.2007.A single mutation in the PBl-F2 of H5NI(HK/97)and 1918 influen-za A viruses contributes to increased virulence.PLoS Pathog, 3: 1414.

Dybkaer K, Munch M, Handberg KJ, et al. 2003. RT-PCR•ELISA as a tool for diagnosis of low Pathogenieity avian influenza. Avian Dis, 47(3 Suppl): 1075-1078.

Gabriel G, Dauber B, Wolff T, et al. 2005. The viral polymerase mediates adaptation of an avian influenza virus to a mammalian host. Proc Natl Acad Sci, 102(51): 18590-18595.

Garten RJ, Davis CT, Russell CA, et al. 2009. Antigenic and Genetic Characteristics of Swine-Origin2009 A(H1 N1)Influenza Viruses Circulating in Humans.Science, 325(5937): 197-201.

Gubareva LV, Matrosovich MN, Brenner MK, et al. 1998.Evidence for zanamivir resistance in an immunocompromised child infected with influenza B virus. J Infect Dis, 178: 1257-1262.

Hampton T. 2006. Avian Flu Researchers Make Strides. American Medical Association. 295(10): 1107-1108

Herlocher ML, Truscon R, Elias S, et al. 2004. Influenza viruses resistant to the antiviral drug oseltamivir: transmission studies in ferrets. Infect Dis, 190: 1627-1630.

Hsu JL, Liu KE, Huang MH, et al. 2008. Consumer Knowledge and Risk Perceptions of Avian Influenza. Poultry Science, (87): 1526-1534.

Hulse DJ, Webster RG, Russell RJ, et al. 2004. Molecular Determinants within the Surface Proteins Involved in the Pathogenicity of H5Nl lnfluenza Viruses in Chickens. Virol, 78(18): 9954-9964.

Hulse-Post EU, Sturm-Ramirez KM, Humberd J, et al. 2005. Role of domestic ducks in the propagation and biological evolution of highlypathogenic H5N1 influenza viruses in Asia. Proc Natl Acad Sci, 102(30): 10682-10687.

Hurt AC, Selleck P, Komadina N, et al. 2007. Susceptibility ofhighly pathogenic A(H5NI)avian influenza viruses to the neuraminidase iahibitom and adanaantanes. Antiviral Res, 73: 228-231.

Ito T, Suzuki Y. 1997. Receptor specificity of influenza A viruses correlates with the agglutination of erythrocytes from different animal species. Virology, 227(2): 493-499.

Jackson D, Hossain MJ, Hickman D, et al. 2008. A new influenza virus virulence determinant the NSI protein four C-terminal residues modulate pathogenicity. Proc Natl Acad SciUSA, 105(11): 4381-4386.

Kiso M, Mitamura K, Sakai-Tagawa Y, et al. 2004. Resistant influenza A viruses in children treated with oseltamivir: descriptire study. Lancet, 364: 759-765.

Koch G. 1995. Report of disease incidence of avian influenza in The Netherlands in 1994. Brussel, 1994: 11-12.

Kristen VR. 2007. Avian and swine influenza viruses: our current understanding of the zoonotic risk. Vet Res, 38(2): 243-260.

Kuriakose T, Hilt DA, Jackwood MW. 2012. Detection of avian influenza viruses and differentiation of H5, H7, N1, and N2 subtypes using a multiplex microsphere assay. Avian Dis, 56(1): 90-96.

Kwon D, Shin K, Kim S, et al. 2010. Replication and pathogenesis of the pandemic(H1N1)2009 influenza virus in mammalian models. J Microbiol, 48: 657-662.

Laver G, Garman E. 2001. Virology. The origin and control of pandemic influenza. Science, 293: 1776-1777.

Le QM, Kis M, Someya K, et al. 2005. Isolation of drug-resistant H5N1 virus. Nature, 437(20): 1108.

Malik Peiris JS, Leo LM POOh, Yi G. 2009. Emergence of a novel swine-origin influenza A virus(S-OIV)(HI NI)in humans. Journal of Clinieal Virology, 45: 169-173.

Maurer-Stroh St Ma J, Lee RTC, et al. 2009. Mapping the sequence mutations of the 2009 Hl Nl influenza A virus.Neuraminidase relative to drug and antibody binding sites. BiolDirect, 4: 18.

Mazur S, Zeitlin PL. 2009. CFTR is a negative regulator of NFkB mediated innate immune response. PLoS, 4(2): 1-9.

Menno DJ, Hien TT. 2006. Avian innuenza A(H5N1). Joumal of Clinical Vimlogy, 35: 2-13.

Mounts AW, Kwong H, Izuieta HS, et al. 1999. Case-countystudy of risk factors for Avian influenza A(H5N1)disease, Hongkong, 1997. Infect Dis, 180: 505-508.

Nardelli L, Pascucci S, Gualandi GL, et al. 1978. Outbreaks of classicalswine influenza in Italy in 1976. Zentralblatt fur Veterinarmedizin, 25B: 853-857.

Nazim D, Behzat O, Ibrahim B, et al. 2008. A Successful Treatment of Avian Influenza Infection in Turkey. Journal of Tropical Pediatrics, 55(4): 268-271.

Olsen CW. 2002. The emergence of novel swine influenza viruses in North America. Virus Res, 85: 199-210.

Parfinovich EV, Mochalova LV, Molotkovaky TG, et al. 2008. Identification of a new carbohydrate-binding site of influenza virus.Russian Journal of Bioorganic Chemistry, 34: 716-720.

Qi X, Pang B, Lu CP. 2009. Genetic characterization of H1N1 swine influenza A viruses isolated in eastern China. Virus Genes, 39: 193-199.

Russell CJ, Webster RG.2005.The Genesis of a Pandemic Influenza Virus. Cell, 10(19): 368-371.

Seo SH, Hoffmann E, Webster RG. 2002. Lethal H5Nl influenza viruses egcape host anti-viral cytokine responses. Nature medicine, 8: 950-954.

Shi L, Sun JS, Yang ZP, et al.2014.Development of a DNA microarray-based multiplex assay of avian influenza virus subtypes H5, H7, H9, N1, and N2. Acta Virol, 58(1): 14-19.

Shope RE. 1931.The etiology of swine influenza. Science, 73(1886): 214-215.

Shu LL, Lin YP, Wright SM, et al. 1994. Evidence for interspecies transmission and reassortment of influenza A viruses in pigs in southern China. Virology, 202(2): 825-33.

Ungchusak K, Auewarakul P, Dowe USF, et al. 2005. Probable person-to-person transmission of avian influenza A(H5N1). N Ensl J Med, 352: 333-340.

Ward P, Small I, Smith J, et al. 2005. Oseltamivir(Tamiflu)and itspotential for use in the event of an influenza pandemic. J Anti-microb Chemother, 55(Suppl): i5-i21.

Webster RG, Bean WJ, Gorman OT, et al. 1992. Evolution and ecology of influenza A viruses. Microbiol Rev, 56: 152-179.

Xu X, Subbarao K, Cox NJ, et al. 1999. Genetic Characterization of the Pathogenic Influenza A/Goose/Guangdong/1/96(H5N1)Virus: Similarity of ItS Hemagglutinh Gene to Those of H5N1 Viruses from the 1997 outbreaks in Hong Kong. Virology, 261: 15-19.

Zhou NN, Shortridge KF, Claas ECJ, et al. 1999. Papid evolution of H5N1 Influenza viruses in chickens in Hongkong. Virology, 73: 3363-3374.

Zimmer SM, Burke DS. 2009. Historical perspective-Emergence of influenza A(H1N1)viruses. N Engl J Med, 361(3): 279-285.

第二十一章 N2 亚型

N2 亚型流感病毒是 A 型流感病毒已知的 11 个 NA（N1～N11）亚型中的一种（Tong et al.，2012；Zhu et al.，2012，2013），常见亚型组合主要有 H3N2、H5N2、H7N2、H9N2 亚型，也分离到 H1N2、H2N2、H4N2、H6N2、H11N2 等亚型，N2 亚型流感病毒已广泛分布于各大洲。1975 年 11 月至 1980 年 10 月香港学者 Shortride 博士在我国华南地区先后分离到了 9 个 NA 亚型（N1～N9）。H3N2 和 H9N2 均在人体内被分离到，H2N2、H5N2 和 H7N2 曾感染过人。NA 亚型很少单独分离报道，大部分与 HA 共同组合而存在。

流感大流行被认为是人类历史上最恐怖的大流行之一，20 世纪总共有 3 次人类流感的大暴发，包括 1957 年"亚洲流感"H2N2 和 1968 年"香港流感"H3N2（李彦芳等，2013）。

H5N2 亚型流感病毒既可以引起高致病性禽流感，也可以引起低致病性禽流感，而且该亚型低致病性病毒往往可以经过演化转变为高致病性病毒。H5N2 高致病性流感能够在家禽中散发，H5N2 低致病性流感的暴发能够引起宿主的低死亡率以及产蛋下降，或者其他实体的经济损失（Horimoto et al.，1995；Capua et al.，1999；Halvorson，2009）。因此，N2 亚型流感病毒具有重要的养殖业和公共卫生意义。

一、流行病学

1. 流行情况

1957 年重组株 H2N2 流感的大暴发（Edwin and Kilboume，2006），2 月流感首先暴发于中国西南部贵州省，然后传播至湖南、中国香港乃至新加坡（Stuart Harris et al.，1985），在 1957 年底迅速蔓延至全球各个国家，据不完全统计，此次流行造成死亡的人数达到 100 万～400 万人。但从 1968 年以后 H2N2 病毒在人群中再没流行过（Cox and Subbarao，2000）。2006 和 2007 年从我国黑龙江省三江自然保护区迁徙的绿头鸭体内分离出两株 H2N2 低致病性流感病毒。从 1957 到 1968 年，H2N2 流感病毒一直在人类中传播，但 1968 年之后 H2N2 就在人类中消失，因此，1968 年以后出生的人对于 H2 流感病毒都是易感染的。从上一次 H2N2 流感病毒大流行至今，H2N2 亚型在人类中没有出现再一次流行，但在野鸟中可以不断地分离得到。

1970 年，在亚洲猪群中分离到类禽 H3N2 病毒，且发现人感染 H3N2 可以传播到猪群中（Kundin，1970）。1984 年，由人 H3N2 和禽 H1N1 流感病毒重组成新的 H3N2 毒株，且其中禽流感病毒的内部基因没有变化（Castrucci et al.，1993），新型 H3N2 毒株首次成为人畜共患病的病原，流行至今。1987 年，与重组 H3N2 相关的人畜共患呼吸道疾病在香港出现，该毒株为 A/Port Chalmers/73（H3N2）（Nerome et al.，1995）。1993 年，一名新西兰的儿童感染重组的 H3N2，该毒株由猪上分离得到，且在患者的肺上分离到禽源 H1N1 病毒（Longbottom，1995）。1994 年，香港首次在猪上分离出 H1N2 毒株，之后在比利时分离出人禽重组病毒（Brown et al.，1998；Claas et al.，1998）。1998 年，在北美洲首次发现 H3N2 能引起猪只严重发病，而这一株 H3N2 与之前的 H3N2 株不同，为禽-人-古典猪三重组病毒（Olsen，2002）。2002 年，在欧洲分离到禽源 H1N1、人源 H3N2 重组毒及 H1N2 毒株，而在北美洲则分离出古典猪 H1N1 和三重配 H3N2（Van Reeth，2002）。2010 年 Fan 等在中国广西分离出新型类 pdm/09 重配 H3N2 毒株（Karasin et al.，2004）。2012 年发现 2009 年 H1N1（2009）毒株的 M 基因传入 H3N2 和 H1N2 亚型猪流感病毒中。超过 10 个国家 300 个人感染，其中有 1 例死亡病例（Qi et al.，2013）。

自 1983 年从美国宾夕法尼亚州鸡体内首次分离到 H5N2 亚型流感病毒至今，H5N2 亚型流感病毒已经在世界范围内广泛流行，并引起了不同程度的流感疫情。1997～1998 年，H5N2 亚型高致病性流感病毒在意大利的北部发生流行。在 2004～2006 年，H5N2 亚型低致病性流感病毒在南非鸵鸟的体内发生了突变，变成了高致病性流感病毒。2004 年，H5N2 亚型流感病毒在得克萨斯州发生流行，并且发现具有高致病性流感病毒的特点。2005～2006 年，在我国江西省鄱阳湖和黑龙江省扎龙湿地的正常野鸭体内分离到了 11 株 H5N2 亚型流感病毒，其中 10 株病毒具有高致病性流感病毒的基因特征（段振华等，2010）。2008 年，在台湾从鸡的体内分离得到的 H5N2 亚型流感病毒也具有高致病性流感病毒的特点。2006 年，有报道称日本至少 77 人感染 H5N2 亚型流感。高致病性 H5N2 亚型在我国的江西、贵州、山东、西藏以及东南部的鸡、鸭和鹅中分离到，并且发现了 H5N2 亚型的重组毒株（Zhao et al.，2012）。2005 年，我国青海湖地区发生了候鸟的大批死亡，病毒鉴定结果证明此次疫情的暴发是由 H5N2 亚型高致病性流感病毒所引起的，造成了两千多只野鸟的死亡。2012 年，台湾首次暴发 H5N2 高致病性流感。2013 年，国内首次出现 H5N2 高致病性流感疫情，12 万只鸡被扑杀。2014 年，我国大陆和台湾地区都报告检测出 H5N2 亚型高致病性流感病毒和发生 H5N2 低致病性流感疫情（孙洪涛等，2015）。

目前，大多数的 H5N2 亚型流感病毒都是从禽类分离得到的，很少从哺乳动物中分离得到。但 2006 年在日本，H5N2 亚型流感病毒就已经发生了跨种间传播，从家禽传播给了人。

1963 年，加拿大最早从火鸡中分离到 H6N2 亚型的流感病毒（A/turkey/Canada/63（H6N2））。1977 年，香港从鸭中分离到 H6N2 亚型流感病毒。2000 年 2 月，低致病性 H6N2 亚型流感在美国加利福尼亚暴发，从散养的家禽和商品鸡均可分离出流感病毒。2008 年，在我国南方活禽市场的鸭体内分离出 H6N2 亚型流感病毒，同时也分离出 1 株 H11N2 亚型流感病毒。H4 亚型的流感病毒的 NA 多数为 N2，且多为自然基因重组毒株（Teng et al.，2012）

Kai Huang 等对我国南部的福建、广东、湖南、云南、贵州、江西等地区的活禽市场中家鸭、鸡及小型家禽体内分离到 H6 亚型禽流感病毒的 NA 多为 N2（Huang et al.，2012）。

2013 年 10 月，澳大利亚新南威尔士州 2 家蛋鸡场发生 H7N2 高致病性流感疫情，18000 只鸡死亡，48 万多只蛋鸡被销毁（宋建德等，2014）。有报道，H7N2 亚型曾在荷兰感染人，但病例数少，且未有患者死亡。

H9N2 亚型在全世界范围均有分布，其按地区可分为北美和欧亚两个种系。在北美家禽中，H9N2 最初只感染火鸡，偶尔感染鹌鹑。1966 年，H9N2 首次从火鸡中分离得到（Hcmme and Easterday，1970）；在亚洲，20 世纪 90 年代以前，H9N2 流感病毒仅可从鸭中分离出，而在鸡中从未发现。1988 年，香港某农场暴发禽流感，从死亡的鹌鹑中分离出三株 H9N2 毒株，这是亚洲地区首次从陆禽中分离出 H9N2（Perez et al.，2003）。1994 年，我国大陆首次从鸡体内分离出 H9N2 亚型流感病毒（Guo et al.，2000）。至 1997 年，H9N2 亚型流感病毒广泛分布于各大洲，韩国、爱尔兰、意大利等国都有 H9N2 流感暴发的报道。1995 年，美国的火鸡发生 H9N2 亚型低致病流感（Alexander，2000）。1999 年香港从女孩体内分离到 H9N2 亚型流感病毒（Peiris et al.，1999）。1992 年在我国广东省首次报道 H9N2 的暴发流行，此后从全国各地的发病鸡、鸭、鹅及鹌鹑等家禽体内分离到大量的 H9N2 亚型流感病毒（Xu et al.，2007）。1998 年，郭元吉等首次报道 H9N2 亚型禽流感病毒可以直接感染人类，此后，香港在 1999 年和 2003 年报告 H9N2 亚型病毒感染病例，其中 1 例病例死亡。Guan 等对香港活禽市场禽流感监测结果显示，H9N2 在市场中仅次于 H5N1 的禽流感病毒，是我国禽类中主要流行病毒。值得注意的是，Peiris（2001）报道在猪中同样也可检测到禽流感病毒 H9N2 亚型。1999 年、2000 年、2004 年在中国内地及香港特区感染人的禽流感病毒主要是 H9N2 亚型。

2. 易感宿主

H3N2 亚型流感病毒可感染人、猪、犬等。H5N2 禽流感可感染野鸟、哺乳动物，包括人类。H9N2 亚型流感病毒属于低致病性流感病毒，主要感染鸡、火鸡、鸭、鹅、鹌鹑等家禽，鸡群分离率明显高于其他家禽，也可感染人、猪及野鸟等。

3. 流行特点

猪流感 H3N2 呈世界性分布，地方性流行。

H5N2 低致病性流感病毒广泛存在于野鸟中，野鸟在禽流感的传播中起重要作用。H5N2 在鸡体内经过传代以后，可以发生突变，有可能变为高致病性禽流感病毒，同时野鸟和家禽也间接给 H5N2 亚型低致病性流感病毒在野鸟内的跨种间传播提供了机会。

在我国随着疫苗的普遍应用，H9N2 亚型流感的暴发流行得到了一定控制，但局部流行仍时有发生，且非典型性病例增多，主要引起家禽出现严重程度不一的呼吸道症状、禽类的产蛋量下降。H9N2 亚型流感流行主要发生在冬季及春秋季节交界期，在春秋气温不稳定时病毒分离率更高一些（赵国等，2011）。在我国也有在猪、野鸟及朱鹮中分离 H9N2 流感病毒的报道（Cong et al.，2007；Wang et al.，2012）。1998 年，在亚洲猪群和人中都分离到 H9N2 流感病毒，说明禽源流感病毒已经适应猪群（Guo et al.，2000）。

4. 分子流行病学

1957 年在人群中暴发的 H2N2 是由人源流感 H1N1 和禽源流感 H2N2 病毒重组产生的。禽源病毒 H2N2 为重组的 H2N2 毒株提供 HA、NA 和 PB1 基因，剩下的五部分基因则由人源病毒 H1N1 提供（Gething et al.，1980）。H2N2 病毒与禽源 H3 病毒重组，引起 1968 年 H3N2 病毒在人群中暴发。在人群中扩散的 H3N2 病毒的 HA 基因和 PB1 基因来自于禽源病毒，剩余其他基因则是来自于之前流行的人源 H2N2 病毒（Fang et al.，1981；Kawaoka et al.，1989；Scholtissek et al.，1978）。H1N1 和 H3N2 病毒在过去的 30 年中已经再度流行，但从 1968 年以后 H2N2 病毒在人群中再没流行过（Cox and Subbarao，2000）。流感监测结果得出，与 1957 年流行的 H2N2 的抗原性相比，如今在禽类中流行的 H2N2 病毒与其非常相似（Sehafer et al.，1993；Makarova et al.，1999）。

流行于欧洲猪群的猪流感主要有类禽 H1N1、2 种重配病毒 H1N2 和 H3N2 这3 种亚型。1978 年日本首次在猪群中分离出 H1N2 亚型流感病毒，而在此后的全球其他地区，如英国、美国、法国、加拿大、中国、韩国、泰国等地也分离出了该亚型病毒，但这些国家分离出的 H1N2 亚型流感病毒的基因来源都不同，表现出其遗传多样性，因为 H1N1 和 H3N2 疫苗的双重免疫会使猪对 H1N2 亚型流感病毒的感染具有交叉保护作用，故 H1N2 亚型流感病毒是 H1N1 和 H3N2 的重配产物。根据遗传特性和抗原性分析表明，1978 年日本的 H1N2 株是由人 H3N2 的 NA 基因与古典猪 H1N1 流感病毒的其他 7 个基因相互重配而来。英国分离的 H1N2 株其

HA 基因来源于 1980 年人群中的 H1N1，NA 基因来源于猪源 H3N2，其余 6 个内部基因来自禽源 H1N1，可见，虽然人源 H1N1 病毒不能够在猪群中持续存在，但还是能参与流感病毒基因重配的过程（肖雄，2014）。目前，重配 H1N2 亚型流感病毒在我国的流行情况不是十分清楚，但值得注意的是，在猪体内发现含有禽流感基因片段的重配病毒。重配 H3N2 猪流感病毒于 1984 年在意大利首次发现，表面基因 HA 和 NA 均是来自于人 H3N2 流感病毒，而内部基因是由在猪群中流行的类禽 H1N1 的 6 个片段组成，这类重配的 H3N2 能够引发猪的呼吸道疾病，并一度代替早期类人 H3N2 成为了欧洲猪群主要流行的毒株。

北美流行的猪流感为三源重配 H1N2 病毒和三源重配 H3N2 病毒，三源重配 H1N2 病毒是由北美猪群中的古典猪 H1N1 病毒与三源重配 H3N2 病毒发生基因重配所得，于 1999 年在美国地区的猪群中发现，其 HA、NP、M 和 NS 基因来源于古典猪 H1N1 病毒，而 NA 和 PB1 基因来源于人 H3N2 病毒，禽源流感病毒提供余下的 PB2 和 PA 基因。三源重配 H3N2 病毒的基因组成是由人 H3N2 株提供 HA、NA 和 PB2，NP、M、NS 基因来源于古典猪 H1N1，而禽源流感病毒提供 PB2 和 PA 基因。三源重配 H3N2 流感病毒与类人 H3N2 相比，传染性及致病性都明显增强，具有明显的选择优势。

亚洲流行的猪流感主要有古典猪 H1N1、重配 H1N2 和类人 H3N2。日本主要流行着的猪流感病毒重配 H1N2 和类人 H3N2 这三种亚型病毒，与欧洲和北美猪群中的 H1N2 病毒相比，其流行的重配的 H1N2 病毒在遗传特性和抗原性方面有着显著差异。古典猪 H1N1 和类人 H3N2 亚型流感病毒为我国猪群中的主要流行毒株，在 20 世纪 80 年代初期和 90 年代中期，香港猪群中分离出类禽 H3N2，但没有广泛流行（肖雄，2014）。

H3 亚型流感病毒分离较多的是 N2 亚型，主要从鸡、鸭、鹅中分离，也有 H3N2 新基因型流感病毒的报道（Tian et al.，1980）。自 1977 年以来，人群中同时流行着两个亚型（H3N2 和 H1N1）毒株。而后，国内外学者相继报道了人群中分离出 H3N2 和 H1N1 病毒的基因重配株。1993 年在荷兰发现在不同地方的两个患病儿童体内分离出 2 株 H3N2 流感病毒，而根据遗传特性与抗原性分析表明，这两株病毒与欧洲株重配 H3N2 病毒关系尤为密切，且病毒的内部基因均来源于禽流感病毒（Claas et al.，1994）。

现已分离的 H4N2 亚型流感病毒绝大多数无致病力或致病力较低，但低致病性流感病毒可能直接感染人或者为感染人类的流感病毒提供基因，如 H4N2 流感病毒 NA 基因与 H9N2 及 H5N2 流感病毒 NA 基因有非常高的同源性。

国外历史上发生过的高致病性流感疫情就是由低致病性 H5N2 突变导致的，1983～1984 年美国宾夕法尼亚禽流感是由低致病性的 H5N2 亚型流感病毒突变为高致病性流感病毒引起的。1994 年墨西哥禽流感也是由低致病性的 H5N2 亚型流感病毒突变为高致病性流感引起的。2008 年，在韩国分离到的 Sw/Korea/C13/08（H5N2）亚型流感病毒，是禽流感病毒和猪流感病毒的重组病毒，很容易在猪群中进行传播。

由 NA 基因的遗传进化分析 H6N2（A/Duck/Yangzhou/233/02）毒株的 NA 基因与 GenBank 中相应流感基因片段的遗传进化关系可知，H6N2（Dk/YZ/233/02）NA 基因与日本 90 年代以 H9N2（Dk/Hokkaido/49/98）为代表的水禽分离株以及南非 1995 年鸵鸟分离株 H9N2（Ostrich/South Africa/95）亲缘关系最近，且与韩国 1996 年暴发的 H9N2 流感流行株也具有较近的亲缘关系，都位于同一个进化分支内，由此说明，H6N2（Dk/YZ/233/02）NA 基因可能直接来源于 H9N2 亚型流感病毒（张评浒等，2005）。另外，Dk/YZ/233/02（H6N2）NA 基因与 Dk/HK/Y439/97（H9N2）以及美洲的 H7N2、H5N2、H9N2 流感分离株也有较近的亲缘关系，它们可能来源于同一个进化组群，但与中国大陆以 Ck/BJ/94 为代表的 H9N2 流感毒株的 NA 基因相距较远，且不存在亚洲大陆 H9N2 流感 NA 基因的标志性缺失。

郭元吉等（2005）也证实从中国大陆猪上分离的 H9N2 亚型很可能来源于禽流感 H9N2 亚型，而且可不通过猪而直接感染人。Choi 等分析了 2003 年香港活禽市场 H9N2 亚型的进化，H9N2 亚型是 2001～2003 年活禽间最流行的病毒亚型，至少有 6 个基因型。并且人 H9N2 毒株和鹌鹑 A/Qa/HK/G1/97 毒株在 NA 抗原蛋白跨膜部分都发生了 38 和 39 位点氨基酸残基的丢失，H9N2 流感病毒亚型也可直接感染人类。目前发现的 H9N2 可由鹌鹑直接感染人，并仍然持续在鹌鹑间传播，说明流感病毒并不一定需要在猪体内发生适应或重配后才能感染人，鹌鹑在 H9N2 亚型流感病毒跨种属传递中可能占有重要的地位（陆海融等，2005）。而近年来 H9N2 在家禽中发生的抗原漂移十分显著，这很可能与接种疫苗后造成的群体免疫压力存在密切联系（Peiris et al.，2007）。

二、诊断

1. 检疫

OIE 陆生动物卫生法典（2014 年版）在"通报性禽流感病毒感染"一章中，通报性禽流感的定义为病原为 H5 或 H7 亚型流感病毒，或者静脉接种致病指数（IVPI）大于 1.2（或造成至少 75%死亡率）的流感病毒所引起的家禽感染。H5N2 亚型既可以引起高致病性禽流感，也可以引起低致病性禽流感。按照定义，其他 N2 亚型不属于通报性流感病毒，也未提及针对 N2 亚型流感病毒的检疫要求。

我国《一、二、三类动物疫病病种名录》（中华人民共和国农业部公告第 1125 号）高致病性禽流感为一类动物疫病，猪流行性感冒列为三类动物疫病，《中华人民共和国进境动物检疫疫病名录》（农业部国家质量监督检验检疫总局公告第 2013 号）将 H5N1 高致病性禽流感列为一类动物疫病，猪流行性感冒归为二类传染病，根据《中华人民共和国进出境动植物检疫法》有关规定，输入动物检出一类传染病、寄生虫病的，同群动物退回或者扑杀；动物检出二类传染病、寄生虫病的，退回或者扑杀，同群其他动物在隔离场或者其他指定地点隔离观察。

2. 诊断

根据 2014 年版《陆生动物诊断试验和疫苗手册》有关规定，流感的主要诊断方法包括：①病原分离鉴定；②血清学方法：a.神经氨酸酶（NI）试验，b.酶联免疫吸附（ELISA）。目前广泛使用的诊断方法还包括反转录聚合酶链反应（RT-PCR，含套式 PCR 及多重 PCR），实时荧光 RT-PCR，基因芯片检测等，这些方法具有特异、灵敏、快速简便的优点。

三、防控与预警

N2 亚型流感与其 HA 亚型组合的病毒基本均为低致病性流感病毒，但除对养殖业造成大量的损失外，其跨种间传播，发生重配或突变等，潜在危害已经越来越多地受到关注，在公共卫生学的意义也日益突出。

控制感染性疾病最关键的措施是疫苗的研制。我国研制成功并广泛应用的疫苗有三种。第一种为 H5N2 亚型灭活疫苗。该疫苗于 2003 年年底获得新兽药证书，2003 年 8 月开始用于我国出口香港和澳门活鸡免疫。2004 年广东省有 9 起疫情暴发，而该地区的所有供港和供澳鸡场均未发生疫情。

Chen 等（2003）利用经典的基因重组途径，产生重组病毒 G9/AAca，在野生型 H9N2 亚型流感病毒的攻击下，这种病毒对免疫小鼠产生免疫保护作用。G9/AAca 病毒具有的特点有望被研制成人用疫苗应用于临床。美国 Novavax 公司应用该公司的类病毒颗粒技术研制成的 H9N2 亚型流感病毒疫苗，可以有效保护动物免遭接种活的 H9N2 亚型流感病毒损害。这一疫苗在无需添加佐剂的情况下，即可在首次皮下注射后产生抗体。Stephenson 等（2003）研制的人用 H9N2 亚型病毒疫苗已进行了临床试验，结果显示，疫苗安全性以及耐受性良好，全病毒疫苗效果要好于重组亚单位疫苗，受试的 60 名中 24 名抗体滴度升高（年龄全部大于 32 岁），但 32 岁以下受试者效果微弱。

四、研究进展

NA 是由流感病毒基因组的第 6 个片段所编码，其作用是破坏神经氨酸残基与

邻近寡糖之间的 α-糖链，即切断流感病毒的 HA 与宿主细胞之间连接的神经氨酸残基，从而子代病毒便能够从宿主细胞表面释放，在呼吸道内继续扩散，再感染其他细胞，否则子代病毒只能聚集在感染细胞的表面（Palese et al., 1974）。

　　NA 蛋白具有免疫原性，能诱发产生相应的抗体，其抗体可以抑制酶活性，阻止子代病毒在体内传播，起到免疫保护作用（Ogra and Chow，1977；Couch and Kasel，1974）。它属于 II 型糖蛋白，在病毒膜上以四聚体的形式存在。II 型糖蛋白在体内进行翻译时，信号肽不需要切除而直接转移（Cracla and Palease，1995）。NA 蛋白的成熟是在宿主的内质网中完成，其成熟过程分为 4 部：第一步是初生的 NA 蛋白依靠分子内部的二硫键开始最初的折叠构象，形成抗体的识别位点；第二步是依靠分子内部与柄部形成二硫键，使单体 NA 形成二硫键；第三步是形成的二聚体开始折叠，使二聚体的构象发生改变；第四步是通过适当的糖基化形成相同的四聚体。这时 NA 蛋白的聚集过程已全部完成，然后四聚体被转移至高尔基体，并与 Ca^{2+} 相结合，成为具有酶活性的 NA（Salto and Webster，1995）。

　　NA 作为流感病毒亚型分型的主要依据之一，编码 NA 的基因易发生突变，引起 NA 的抗原漂移。N2 蛋白大部分位点保守且没有氨基酸的缺失与插入，7 个抗原决定簇变异率均不相同，197～199 位变异率最高，是最重要的抗原位点，而 153 位变异率最低；所有位点中 197 位变异最快。NA 的酶活性位点高度保守，二硫键和糖基化位点相对保守，糖基化位点突然出现与消失可能是引起流感流行的原因之一。通过分析还发现 143 位、267 位和 385 位氨基酸的变异率高于抗原决定簇位点，但具体生物学意义不清楚（黄维娟，2007）。

1. 致病机理

　　NA 能水解红细胞表面受体特异性糖蛋白末端的 *N*-乙酰神经氨基酸，使凝集到红细胞的病毒解脱下来，或从感染的细胞中释放出来。另外，NA 可以阻止病毒粒子的吸附，并增强病毒颗粒的释放网。最近的研究表明，NA 吸附的牢固程度，以及 NA 活性的发挥，关系到病毒是否以最佳的方式进行复制。有研究表明，NA 还可以通过连接和隔离纤维蛋白酶原，提高这种泛在性蛋白酶前体的局部浓度从而提高裂解性，增强其侵袭力。NA 的酶活性能消化细胞表面的唾液酸，避免病毒粒子聚集，有利于病毒释放，对病毒的扩散能力有很大的影响。NA 的活性可被抗体和特异抑制物阻断，从而限制病毒的复制。另外，病毒囊膜上的 NA 还对其周围 HA 的被切割力有影响，进而影响病毒的致病力。NA 基因可以通过点突变、序列的插入或缺失改变酶活性，影响病毒复制，使病毒适应新的宿主（Guo et al., 2000），NA 不直接参与病毒的装配及出芽。NA 还与病毒的宿主特异性及毒力有关，在决定宿主范围方面起着一定作用。

　　NA 是流感病毒表面重要的糖蛋白，作为抗原，可刺激机体产生特异性抗性，抑制病毒从感染细胞的释放，使发病程度降低。作为神经氨酸酶，可水解细胞表面的唾液酸，使出芽的病毒释放，并可水解合成的 HA 和 NA 上的唾液酸，避免病毒粒子的凝集。同时 NA 在影响宿主范围方面起重要作用。NA 基因颈部有无缺失是毒株能否复制的条件（Baigent et al.，2001），CA/SD/JT01/09NA 蛋白颈部 50 位氨基酸出现突变，并没有降低病毒从细胞中的释放能力，但是 NA 颈部单个氨基酸的突变可以改变病毒的毒力。Mikhail Matrosovich 等研究表明 NA 颈部氨基酸的缺失是禽源流感病毒区别于野生水禽流感病毒的标志之一，而且在流感病毒从野生水禽到家禽的传播适应过程中 NA 颈部氨基酸的缺失是必需的（段振华等，2010）。

NA 在介导 HA 基因与受体结合后，接着在引起 HA 糖蛋白受体结合位点与宿主细胞膜融合以及病毒对细胞感染方面起到促进作用（Su et al.，2009）。因此，病毒的感染与释放扩散需要 HA 糖蛋白及 NA 糖蛋白的作用达到稳定的平衡。NA 茎部长度变化，可以导致病毒复制能力的变化，进而对病毒的毒力造成一定的影响。由于 NA 的 C 端为赖氨酸，它能够结合宿主体内的纤维蛋白酶原，该酶浓度的变化对 HA 的裂解有直接作用（Liu et al.，2003）。

Matrosovich 等发现这些 H9N2 毒株的 NA 红细胞吸附位点（hemadsorbing site，HB）发生了 1~4 个氨基酸的突变，这一特征与人流感病毒 H3N2、H2N2 相似。而不同于其他流感病毒。进一步研究还发现，H9N2 亚型流感病毒具有与人 H3N2 亚型流感病毒相似的受体结合特性，并且其 NA 的红细胞吸附位点发生了突变，而发生这种突变是人流感病毒 H2N2 和 H3N2 的特性。石火英等通过比较 H9N2 亚型两种毒株的传播途径，阐明了影响其传播的分子机制，提示 NA 基因是决定 H9N2 亚型在鸡间气溶胶传播方式的主要因素。Mikhail 等（2001）研究结果显示，从香港活禽市场中分离的 H9N2 亚型有与人 H3N2 亚型流感病毒相同的受体，除此之外，禽 H9N2 亚型在神经氨酸酶的红细胞吸附位点有着与人 H2N2 亚型和 H3N2 亚型流感病毒相似的突变，不同于其他禽流感病毒，这种糖蛋白表面的特征增加了感染人的倾向。

2. 诊断方法

病毒分离和鉴定是最准确的诊断方法，也是最经典的诊断方法。神经氨酸酶抑制试验（NI）是 OIE 推荐的 NA 亚型常规检测方法。近年来分子生物学技术发展很快，例如，PCR 酶联免疫分析（PCR-EIA）、荧光 PCR、多重 PCR、核酸体外扩增（NASBA）及基因芯片等技术均已应用于流感病毒的快速诊断中（韩雪清等，2011）。目前，我国已制定了动物流感检测 A 型流感病毒分型基因芯片检测操作规程（GB/T 27537-2011）国家检测标准。

（侯义宏）

参 考 文 献

段振华, 陈华兰, 李雁冰, 等. 2010. H5N2 亚型禽流感病毒的基因特征及遗传进化分析. 会议论文, 1-4.

郭元吉, 李建国, 程小雯, 等. 1999. 禽 H9N2 亚型流感病毒能感染人的发现. 中华实验和临床病毒学杂志, 13(2): 105-108.

郭元吉, 谢建屏, 王敏, 等. 2000. 从我国人群中再次分离到 H9N2 亚型流感病毒. 中华实验和临床病毒学杂志, 14(3): 209-212.

韩雪清, 刘伯华, 李健, 等. 2011. GB/T 27537-2011 动物流感检测 A 型流感病毒分型基因芯片检测操作规.

黄维娟. 2007. 中国 H3N2 亚型人流感病毒神经氨酸酶基因的分子进化研究. 长沙: 湖南农业大学硕士学位论文: 32-33.

李彦芳, 彭大新, 刘秀梵. 2013. H5N1 亚型禽流感病毒进化的研究进展. 中国家禽, 35(8): 40-43.

宋建德, 朱迪国, 袁丽萍, 等. 2014. 2013 年全球禽流感流行状况. 中国动物检疫, 31(6): 6-9.

孙洪涛, 宋建德, 朱迪国, 等. 2015. 2014 年全球禽流感流行状况. 中国动物检疫, 32(7): 13-16.

肖雄. 2014. H3N2 和 H1N1 亚型猪流感病毒的遗传进化分析. 南宁: 广西大学硕士学位论文: 10-12.

张评浒, 刘晓文, 钱忠明, 等. 2005. 水禽流感病毒分离株 A/Duck/Yangzhou/233/02(H6N2) 膜蛋白基因遗传进化分析. 微生物学报, 45(4): 491-495.

赵国, 刘晓文, 钱忠明, 等. 2011. 2002~2006 年中国华东地区家禽低致病性禽流感的病原学检测与分析. 中国农业科学, 44: 153-159.

Brown IH, Harris PA, McCauley JW, et al. 1998. Multiple genetic reassortment of avian and human influenza A viruses in European pigs, resulting in the emergence of an H1N2 virus of novel genotype. Journal of General Virology, 79(12): 2947-2955.

Capua H, Marangon S, Selli L, et al. 1999. Outbreaks of Highly Pathogenic Avian Influenza(H5N2)in Italy During October 1997 to January 1998. Avian Pathology. 28: 455-460.

Castrucci MR, Donatelli I, Sidoli L, et al. 1993. Genetic reassortment between avian and human influenza A viruses in Italian pigs. Virology, 193(1): 503-506.

Claas ECJ, Kawaoka Y, de Jong JC, et al. 1994. Infection of children with avian-human reassortant influenza virus from pigs in Europe. Virology, 204(1): 453-457.

Claas ECJ, Osterhaus ADME, van Beek R, et al. 1998. Human influenza A H5N1 virus related to a highly pathogenic avian influenza virus. The Lancet, 351(9101): 472-477.

Cong YL, Pu J, Liu QF, et al. 2007. Antigenic and geneticcharacterization of H9N2 swine influenza viruses in China. J GenVirol, 88: 2035-2041.

Couch RB, Kasel JA. 1974. Induction of partial immunity to influenza by a neuraminidase-specific influenza A virus vaccineinhumans. J Infect Dis, 129: 411-420.

Cox NJ, Subbarao K. 2000. Global epidemiology of influenza: past and present. mnnu. Rev.

Med. , 5l: 407-421.

Cracla SA, Palease P. 1995. Thecytoplasmic tail of the neuraminidase protein ofinfluenza A virus does not paly all important role in the packaging of this protein into viral envelopes. Virus Res, 37(1): 37-47.

Edwin D, Kilboume. 2006. Influenza pandemics of the 20th century. Emerg Infect Dis, 12(1): 9-14.

Guan Y, shortridge KF, Krauss S, el al. 2000. H9N2 Influenza viruses possessing H5N1-Like internal genomes continue to circulate in poultry in southern china. Joumal of virology, 74(20): 9372-9380.

Guo YJ, Krauss S, Senne DA, et al. 2000. Characterization of the pathogenicity of members of the newly established H9N2 influenza virus lineages in Asia. Virology, 267(2): 279-288.

Halvorson DA. 2009. Prevention and Management of Avian Influenza Outbreaks: Experiences. From the United States of America. Revue Scientifique et Technique. 28: 359-369.

Hcmme PJ, Easterday BC. 1970. Avian intluemn virus infections. I. Characteri-stics d influerLm A-torkey-wiscomin-1966 rims. Avian Dis, 14(1): 66-74.

Horimoto T, Rivera E, Pearson J, et al. 1995. Origin and Molecular Changes Associated with Emergence of A Highly Pathogenic H5N2 Influenza Virus in Mexico. Virology. 213: 223-230.

Huang K, Zhu HC, Fan XH, et al. 2012. Establishment and lineage replacement of H6 influenza viruses in domestic ducks in southern China. J Viml, 86: 6389-6391.

Karasin AI, West K, Carman S, et al. 2004. Characterization of avian H3N3 and H1N1 influenza A viruses isolated from pigs in Canada. Journal of clinical microbiology, 42(9): 4349-4354.

Liu JH, Okazaki K, Shi WM, et al. 2003. Phylogenetic analysis of neuraminidase gene of H9N2 influenza viruses prevalent in chickens in China during 1995-2002. Virus Genes, 27(2): l97-202.

Longbottom H. 1995. Communicable diseases intelligence. Emerginginfectious diseases, 1(1): 36-36.

Makarova NV, Kaverin NV, Krauss S, et al. 1999. Transmission of Eurasian avian H2 influenza virus to shorebirds in North America. GenVirol, 80: 3167-3171.

Matrosovich MN, Krmm S, Webster RG. 2001. H9N2 influenza a viruses from poultry in Asia have human virus-like receptor specificity. Virology, 281(1): 156-162

Nerome K, Kanegae Y, Shortridge KF, et al. 1995. Genetic analysis of porcine H3N2 viruses originating in southern China. Journal of General virology, 76(3): 613-624.

Ogra PL, Chow T. 1977. Clinical and immunologic evaluation ofneuraminidase-specific influenza A virus vaccine in humans. J Infect Dis, 135: 499-506.

Olsen CW. 2002. The emergence of novel swine influenza viruses in North America. Virus research, 85(2): 199-210.

Palese P, Tobita K, Ueda M, et al. 1974. Characterization of temperature-sensitive influenza virus mutants defective in neuraminidase. Virology, 61: 397-410.

Peiris JSM, De Jong MD, Guan Y. 2007. Avian influenza virus(H5N1): a threat to human health. Clinical microbiology reviews, 20(2): 243-267.

Peiris M, Yuen KY, Leung CW, et al. 1999. Human infection with influenza H9N2. Lancet, 354(9182): 916-917.

Perez DR, Lim W, Seller JP, et al. 2003. Role of Quail in the intesspecies trans-mission of H9 influenza A viruses. molecular change on HA that correspond to adaptation from ducks to chickem. Journal of Virology, 77(5): 3148-3156.

Qi X, Cui L, Jiao Y, et al. 2013. Antigenic and genetic characterization of a European avian-like H1N1 swine influenza virus from a boy in China in 2011. Archives of virology, 158(1): 39-53.

Salto T, Webster RG. 1995. Steps in maturation of influenza A virus neuraminidase. J Virol, 69(8): 5011-5017.

Schaefer R1, Rech RR, Gava D. 2015. http: //www. ncbi. nlm. nih. gov/pubmed/?term=Cant% C3%A3o%20ME%5BAuthor%5D&cauthor=true&cauthor_uid=25209152. A human-like H1N2 influenza virus detected during an outbreak of acute respiratory disease in swine in Brazil. Arch Virol, 160(1): 29-38.

Sehafer JR, Kawaoka Y, Bean WJ, et al. 1993, Origin of the pandemic 1957 H2 influenza A virus and the persistence of its possible progenitors in the avian reservoir. Virology, 194: 781-788.

Stuart Harris CH, Schild GC, Oxford JS. 1985. Influenza: the viruses and the disease. 2nd ed. Victoria, Can. : EdwardArnold: 118-138.

Su B, Wurtzer S, Rameix-Welti M A, et al. 2009. Enhancement of the influenza A hemagglutinin(HA)-mediated cell-cell fusion and virus entry by the viral neuraminidase (NA). PLoS One, 4(12): e8495.

Teng QY, Ji XW, Li GX, et al. 2012. Complete genome sequences of a novel reassortantat H4N2 avian influenza virus isolated from a live poultry market in eastern China. J Virol, 86: 11952.

Tian J, Zhang CH, Qi WB, et al. 2012. Genome sequence of a novel reassortant H3N2 avian influenza virus in souther. n China. J Virol, 86: 9553-9554.

Van Reeth K. 2007. Avian and swine influenza viruses: our current understanding of the zoonotic risk. Veterinary research, 38(2): 243-260.

Wang B, Chen Q, Chen Z. 2012. Complete genome sequence of an H9N2 avian influenza virus isolated from egret in Lake Dongting wetland. J Virol, 86: 11393.

Xu KM, Li KS, Smith GJD, et al. 2007. Evolution and Molecular Epidemiology of H9N2 influenza A viruses from quail in southern China, 2000 to 2005. J Viml, 81: 2635-2645.

Zhang H, Chen Q, Chen Z. 2012. Characterization of an H4N2 avian influenza virus isolated from domestic duck in Dongting Lake wetland in 2009. Virus Genes, 44(1): 24-31.

Zhao G, Gu XB, Lu XL, et al. 2012. Novel reassortant highly pathogenic H5N2 avian influenza. viruses in poultry in China. PLoS One, 7: 1-10.

第二十二章 N3 亚型

N3 亚型流感病毒是 A 型流感病毒已知的 11 个 NA（N1～N11）亚型中的一种（Tong et al.，2012；Zhu et al.，2012，2013），常见亚型组合主要有 H5N3、H7N3 亚型，其中，H7N3 曾感染过人。也分离到 H2N3、H3N3、H4N3、H11N3、H13N3、H16N3 等亚型。1975 年 11 月至 1980 年 10 月香港学者 Shortride 博士在我国华南地区先后分离到了 9 个 NA 亚型（N1～N9）。2014 年 10 月，我国从家禽体内检测出 H5N3 高致病性流感病毒（孙洪涛等，2015）。N3 亚型很少单独分离报道，大部分与 HA 共同组合而存在。

一、流行病学

1. 流行情况

Webster R G 等在海豹体内发现了 H3N3 亚型流感病毒（Webster et al.，1991）。2009 年在我国南方活禽交易市场进行流行病学调查时，从鸭体内分离到 2 株 H4N3 亚型流感病毒。20 世纪 70 年代以前，也曾多次从野生鸟类中分离到 A 型 H5N3 亚型流感病毒，如 1961 年南非从普通燕鸥中分离到一株对鸡有高致病性的流感病毒，A/tern/South Africa/61（H5N3）。2013 年，德国、荷兰发生 H5N3 低致病性禽流感疫情。同年，澳大利亚在鸭子中发现 H5N3 低致病性流感病毒，中国台湾首次在花莲县的 2 家鸭场发现 H5N3 低致病性流感病毒。

20 世纪 90 年代，澳大利亚的鸡群共发生三次高致病性流感，即 1992 年和 1995 年和 1997 年。在这以前也曾经发生几次高致病性 H7 亚型。1994～1995 年，巴基斯坦发生 H7N3 亚型高致病性禽流感，共造成 156 个农场感染，死亡率 51%～100%。1995 年美国的火鸡发生两起低致病性禽流感，分别由 H7N3 亚型病毒和 H9N2 亚型病毒引起（Alexander，2000）。2004 年 3 月加拿大 CFIA（Canadian Food Inspection Agency）的一名工作人员在视察暴发 H7N3 亚型流感的鸡场后，出现了结膜炎和喉痛、咳嗽等上呼吸道症状（Fouchier and Schneeberger，2004），后经实验室确诊，该工作人员感染了 H7N3 亚型流感病毒。2003～2006 年，意大利、英国和加拿大发生了 10 例 H7N3 低致病性禽流感感染人的事件。我国家禽中 H7N3 亚型流感病毒分离的报道较少（Wu et al.，2012），多数感染鸭，且都是低致病性的流感病毒。

2013 年，墨西哥发生 H7N3 高致病性流感疫情，约 600 多万只家禽被扑杀或销毁。有学者推断墨西哥 H7N3 高致病性流感疫情可能是野禽中的低致病性病毒变异造成的。2014 年，美国和墨西哥报道发生了 H7N3 亚型低致病性流感疫情（孙洪涛等，2015）。

2. 易感宿主

N3 亚型流感病毒多感染水禽和野鸟，也可以感染各种家禽以及哺乳动物。其中，H7N3 亚型流感也可感染人。

3. 流行特点

N3 亚型一般为低致病性，危害较小，但流行和传播范围较广，在野鸟和家禽中广泛存在。一般认为，除感染水禽和野鸟外，还可以感染各种家禽以及哺乳动物。水禽和野鸭被认为是其贮藏宿主，一般感染后不会发病，仅表现为带毒状态。

4. 分子流行病学

2007 年，美国农业部网站发布消息（Ann Perry，2007），声称研究人员已经发现了一种新的猪流感病毒 H2N3，这种病毒属于 H2 流感病毒组，是由禽源流感和猪源流感的基因分子共同组成的。科学家从猪源流感 H2N3 病毒中可以分离出 H2 和 N3 混合基因片段，正是这种基因特性赋予了 H2N3 病毒感染猪的能力。猪有可能充当起"病毒携带者"的角色，把流感病毒由禽类、猪携带给人类。另外，H3N3 亚型流感病毒也从猪群中分离得到，但还没有充分证据来证明这些亚型的流感病毒已经在猪群中建立了稳定的谱系。

H4 亚型的流感病毒的 NA 多数为 N2（Teng et al.，2012）和 N6，其次是 N8、N3、N1，且多为自然基因重组毒株。从鸭体内分离到 2 株 H4N3 亚型流感病毒，NA 基因来源于其他亚型病毒毒株，与 NA 同源性最高的病毒株均来自于我国周边的国家和地区，且均为候鸟迁徙的重要栖息地。

二、诊断

1. 检疫

OIE 陆生动物卫生法典（2014 年版）在"通报性禽流感病毒感染"一章中，通报性禽流感的定义为病原为 H5 或 H7 亚型流感病毒，或者静脉接种致病指数（IVPI）大于 1.2（或造成至少 75% 死亡率）的流感病毒所引起的家禽感染。H7N3 亚型既可以引起高致病性禽流感，也可以引起低致病性禽流感。按照定义，其他

N3 亚型均不属于通报性禽流感病毒，也未提及针对 N3 亚型流感病毒的检疫要求。

我国《一、二、三类动物疫病病种名录》（中华人民共和国农业部公告第 1125 号）中将高致病性禽流感为一类动物疫病，《中华人民共和国进境动物检疫疫病名录》（农业部国家质量监督检验检疫总局公告第 2013 号）将高致病性禽流感列为一类动物疫病，根据《中华人民共和国进出境动植物检疫法》有关规定，输入动物检出一类传染病、寄生虫病的，同群动物退回或者扑杀。

2. 诊断

根据 2014 年版《陆生动物诊断试验和疫苗手册》有关规定，流感的主要诊断方法包括：①病原分离鉴定；②血清学方法：神经氨酸酶（NI）试验和酶联免疫吸附（ELISA）。目前广泛使用的诊断方法还包括反转录聚合酶链反应（RT-PCR，含套式 PCR 及多重 PCR），实时荧光 RT-PCR、基因芯片等，这些方法具有特异、灵敏、快速简便的优点。

三、防控与预警

在预防高致病流感的同时，同样也不能忽视低致病性流感。低致病流感病毒在自然界广泛存在，可能突变为高致病性流感病毒。流感病毒变异频率高，在自然界中随时都有可能出现新的高致病性流感病毒。

近年来也先后报道了低致病性 H7N3 亚型感染人类的现象，虽无流行性的报道，但低致病性流感也具有变异为高致病性病毒株的潜在危险性，对人类的威胁也不容忽视（Tweeds et al.，2004；Belser et al.，2009）。低致病性流感危害较小，但流行和传播范围较广，在野鸟和家禽中广泛存在（Huang et al.，2010）；感染家禽后表现温和，但仍存在潜在的临床危险，有可能为高致病性流感提供基因片段，间接导致流感的流行（Brugh，1988；Cheng et al.，2007）。

目前，已有扎那米韦（Zanamivir）和奥司米韦（Oseltamivir）这两个药物通过 FDA 批准上市。扎那米韦和奥司米韦都为唾液酸类似物，以酶和底物的作用形式与 NA 中的保守序列结合而使 NA 失活。其中，扎那米韦与 NA 活性中心底部带有负电荷的氨基酸序列结合，奥塞米韦经肝脏代谢为活性药物 GS-4071 后，通过 GS-4071 中的亲脂性基团与 NA 活性中心侧面的疏水性基团结合（Laver et al.，1999）。NA 失活后，病毒的出芽、分散、扩散均受阻，病毒的感染能力下降，感染被局限。应用扎那米韦和奥塞米韦后，可明显减轻症状，但仍有亚临床症状和轻微感染（Stiver，2003）。扎那米韦是第一个抗流感病毒的神经氨酸酶（唾液酸酶）抑制剂，它可选择性抑制流感病毒表面的神经氨酸酶，抑制流感病毒 A 型和 B 型的复制。适用于流感出现 2 日内的成年人和 12 岁以上的青少年，使用越早越好。

奥塞米韦用于流感预防的推荐剂量为每次 75mg，每日 1 次，至少服用 7d，应在与患者接触后 2 天内开始用药。

在 N3 亚型疫苗方面，目前研究较多的为 H5N3 亚型，研究表明 H5N3 流感病毒作为疫苗能够保护鸡抵抗 H5N1 强毒的攻击并能减少病毒的排出（Lee et al.，2004；Capua et al.，2003；Liu et al.，2003；Nicholson et al.，2001）。2002 年，意大利用 H7N3 流感病毒灭活疫苗控制了 H7N1 低致病性禽流感的蔓延，并能够通过 NA 抗体来鉴别区分自然感染与疫苗免疫的个体（刘明等，2005），用油乳剂灭活的 H7N1 疫苗接种鸡能够提高机体对 H7N3 低致病性流感的抵抗力（Van Oirschot，1999），N3 与其他亚型组合的疫苗研究还未见报道。

四、研究进展

NA 是由流感病毒基因组的第 6 个片段所编码，其作用是破坏神经氨酸残基与邻近寡糖之间的 α-糖链，即切断流感病毒的 HA 与宿主细胞之间连接的神经氨酸残基，从而子代病毒便能够从宿主细胞表面释放，在呼吸道内继续扩散，再感染其他细胞，否则子代病毒只能聚集在感染细胞的表面（Palese et al.，1974）。

NA 蛋白具有免疫原性，能诱发产生相应的抗体，其抗体可以抑制酶活性，阻止子代病毒在体内传播，起到免疫保护作用（Ogra and Chow，1977；Couch and Kasel，1974）。它属于 II 型糖蛋白，在病毒膜上以四聚体的形式存在。II 型糖蛋白在体内进行翻译时，信号肽不需要切除而直接转移（Cracla and Palease，1995）。NA 蛋白的成熟是在宿主的内质网中完成，其成熟过程分为 4 部：第一步是初生的 NA 蛋白依靠分子内部的二硫键开始最初的折叠构象，形成抗体的识别位点；第二步是依靠分子内部与柄部形成二硫键，使单体 NA 形成二硫键；第三步是形成的二聚体开始折叠，使二聚体的构象发生改变；第四步是通过适当的糖基化形成相同的四聚体。这是 NA 蛋白的聚集过程已全部完成，然后四聚体被转移至高尔基体，并与 Ca^{2+} 相结合，成为具有酶活性的 NA（Salto and Webster，1995）。

1. 致病机理

流感病毒在感染过程中，从宿主细胞的结合位点上裂解下来是病毒神经氨酸酶（NA）作用的结果。流感病毒的毒力依赖于神经氨酸酶与血凝素的协调，血凝素发生突变的烈性病毒需要在神经氨酸酶上发生相应突变以维持病毒的毒力（Baigent and McCauley，2003；Hulse et al.，2004）。NA 与病毒的毒力和宿主特异性有关，在病毒的感染和流行过程中扮演了重要作用（Fereidouni et al.，2009）。NA 的重要功能是在感染到靶细胞之前，为要出芽的病毒粒子除去裸露的糖蛋白体末端的唾液酸，从而加速病毒从宿主细胞表面释放出来。NA 的酶活性能消化细胞表面的唾液酸，避免病毒粒子聚集，有利于病毒释放，对病毒的扩散能力有很大的影响。NA 的活性可被抗体和特异抑制物阻断，从而限制病毒的复制。

病毒 HA 和 NA 基因的平衡作用是病毒在复制、传染、致病等方面的先决条件。因为在 HA 膜蛋白受体结合位点识别宿主细胞唾液酸受体时，NA 膜蛋白通过裂解 HA 蛋白受体结合位点与宿主细胞表面唾液酸受体的连接已达到结合的平衡，促进宿主细胞迅速释放子代病毒，同时能够防止释放的子代病毒自身的聚集而导致死亡。虽然 HA 膜蛋白结合位点与宿主细胞受体间的亲和性能够提高流感病毒的感染性，但这种过强的亲和性反而会影响 NA 破坏受体的活性，结果会导致病毒的释放能力减弱。NA 在介导 HA 基因与受体结合后，接着在引起 HA 糖蛋白受体结合位点与宿主细胞膜融合，以及病毒对细胞感染方面起到促进作用（Su et al.，2009）。因此，病毒的感染与释放扩散需要 HA 糖蛋白及 NA 糖蛋白的作用达到稳定的平衡。

2. 诊断方法

病毒分离和鉴定是最准确的禽流感诊断方法，也是最经典的诊断方法。神经氨酸酶抑制试验（NI）是 OIE 推荐的 NA 亚型常规检测方法。近年来分子生物学技术发展很快，例如：PCR 酶联免疫分析（PCR-EIA）、荧光 PCR、多重 PCR、核酸体外扩增（NASBA）及基因芯片等技术均已应用于流感病毒的快速诊断中（韩雪清等，2011）。目前，我国已制定了动物流感检测 A 型流感病毒分型基因芯片检测操作规程（GB/T 27537-2011）国家检测标准。

（侯义宏　江　丽）

参 考 文 献

韩雪清, 刘伯华, 李健, 等. 2011. GB/T 27537-2011 动物流感检测 A 型流感病毒分型基因芯片检测操作规程.

刘明, 刘春国, 张云, 等. 2005. N3 亚型禽流感病毒 NA 基因在昆虫细胞中的高效表达. 动物医学进展, 26(10): 50-54.

宋建德, 朱迪国, 袁丽萍, 等. 2014. 2013 年全球禽流感流行状况. 中国动物检疫, 31(6): 6-9.

孙洪涛, 宋建德, 朱迪国, 等. 2015. 2014 年全球禽流感流行状况. 中国动物检疫, 32(7): 13-16.

张文亮, 张曦, 朱占松, 等. 2010. 两株 H4N3 禽流感病毒全基因组序列分析及对小鼠的致病性研. 中国预防兽医学报, 34(4): 266-269.

Alexander DJ. 2000. A review of avian influenza in different bird species. Veterinary microbiology, 74(122): 3213

Baigent SJ, McCauley JW. 2003. Influenza type A in humans, mammals and birds: determinants of virus virulence, host-range and interspecies transmission. Bioessays, 25(7): 657-671.

Belser JA, Bridge CB, Katz JM, et al. 2009. Past, present and possible future human infection with influenza virus Asubtype H7. Emerging Infect Dis, 15(6): 859.

Brugh M. 1988. Highly pathogenic virus recovered from chickens infected with mildly pathogenic 1986 isolates of H5N2 avian influenza virus. Avain Dis, 32(4): 695-703.

Cheng CL, Vijaykrishna D, Smith GJ, et al. 2007. Establishment of influenza virus(H6N1)in minor poultry species in sourthern china. Virol, 10: 10402-10412.

Couch RB, Kasel JA. 1974. Induction of partial immunity to influenza by a neuraminidase-specific influenza A virus vaccineinhumans. J Infect Dis, 129: 411-420.

Cracla S A, Palease P. 1995. Thecytoplasmic tail of the neuraminidase protein ofinfluenza A virus does not paly all important role in the packaging of this protein into viral envelopes. Virus Res, 37(1): 37-47.

Fereidouni SR, Starick E, Grund C, et al. 2009. Rapid molecular subtyping by reverse transcfiption polymerase chain reaction of theneuraminidase gene of avian influenza A viruses. Vet blierobiol, 135(3/4): 253-260.

Fouchier R, Schneeberger A. 2004. Avian influenza A virus(H7N7)associated with human conjunctivitis and a fatal case of acute respiratory distress syndrome. Proc Natl Acad Sci USA, 101(5): 1356-1361

Huang K, Bahi J, Fan XH, et al. 2010. Establishment of an H6N2 influenza virus lineage in domestic ducks in southern China. J Virol, 84(14): 6978-6986.

Hulse DJ, Webster RG, Russell RJ, et al. 2004. Molecular determinants within the surface protein involved in the pathogenicity of H5N1 influenza viruses in chickens. J Virol, 78(18): 9954-9964.

Laver WG, Bischofberger N, Webster RG. 1999. Disarming flu viruses. Sci Am, 280(1): 78-87.

Lee CW, Senne DA, Suarez DL. 2004. Generation of reassortant influenza vaccines by reverse genetics that allows utilization of a DI VA (Differentiating Infected from Vaccinated Animals) strategy for t he control of avian influenza. Vaccine, 22(23-24): 3175-3181.

Liu M, Wood JM, Ellis T, et al. 2003. Preparation of a standardized, efficacious agricultural H5N3 vaccine by reverse genetics. Virol, 314(2): 580-590.

Nicholson KG, Colegate AE, Podda A, et al. 2001. Safety and antigenicity of non-aduvanted and MF59-adjuvanted influenzaA/ Duck/ Si ngapore/ 97 (H5N3) vaccine: a randomised trial oftwo potential vaccines against H5N1 influenza. Lancet, 357(9272): 1937-1943.

Ogra PL, Chow T. 1977. Clinical and immunologic evaluation of neuraminidase-specific influenza A virus vaccine in humans. J Infect Dis, 135: 499-506.

Palese P, Tobita K, Ueda M, et al. 1974. Characterization of temperature-sensitive influenza virus mutants defective in neuraminidase. Virology, 61: 397-410.

Salto T, Webster RG. 1995. Steps in maturation of influenza A virus neuraminidase. J Virol, 69(8): 5011-5017.

Stiver G. 2003. The treatment of influenza with antiviral drugs. CMAJ, 168(1): 49-56.

Su B, Wurtzer S, Rameix-Welti M A, et al. 2009. Enhancement of the influenza A hemagglutinin(HA)-mediated cell-cell fusion and virus entry by the viral neuraminidase (NA). PLoS One, 4(12): e8495.

Teng QY, Ji XW, Li GX, et al. 2012. Complete genome sequences of anovel reassortantat H4N2 avian influenza virus isolated from a livepoultry market in eastern China. J Virol, 86:

11952.

Tong S, Li Y, Rivailler P, et al. 2012. A distinct Lineageof influenza A virus from bats. Proceedings of the National Academy of Sciences, 109(11): 4269-4274.

Tweeds SA, Skowronski DM, David ST, et al. 2004. Human illness from avian influenza H7N3, British Columbia. Emerging Infect Dis, 10(12): 2196

Van Oirschot JT. 1999. Diva vaccines that reduce virus transmi ssion. J Biotechnol, 73(2-3): 195-205 .

Wu HB, Lu RF, Wo EK, et al. 2012. Sequence and phylogenetic analysis of H7N7 avian influenza viruses isolated from poultry in China in 2011. Arch Virul. 157: 2012-2021.

Zhu X, Yu W, McBride R, et al. 2013. Hemagglutinin homologue from H17N10 bat influenza virus exhibits divergent receptor-binding and pH·dependent fusion activities. Proceedings of the National Academy Of Sciences, 110(4): 1458-1463.

第二十三章　N4　亚　型

N4 亚型流感病毒是 A 型流感病毒已知的 11 个 NA（N1～N11）亚型中的一种。到目前为止，所有流感病毒的 16 个 HA 亚型和 9 个 NA 亚型都在野鸟中检测到过，绿头鸭是水禽中流感病毒的分离频率最高的。在流感病毒众多亚型中，对于 N4 亚型的研究报告在国内外不多见。N4 亚型最早是在加拿大火鸡上分离到的 A/turkey/Ontario/6118/1967（H8N4）。目前我国有报道在鸭体内分离出 H8N4 流感病毒。根据 NCBI Influenza Virus Resourc 上的数据显示，目前已分离到的与 N4 配对出现的 HA 包括：H1、H2、H3、H4、H5、H6、H7、H8、H9、H10、H12、H15。

一、流行病学

1. 流行情况

国内外对于 N4 亚型的研究报告不多，2006 年，有报道在扬州家鸭体内分离到一株 H8N4 流感病毒，2008 年在西西伯利亚候鸟分离到 H15N4 流感病毒，2012 年，湖南活禽市场鸭体内分离到一株 H8N4 流感病毒。

2. 易感宿主

水禽可以自然感染所有亚型的流感病毒，可经直接传播或候鸟的南北迁徙将病毒进一步传播从而感染其他禽类或哺乳动物。虽然水禽体内可分离到几乎所有亚型的 A 型流感病毒，但是绝大多数水禽体内分离到的流感病毒对鸭、鹅、鸡无致病力或致病力较低。家鸭是流感病毒巨大的贮存库，在野生水禽向家禽传播流感的过程中起到关键作用。

3. 流行特点

Klingeborn 等报道，H10N4 亚型流感病毒是 1984 年 10 月瑞典南部发生的家养水貂流感疫情的病原，研究发现 H11N4 和 H8N4 也可通过接触感染水貂（龙川，2011）。

4. 分子流行病学

神经氨酸酶（NA）的抗原结构不太稳定易变异，它是划分流感病毒亚型依据之一。NA 结构是 4 条相同的糖基化多肽组成蘑菇状四聚体，具有酶活性，可使宿主细胞表面糖蛋白末端的 N-乙酰神经氨酸发生水解。抗 NA 抗体没有中和作用，只能抑制病毒从细胞释放，然而也有人认为，NA 能够去除裸露糖蛋白末端的唾液酸，从而加速病毒的芽生，迫使毒粒从感染细胞释放出来，这一特点对感染的传播也起重要作用。在没有外源性胰酶的细胞中，NA 可连接胞浆纤维蛋白溶酶原，之后转变为胞浆素，胞浆素能将 HA 裂解为 HA1 和 HA2。在病毒出芽时，细胞没有胞浆纤维蛋白溶酶原激活剂或者其浓度偏低时，那么 HA 就不能发生裂解，直到表达适当的胞浆纤维蛋白。

NA 是流感病毒 2 种主要的表面糖蛋白之一，在病毒的感染和出芽过程中扮演重要角色，同时也与病毒的宿主特异性及毒力有一定的关系。在已知的流感病毒亚型中，NA 有着相似的空间结构和功能结构域，其中茎部区长度变化较大。这种改变是由于发生插入或缺失造成的。通常 1 次发生的是 3 个或者 3 的倍数个核苷酸的插入或缺失。茎部区一般都存在 3 个糖基化位点，其中有 2 个似乎对 NA 来说特别重要，在已知的 8 个不同亚型的 NA 茎部区的氨基酸序列中都能找到这几个糖基化位点。N4 和 N1 亚型的同源性最高，远远高出与其他亚型的同源性。在整个 NA 进化历程中，逐渐分化为 3 群：N2 亚型最先分出，后来 N7、N9 和 N6 亚型分为一支，N1、N4、N8 和 N5 为一支。在这 3 群 NA 之间，氨基酸的同源性一般为 34%～44%，同一群内不同亚型间 NA 的氨基酸同源性在 54%～68%，其中以 N5 和 N8、N1 和 N4 亚型的氨基酸序列同源性最高，局部区域氨基酸的同源性可达 80% 以上。这些足以说明 N1 和 N4 间的亲缘关系较近。

二、诊断

按照 OIE 陆生动物卫生法典（2014 年版）的规定，N4 亚型不属于通报性流感病毒，也未提及针对 N4 亚型流感病毒的检疫要求。根据 2014 年版《陆生动物诊断试验和疫苗手册》有关规定，流感的主要诊断方法包括：①病原分离鉴定；②血清学方法：a.神经氨酸酶（NI）试验，b.酶联免疫吸附（ELISA）。目前广泛使用的诊断方法还包括反转录聚合酶链反应（RT-PCR，含套式 PCR 及多重 PCR），实时荧光 RT-PCR、基因芯片等。

杨晓琳等（2011）利用生物信息学软件对流感病毒 9 种 N 亚型基因序列进行分析筛选，设计用于 9 种 N 亚型流感病毒基因芯片分型的特异性探针，制备了针对 N1～N9 亚型流感病毒的鉴定基因芯片，该方法可对 N1～N9 亚型进行特异性区分，待检样品的拷贝数需大于 $1×10^2$ 个/μl。

三、防控与预警

目前，流感疫情在全球范围内仍有继续上升的趋势，因此，需要加强对流感的流行病学和实验室检测，密切关注流感病毒的变异及对人类可能产生的威胁。在流感的防治工作中，应高度重视水禽中各亚型流感病毒隐性带毒的情况。

四、研究进展

王秀荣等发现 N4 的 NA 基因片段长 1441bp，编码 470 个氨基酸残基。根据推导的氨基酸序列进行预测，在整个蛋白质氨基酸序列中，共有 9 个潜在的糖基化位点，第 1 个和第 2 个合并在一起，构成 1 个复合糖基化位点，并且与其他亚型的 NA 一样，在相似的位置上共有 20 个半胱氨酸残基。可能是这些半胱氨酸残基的存在，对于维持 NA 的结构与功能非常重要。按照 NA 蛋白分子特有构象和特征，以及推导的氨基酸序列，前面 6 个氨基酸为 NA 的胞浆域，紧接下来的 7～37 位氨基酸残基为锚定区，38～56 位氨基酸残基为颈部区（王秀荣等，2004）。

唐霜采用基因克隆等分子生物学方法对 1983 年的鸭源流感病毒进行了亚型鉴定、序列测定、进化分析及致病性研究。研究结果表明：分离株为 H10N4，经基因克隆测序结果表明，病毒的 HA、NA、M、NS、PA、PB1 和 PB2 基因均含有完整的可读框；HA 蛋白剪切位点序列均为低致病性流感病毒特征序列。与其他 H10 亚型低致病性流感的 HA 受体位点一样，未发生变异。该分离株的 HA 蛋白有 6 个潜在的糖基化位点，而人源的 HA 上一般有 7～9 个潜在的糖基化位点，这表明禽源流感病毒比哺乳动物流感病毒承受的免疫压力要小，没能获得更多的糖基化位点遮挡抗原位点。序列相似性分析结果显示，该分离株可能为 1983 年后的 H5N1 亚型流感提供内部基因。该分离株除 NA 和 M 基因外，其他 5 个基因分别独立自成一支。病毒动物感染试验结果显示均为低致病性（唐霜，2007）。

Heine 等对 2008 年在西西伯利亚候鸟分离到的 H15N4 流感病毒进行进化分析发现：其内部基因属于欧亚枝，N4 基因贯穿于地方流行的流感病毒重配反应中（Heine et al，2015）。

（梅　琳）

参 考 文 献

崔鹤馨, 李沂, 田宇飞, 等. 2012. 重组 H8N4 亚型禽流感病毒的拯救. 中国动物传染病学报, 20(1); 77-81.

龙川. 2011. 重配 H8N4 亚型禽流感病毒的拯救. 长春: 吉林农业大学硕士学位论文.

唐霜. 2007. H5N1、H7N8、H10N4 禽流感病毒的分子特征及致病性研究. 中国科学院武汉病毒研究所硕士学位论文.

王晶, 张芳, 卢坤鹏, 等. 2014. 一株鸭源 H8N4 亚型禽流感病毒分离株的全基因组序列分析及致病性的研究. 中国预防兽医学报, 36(12); 922-929.

王秀荣, 邓国华, 姜永萍, 等. 2004. 禽流感病毒 N4 亚型神经氨酸酶基因的克隆和序列分析. 中国兽医学报, 24(3); 212-215.

薛峰, 彭宜, 张小荣, 等. 2006. 家鸭中 H8N4 亚型流感病毒株 A/duck/Yangzhou/02/2005 的全基因克隆和序列分析. 病毒学报, 22(6); 450-455.

杨晓琳, 彭丽萍, 田明尧, 等. 2011. N 亚型流感病毒分型基因芯片检测方法的建立. 吉林农业大学学报, 33(5); 562-566, 590.

Englund L. 2000 . Studies on influenza viruses H10N4 and H10N7 of avian origin in mink. Vet Microbiol, 74(1-2); 101-107.

Heine HG, Foord AJ, Wang J, et al. 2015. Detection of highly pathogenic zoonoticinfluenzavirus H5N6 by reverse-transcriptase quantitative polymerase chain reaction. Virol J, 12; 18.

第二十四章 N5 亚 型

N5 亚型流感病毒是 A 型流感病毒已知的 11 个 NA（N1～N11）亚型中的一种。N5 亚型流感病毒是在澳大利亚火鸡上分离到的 A/shearwater/ Australia/1/1972（H6N5）。我国在 1996 年由中国农业科学院哈尔滨兽医研究所禽流感研究中心第一次从鸡中分离出 H14N5 亚型流感病毒。根据 NCBI Influenza Virus Resource 上的数据显示，目前已分离到的与 N5 配对出现的 HA 包括：H1、H2、H3、H4、H5、H6、H7、H8、H9、H10、H11、H12、H14。

一、流行病学

1. 流行情况

1979 年，H4N5 流感病毒在得严重呼吸系统感染的斑海豹（港海豹）中分离了出来。1996 年，中国农业科学院哈尔滨兽医研究所禽流感研究中心从新疆石河子地区鸡群中分离到一株 H14N5 亚型流感病毒，这是我国第一次从鸡中分离出 H14N5 亚型流感病毒，到目前为止该亚型仅报道有三个毒株，另外两株分离地点在阿塞拜疆地区，其他地区尚未见报道（邓国华，2000）。扬州大学农业部畜禽传染病学重点开放实验室在 2008 年分离出 H6N5 亚型流感病毒（顾敏等，2010）。2010 年，从长春地区患病鸭体内分离得到 1 株病毒 H5N5 流感病毒（刘兴旺，2015）。Zou W 等 2010 年在中国的鸭身上分离到了 H5N5 亚型流感病毒（Zou et al., 2012）。

2. 易感宿主

在自然界中水禽是 N5 亚型流感病毒主要的宿主。该病可使鸡、火鸡等家禽，以及水禽、候鸟等发生大面积死亡，也可感染人（赵健乔，2014）。有研究认为，流感病毒对水禽的毒力在逐渐变强，原来流感病毒感染鸭、鹅等水禽后通常不表现临床症状。近年认为不会严重发病的流感病毒自然储毒宿主水禽，在感染高致病性流感病毒后，出现大量死亡的情况，这种现象改变了水禽仅为流感病毒的携带者却不病发死亡的固有意识（张宁宁，2014）。

3. 流行特点

该病的传染源为已感染的动物及携带流感病毒的禽类，猪、马、貂、海豹、鲸鱼也可能成为传染源。患病禽类和病毒携带者及其污染的水、饲料和垫草等是该病的主要传染源，以空气飞沫为主要传播途径。野生水禽（特别是野鸭）可将流感病毒传给家养水禽，家养水禽再将病毒传给陆生家禽，使病毒在陆生家禽之间传播，而且病毒还可回传给家养水禽，丰富了家养水禽的基因库，增加了病毒发生基因重组的机会，因此家养水禽（尤其是家鸭）在流感病毒的生态分布中的作用不容忽视。近年来研究人员对我国华东地区家养水禽中流感病毒的带毒状况进行流行病学监测，分离到少数 H6N5 亚型流感病毒。

4. 分子流行病学

流感病毒与所有其他 RNA 病毒一样，突变率极高。神经氨酸酶是流感病毒两种主要的表面糖蛋白之一，在病毒的感染和出芽过程中扮演重要角色，同时也与病毒的宿主特异性及病毒毒力有一定的关系。在已知的流感病毒亚型中，神经氨酸酶茎部区长度变化较大，但一般都存在有三个糖基化位点，其中有两个似乎对 NA 来说特别重要，在已知的不同亚型的 NA 茎部区的氨基酸序列中都能找到这几个糖基化位点。有学者克隆了 N5 亚型 NA 的茎部区，于 GenBank 读取的唯一一株 N5 亚型 NA 序列进行比较，发现两株之间的核苷酸差异较大，同源性为 87%，说明 NA 在 N5 亚型内部也正在进行着缓慢的分化。像流感病毒的内部基因一样，大部分的碱基突变均为沉默突变。这也许是维持亚型特异性的基础。

通过不同亚型 NA 之间的遗传演化分析发现，在整个 NA 进化历程中，逐渐分化为三群，N2 亚型最先分出，后来 N7、N9 和 N6 亚型分为一支，N1、N8 和 N5 为一支，其中以 N5 和 N8 亚型的氨基酸序列同源性最高，可达 68%，局部区域氨基酸的同源性高达 82%。这些足可以说明 N5 和 N8 间的亲缘关系要比其他亚型近得多。在 N5 这支进化群内，N1 是典型的常见人流感和哺乳动物流感亚型，N8 也是最常见的马流感亚型，如果说将来有新的感染人或哺乳动物的 NA 亚型，N5 亚型会是一个非常值得注意的候选亚型。

二、诊断

按照 OIE 陆生动物卫生法典（2014 年版）的规定，N5 亚型不属于通报性流感病毒，也未提及针对 N5 亚型流感病毒的检疫要求。根据 2014 年版《陆生动物诊断试验和疫苗手册》有关规定，流感亚型的主要诊断方法包括：①病原分离鉴定；②血清学方法：a.神经氨酸酶（NI）试验，b.酶联免疫吸附（ELISA）。

NA 亚型通常用制备的 9 种已知神经氨酸酶的抗血清做神经氨酸酶抑制试验或更易于操作的微量神经氨酸酶抑制试验（NI）来鉴定。如果实验室不熟悉这些操作技术或者没有必需的抗血清，最终鉴定需送国家或 WHO 专门机构进行测定。我国哈尔滨兽医研究所禽流感研究中心研制的流感分型血清,现已应用于现场检疫。目前广泛使用的诊断方法还包括反转录聚合酶链反应(RT-PCR,含套式 PCR 及多重 PCR),实时荧光 RT-PCR、基因芯片等。

三、防控与预警

1. 预防

流感病毒最可能的来源是带毒飞禽和感染禽。因此,预防的基本措施是将易感禽与感染禽及其分泌物和排泄物隔离开来,切断其传播途径。所有传染病的生物安全措施也是流感的防御体系中的重中之重。易感禽与传染源接触时,就可发生流感病毒的传播,诸如污染的设备、鞋和衣服、车辆、涉及的设备、饲料、水等的移动都可能成为重要的传播途径。此外,康复禽也应和易感禽分开,因为康复禽排毒的时间长短还不清楚。此外减少家禽与野生禽的接触也是十分重要的。猪也可能是一个储藏宿主,人或猪可能通过污染的器械传播病毒,因此养禽场和养猪场决不能相距太近。此外,如果清楚本地区流感的流行情况,在适当的时候可以进行疫苗的预防接种。

2. 控制

流感尤其是禽流感暴发流行时,我们最先做的应该是禁止家禽在市场上的流通,实行区域封锁。对温和流感的预防和控制是预防许多高致病力流感暴发流行最重要的环节。在流感暴发区域进行严格的流感检疫,确定流感病毒的亚型,同时加强对感染禽群及疫源地的环境的处理,切实做好消毒工作,防止疫情的进一步扩大。

四、研究进展

Zou 等 2010 年首次在中国中部的鸭身上分离到了 H5N5,并对其进行进化分析,结果显示该株病毒是由东南亚流行的 H5N1 和 N5 亚型重组而来(Zou et al., 2012)。

Wang 等对 N5 的结构进行了研究。研究发现:A 型流感病毒的 9 个 NA 血清亚型,基于序列分为两组(组 1 和组 2)。两组的标志性结构特点是:是否在活性区域存在一个额外的空穴-150(由环-150 形成)。对 N5 结构的研究表明,N5 在环 150 残留有一独特的 Asn147,这表明 N5 结构中所含的延长的空穴-150 很接近抑制物结合区(Wang et al., 2011)。

（梅　琳）

参 考 文 献

邓国华. 2000. 禽流感病毒分离株 A/Chieken/Xinjiang/l/96(H14N5)全基因克隆及其序列分析. 哈尔滨: 东北农业大学硕士学位论文.

顾敏, 赵国, 宋庆庆, 等. 2010. 1 株 H6N5 亚型禽流感病毒 A/duck/Yangzhou/013/2008 的全基因测序及遗传进化分析. 畜牧兽医学报, 41(4): 441-448.

刘兴旺. 2015. 鸭源 H5N5 亚型禽流感病毒 HA 和 NA 序列分析. 黑龙江畜牧兽医, 2015: 15.

刘秀梵. 2004. 家养水禽在我国高致病性禽流感流行中的作用. 中国家禽, 26(12): 1-5.

张宁宁. 2014. 鸭源禽流感病毒 H5N1 和 H5N5 亚型对小鼠致病性的比较研究. 长春: 吉林农业大学硕士学位论文.

赵健乔. 2014. 鸭源禽流感病毒 H5N5 亚型主要生物学特性研究及其 HA、NA 基因序列测定与分析. 长春: 吉林农业大学硕士学位论文.

Harley VR, Ward CW, Hudson P. 1989. Molecular cloning and analysis of the N5 neuraminidase subtype from an avian influenza virus. J. Virology, 169(1): 239-243.

Taylor G, Garman E, Webster R, et al. 1993. Crystallization and preliminary X-ray studies of influenza A virus neuraminidase of subtypes N5, N6, N8 and N9. J. Mol. Biol, 230(1): 345-348.

Wang MY, Qi JX, Liu Y, et al. 2011. Influenza A Virus N5 Neuraminidase Has an Extended 150-Cavity. J Virol, 85(16): 8431-8435.

Zou W, Guo X, Li S, et al. 2012. Complete genome sequence of a novel natural recombinant H5N5 influenza virus from ducks in central China. J Virol, 86(24): 13878.

第二十五章 N6 亚 型

A 型流感病毒是目前威胁世界卫生及我国畜禽养殖业重要的病原之一，具有重要的公共卫生意义。N6 亚型流感病毒是 A 型流感病毒 11 个 NA 亚型之一，我国报道过分离出 N6 的地区有广东、广西、江西、江苏、福建、黑龙江、山东、台湾等；除中国外，美国、加拿大、澳大利亚、日本及伏尔加盆地和里海北部地区也报道过分离出 N6 亚型流感病毒。根据 NCBI Influenza Virus Resource 上的数据显示，可与 N6 配对的 HA 亚型有：H1、H3、H4、H5、H6、H7、H8、H9、H10、H11、H13。

一、流行病学

1. 流行情况

1979 年，H4N6 亚型流感病毒是从严重呼吸系统疾病的斑海豹中分离出来的。1980 年美国首次在蓝翅鸭体内分离到 H6N6 亚型流感毒株。1975～1999 年在伏尔加盆地和里海北部地区分离到了 H4N6、H13N6、H14N6 等；其中 H13N6 为优势亚型之一，分离率最高的鸟类则为渔鸥（Larusichthyaetus），其次为银鸥（Lvova，2001）。1996～2002 年，从加拿大患肺炎的猪中分离出 H4N6 亚型流感病毒；从江西的鸡、鸭、鸽子和鹌鹑中分离到过 H3N6 亚型流感病毒；美国明尼苏达州监测到在当地流行的流感病毒中 N6 为优势 NA 亚型之一（Hanson et al.，2003）；澳大利亚自然保护区的迁徙候鸟中分离到 H4N6 亚型（Tracey et al.，2004）；台湾野鸟粪便中分离到 H3N6、H4N6 等流感病毒，其中 H4N6 分离频率最高（Chen et al.，2004）；西伯利亚及日本北海道的同一迁徙路线上的候鸟粪便中分离到 H4N6、H13N6 等流感病毒（Okazaki et al.，2000；Kida et al.，2001）。2004～2005 年分别从黑龙江扎龙保护区绿头鸭、江苏野鸭、山东鸭及云南省家禽中分离到 H4N6 亚型流感病毒（Hua et al.，2005）。2008～2011 年，我国广西、江苏、福建都分离到 H6N6 亚型流感病毒。2012 年在广东健康鸭体内分离到 H3N6 亚型流感病毒。2013 年，在大连庄河的野鸭粪便样品中分离 H13N6 亚型病毒株。2014 广东省首现人感染 H5N6 流感病例。2015 年在中国家猫及野鸟上分离出 H5N6 亚型流感病毒（Yu et al.，2015）。截至 2016 年年初，我国累计 3 个省份有 7 例人感染 H5N6 亚型，死亡 5 例。

2. 易感宿主

流感病毒大部分亚型均在野鸟中分离得到，野生鸟类尤其是雁形目（鸭、鹅）和鸻形目（鸥类、水鸟）为 N6 流感病毒的自然宿主。

3. 流行特点

近年来我国华东地区家鸭中至少存在 13 种不同亚型的流感，但 H4N6 亚型的病毒属于较稀有亚型，在华东地区家鸭中分离的流感病毒所占的比重约为 7.78%，仅被零星地分离到。在疫苗广泛使用、免疫压力逐渐增大的情况下，华东地区家养水禽内 H4N6 亚型的流感病毒仅能零星地分离到，有研究者认为这也许与 H4N6 亚型流感的 NA 基因进化相对比较缓慢有关。

4. 分子流行病学

神经氨酸酶是流感病毒一种具有唾液酶活性的膜蛋白，在促进子代病毒粒子从宿主细胞表面释放、避免子代病毒粒子聚集和诱导宿主中和抗体的产生中，都发挥着巨大作用。N6 流感病毒 NA 基因全长约 1464~1465bp，可读框都位于 NA 基因的 19~1431 位，长度均为 1413bp。NA 在流感病毒侵入宿主细胞、促进子代病毒粒子释放及感染新的细胞中都发挥着巨大的作用。NA 在电镜下观察，呈现由头和茎组成的蘑菇状结构，其中，NA 茎部有约 40 个氨基酸的长度（33~77 位氨基酸）。目前，已经有 NA 茎部发生氨基酸缺失的报道，但其生物学意义还没有得出完整结论，有研究表明，H1N1 病毒的 NA 在缺失了 11~16 个氨基酸后，降低了病毒对较大底物的降解能力，但是对较小底物的降解能力影响不明显，另外，也降低了病毒从红细胞上的降解能力，而红细胞解凝试验则是衡量子代病毒从出芽细胞释放能力的标尺。有学者认为这种缺失可能会引起流感病毒宿主范围的扩大。

仇保丰等通过对 2002~2007 年分离自华东地区家鸭的 6 株稀有 H4N6 亚型低致病性流感的 NA 基因序列进行的分析研究结果表明，水禽内的 H4N6 亚型流感病毒进化相对比较缓慢，其 NA 尚未发生 NA 茎部缺失。高晓龙等对 H13N6 分离株进行全基因序列测定和分析，分析表明 NA 基因属于北美谱系，其余 7 个基因均属于欧亚谱系；其中 NA、NP、M、NS 基因来源于鸥类，而 HA、PB2、PB1、PA 基因来源于野鸭类。动物致病性和传播试验结果显示，该病毒株在鸡和小鼠体内不能进行有效复制，在豚鼠和鸡体内也不能进行排毒和有效传播。基因序列分析结合致病性和传播性试验表明 H13N6 亚型流感分离株可能是通过候鸟迁徙而传入我国的新型重组流感病毒，但该病毒株仍只能感染野生水禽，尚未获得跨越种间屏障感染陆生家禽和人的能力，尚不具备哺乳动物间和家禽间的传播能力。

二、诊断

按照 OIE 陆生动物卫生法典（2014 年版）的规定，N6 亚型不属于通报性流感病毒，也未提及针对 N6 亚型流感病毒的检疫要求。根据 2014 年版《陆生动物诊断试验和疫苗手册》有关规定，流感亚型的主要诊断方法包括：①病原分离鉴定；②血清学方法：a.神经氨酸酶（NI）试验，b.酶联免疫吸附（ELISA）。

李昀海等根据 A 型流感病毒基因序列，设计合成 A 型流感病毒 M 基因检测引物、A 型流感病毒 HA 基因测序引物；并根据 N6 亚型 NA 基因数据，设计合成 N6 测序引物 N6-F 和 N6-R，扩增基因大小为 1380 bp（李昀海等，2011）。

三、防控与预警

流感病毒最复杂的生态系统存在于鸭、鹅等水禽，而水禽不仅是禽流感的巨大贮存库和传染源，其本身也对流感病毒高度易感。鸭、鹅等水禽不仅可通过间接的方式将流感病毒传播给人，其还可作为流感病毒变异、重组的混合器，组合出对人类产生严重威胁的流感病毒。由于水禽体内可分离到几乎 A 型流感病毒的所有亚型，这些病毒在水禽体内重组，改变抗原和宿主特异性，很可能产生对人高感染力的流感病毒，使人对其毫无抵抗力，从而引发流感的人间大流行。世界各地都存在鸡与水禽混养的现象，而该现象在我国尤为严重。许多地方养鸡场与水禽场相邻，甚至鸡、鸭混养。在我国农村，一直沿袭着这种鸡、鸭混养的传统禽类饲养方式。尽管鸭感染流感病毒也有大批发病或死亡，但多数情况下可能只是隐性感染。由于鸭一次感染流感病毒的排毒期可达 30d 左右，大量的病毒随粪便排出，污染湖水、池塘等环境。鸡鸭混养将大大提高鸡感染流感的几率，而一旦有致病力的流感传染给鸡，将造成鸡群的大批发病及死亡，严重威胁养鸡业的发展。因此，应将鸡与水禽隔离饲养，在春秋流感高发季节，避免鸡到家养及野生水禽饮水的河流和湖泊取水，保证鸡群的饮水安全，避免在野生水禽常出现的地方放养鸡群，以防止流感感染。

四、研究进展

Heine HG 等用 RT-qPCR 对分离自老挝的 H5N6 亚型流感病毒进行检测，发现这株病毒所代表的 2.3.4.4 分枝，与其他 H5N1 分枝不同，N6 亚型是由欧亚型所决定的，这种特殊的进化分析方法在实验室诊断与检测中测序无法实现时，具有特殊价值（Heine HG et al.，2015）。

Stoner 等（2012）对 N6 对神经氨酸酶抑制剂奥司他韦的敏感性的研究，结果显示抗奥司他韦的 N6 亚型流感病毒是很稀有的。

莫胜兰等对在广西壮族自治区分离到的 H6N6 亚型流感病毒的 HA 和 NA 基因进行了序列分析和绘制基因遗传进化树，初步明确了该病毒在广西的流行态势。由于该病毒的 NA 和 HA 基因序列与广东相应毒株最为接近，因而推测与广东分离的 H6N6 亚型流感毒株可能来自同一祖先病毒。江苏、香港、台湾等地区分离的 H6 毒株亲缘关系较远，则表明目前在中国流行的 H6 亚型流感病毒存在一定的地域差异性和基因遗传多样性。同时，顾敏等报道，江苏分离的鸭源 H6N6 毒株 A/duck/Jiangsu/022/2009 为基因重排病毒，8 个基因比较复杂，但均属于欧亚系。而万春和等也报道我国福建分离的另一株鸭源 H6N6 毒株 A/Muscovy/duck/Fujian/FZ01/2008 也为多亚型流感病毒基因重排产物。因此，Dk/GX/038/09 也存在基因重排的可能性。两广地区流行的 H6N6 病毒从 2005 年至 2009 年间其 HA 和 NA 基因核苷酸变异均较小，原因可能是所受的免疫压力小。因为该病毒主要感染鸭，而鸭的饲养模式则决定了鸭的存活时间较短，对 H6N6 亚型流感病毒有免疫力的鸭较少，使得病毒不需过多地改变自身来适应宿主。所以近几年来，流行于两广地区的 H6N6 亚型流感病毒基因进化没有明显加快的迹象，但新的基因重排 H6N6 亚型流感病毒增多的趋势可能存在（莫胜兰等，2011）。

蒋文明等利用反向遗传操作技术，以 A/Puerto Rico/8/34（PR8）的内部基因为骨架，以 H5N6 亚型流感病毒 A/Chicken/SC/6/2014（C6）的基因组为模板，经 RT-PCR 扩增其 HA 及 NA 基因，并对 HA 基因进行分子修饰，去除与 H5 亚型流感致病力有关的 HA 蛋白裂解位点处的多个碱性氨基酸，使其获得低致病性流感的分子特征，成功构建了 H5N6 亚型流感疫苗候选株 rC6。免疫效力试验表明，rC6 重组灭活疫苗可以诱导产生高水平的血凝抑制抗体。免疫攻毒保护试验表明，rC6 重组灭活疫苗可以提供 SPF 鸡抵抗同源和异源 H5N6 病毒 100% 的保护，而针对第 2.3.4 分支的 Re-5 疫苗仅能提供大约 10% 的保护。利用反向遗传技术构建的 rC6 重组疫苗候选株为该分支病毒的防控提供了有益的尝试（蒋文明等，2015）。

曹蓝等对 H3N6 病毒全基因组序列进行了测定，进行了遗传进化分析。结果显示，其 HA 裂解位点附近的氨基酸序列符合低致病性流感病毒的 HA 裂解位点氨基酸序列的分子特征，其 HA 基因与 2011 年蒙古国分离的鸭源 A/Duck/Mongollia/OIE-7457/2011（H3N5）流感病毒的 HA 基因同源性最高，其 NA 基因与 2011 年蒙古国分离的鸭源 A/Duck/Mongollia/OIE-7438/2011（H4N6）流感病毒的 NA 基因同源性最高。全基因组分子遗传进化分析结果显示，其 8 个基因均属于欧亚谱系的禽源进化分支（曹蓝等，2013）。

（梅　琳　贾广乐）

参 考 文 献

曹蓝, 焦培荣, 宋亚芬, 等. 2013. 一株鸭源 H3N6 亚型禽流感病毒遗传进化分析. 动物医学进展, 34(7): 17-24.

蒋文明, 侯广宇, 王素春, 等. 2015. H5N6 亚型禽流感病毒反向遗传疫苗株的构建及免疫保护试验. 中国动物检疫, 32(1): 64-67.

李昀海, 赵焕云, 张文东, 等. 2011. 云南 2 株 H4N6 亚型禽流感病毒株的分离与鉴定. 畜牧与兽医, 43(6): 12-17.

莫胜兰, 郑敏, 陈义祥, 等. 2011. 广西鸭源 H6N6 亚型禽流感病毒 HA 和 NA 基因的序列分析. 动物医学进展, 32(12): 11-14.

Alexander DJ. 2003. Report on avian influenza in the Eastern Hemisphere during 1997-2002. Avian Dis, 47(3 Supp1): 792-797.

Chen H, Deng G, Li Z, et al. 2004. The evolution of H5N1 influenza viruses in ducks in southern China. Proc Natl Acad Science, 101: 10452-10457.

Hanson BA, Stallknecht DE, Swayne DE, et al. 2003. Avian influenza viruses in Minnesota ducks during 1998—2000. Avian Dis, 47(3 suppl): 867-871.

Heine HG, Foord AJ, Wang J, et al. 2015. Detection of highly pathogenic zoonotic influenza virus H5N6 by reverse-transcriptase quantitative polymerase chain reaction. Virol J. , 12: 18.

Hua YP, Chai HL, Yang SY, et al. 2005. Primary survey of AIV and NDV infection in wild birds in some areas of Heilongjiang Province. J Vet Sci, 6: 311-315.

Kida H, Okazaki K, Takada A, et al. 2001. Global surveillance of animal influenza for the control future pandemics. International Congress Series, 1219: 169-171.

Lvova DK. 2001. Isolation of influenza viruses from wild birds in the Volga River Basin and in the North Caspian Region. International Congress Series [In Russian]: 251-258.

Okazaki K, Takada A, Ito T, et al. 2000. Precursor genes of future pandemic influenza viruses are perpetuated in ducks nesting in Siberia. Arch Virol, 145: 885-893.

Stoner TD, Krauss S, Turner JC, et al. 2012. Webster RG Susceptibility of avian influenza viruses of the N6 subtype to the neuraminidase inhibitor oseltamivir. Antiviral Res, 93(3): 322-329.

Taylor G, Garman E, Webster R, et al. 1993. Crystallization and preliminary X-ray studies of influenza A virus neuraminidase of subtypes N5, N6, N8 and N9. J Mol Biol, 230(1): 345-348.

Tracey JP, Woods R, Roshier D, et al. 2004. The role of wild birds in the transmission of avian influenza for Australia: an ecological perspective. Emu, 104: 109-124.

Yu Z, Gao X, Wang T, et al. 2015. Fatal H5N6 Avian Influenza Virus Infection in a Domestic Cat and Wild Birds in China. Sci Rep, 5: 10704.

第二十六章 N7 亚 型

N7 亚型是 A 型流感病毒 29 个亚型中的一个，目前发现的 N7 亚型其配对有 H4N7、H5N7、H7N7、H9N7、H10N7、H12N7，其中 H7N7 是其代表株，H10N7 可感染人。1996 年从一名患有结膜炎的英国妇女身上分离出 H7N7 亚型。2004 年，埃及报道了首例 H10N7 亚型，该亚型先前仅在禽类养殖场偶尔检出。但在 2010 年和 2012 年，同时澳大利亚先后发生了 H10N7 病毒感染人的病例（Arzey GG，2013）。2003 年，丹麦的鸭群中首次分离到了 H5N7 亚型流感病毒。2001 年在美国野鸟中分离到 H12N7 亚型毒株。

一、流行病学

1996 年之前一直认为 A 型流感病毒中含有 H1～H3 和 N1、N2 亚型的可引起人流感，含有 H1、H3 和 N1、N2 亚型的可引起猪流感，含有 H3、H7 和 N7、N8 亚型的引起马流感。目前已知能感染人类的流感病毒有：H5N1、H5N2、H7N2、H7N3、H7N7、H9N2、H10N7。H7N7 流感病毒首次提供了一个所有基因来源于禽流感病毒的流感病毒，在自然界中可与哺乳动物群体严重的疾病相关，这进一步提出了可能性，像 1918 年大流行株一样，某些人或动物流感病毒是直接衍生于禽株。蒙古交界马群中发生过 H7N7 流感流行，但很快平息。自 1997 年以来，禽源流感病毒在没有被证实经过抗原转换获得人类流感病毒基因片段的情况下，已数次被发现能够跨过种属屏障，直接造成人类感染，有 6 个禽源流感病毒直接感染人事件：H5N1 3 次，H9N2 2 次，H7N7 1 次。2003 年 3～5 月，荷兰一鸡场暴发 H7N7 高致病性流感，89 例人 H7N7 感染，其中 78 例结膜炎，5 例结膜炎+流感样症状，2 例流感样症状，1 例死亡。3 例未直接接触病禽，家属有 H7N7 结膜炎，提示有局限性人与人传播。为了探讨 H5N7 病毒的可能来源，Bragstad 等（2006）进行了全基因组测序，经 BLAST 比对后发现，无论是核苷酸水平还是氨基酸水平，HA 基因均与 H5N2 病毒的亲缘关系最近，而 NA 基因与 H7N7 病毒的相似性最高，遗传进化分析结果也显示 HA 和 NA 基因分别与 H5N2 和 H7N7 病毒聚在一起，进一步表明该病毒可能是一株基因重组病毒。2014 年 10～11 月，德国多地海岸出现海豹尸体。经检测，这些海豹因感染 H10N7 型禽流感病毒死亡，死亡海豹数量超过 1500 只，此外，丹麦和瑞典也出现海豹感染禽流感死亡的病例。湖南省动物疫病预防控制中心在 2011 年冬至 2012 年春对湖南洞庭湖地区的散养鸭群进行流感病毒的感染情况的调查，其中在某鸭场环境拭子中分离到一株 H12N7 亚型，为国内首次分离报道，丰富了我国水禽流感病毒的基因库。

二、诊断

根据临床症状和病理变化可作出初步诊断，确诊需实验室进一步诊断。流感病毒的实验室常用检测方法包括病毒培养法、免疫学方法和核酸检测方法，N7 亚型的检测也同样是这些方法。病毒培养法是广泛应用的实验室检测方法之一灵敏度高，但操作费时，需 7～10d，而且对实验室条件的要求也较高。与之相比免疫学方法相对快速简便但灵敏度和特异性差，而且抗体检测的结果仅仅说明被检测的禽类或动物曾经感染过流感病毒，不能准确反映当前是否感染或携带病毒，因此，在应用方面具有一定的局限性。特别是目前的家禽大多被注射疫苗免疫，则不能使用该方法进行筛查。核酸检测方法，如 PCR 用于流感病毒的检测，灵敏度高且快速，能够准确反映是否携带病毒可结合其他检测方法加以进一步的判定。与常规 PCR 相比，实时荧光 PCR、real-time PCR 技术，其灵敏度有很大提高，但是对于某些超低病毒载量的样品，仍不能达到检测要求。在此基础上又开发了一种增强型荧光实时 PCR、ERT-PCR 检测技术，灵敏度比标准的实时荧光 PCR 高出最少 100 倍，比常规 PCR 更高出 10^7 倍。尽管如此，基于 PCR 原理的检测方法在扩增的过程中可能会丢掉很多信息，因此，特别采用适用于扩增 RNA 模板的 NASBA 技术对流感病毒进行检测。

核酸序列扩增法（NASBA）是一种从双链 DNA 扩增 mRNA 的单步等温 RNA 扩增过程；这种替代方法是在 2002 年由柯林斯等建立起来的。这种方法能在欧洲血统的血液中分离出 H5 亚型，有趣的是，柯林斯等又在 2003 年设计了另一种 NASBA 法可以检测禽流感病毒 H7 亚型。这种扩增方法在等温下中实现并同时使用三种酶：禽类成髓细胞血症病毒反转录酶、T7 RNA 聚合酶和核糖核酸酶 H 并结合 2 个特别设计的 DNA 寡核苷酸引物。这个扩增步骤是紧跟着电化学发光检测的。这个 NASBA 方法被证明有很高的敏感性和特异性。最近，一款用在临床样品的快速诊断 H5N1 病毒的商业化 NASBA 被开发出来。尽管 NASBA 方法是快速的，但是由于在室内准备 NASBA 混合剂的困难和商业试剂盒成本太高，这种方法并没有得到广泛应用。

基因芯片技术被证明是病毒检测和分型最有力的一种工具。它允许同时检测很大变异遗传元件。另外一种类型的基因芯片，低密度基因芯片也值得一提。低密度基因芯片利用的是 NanoChip400 系统（Nanogen 公司产品），它有一个 M 基因的探针和 97 个 HA 基因的裂解位点基因探针，它被认为是检测 H5N1 病毒的一个可靠的工具（高尔等，2009）。值得一提的是，这里提到的检测极限可以比实时定量 PCR 低 10～100 倍。但是，上述方法所涉及的多个步骤，像一些扩增步骤，探针标记和标记的核苷酸掺入到 DNA 中等使得这种方法费时、费力而且价格非常昂贵。另外，引物设计的优化和成千上万种探针的设计对科学家也是一种挑战。基于 PCR 的检测技术是流感诊断中最常用的方法。传统的反转录 PCR 和实时定量 RT-PCR 方法常用于识别流感病毒毒株。实时定量 PCR 技术在诊断方面的应用比传统的反转录 PCR 方法更具优势。

三、防控与预警

1. 预防、控制禽间传播与蔓延

　　控制和消除禽间流感疫情是防止疫情向人间扩散与传播的前提和关键，所以，政府和各级兽医部门采取有效防治措施，将禽流感疫情控制和消灭在禽畜间，对防止疫情向人间扩散起着至关重要的作用。方法如对禽类养殖动物进行预防接种，提高禽类动物免疫力，对禽类养殖场所、物品定期进行消毒，杀灭各类致病性微生物，防止禽类动物被感染，并保持禽类养殖场所的通风，必要时安装大功率通风设施保持良好通风，对禽类粪便进行无害化处理，防止动物粪便污染水源、环境和人群等。

2. 制定预防控制应急预案

　　随着航空旅游外贸迅猛发展，下一次世界流感大流行的传播速度必然快过前几次，因此留给采取预防和控制的措施时间就更少。目前，有关部门应制定针对流感引起人间暴发或流行的应急预案，从根本上讲需要制定的是针对流感大流行的计划，不论新一轮流感人间大流行是禽源流感变异所致，还是人源流感病毒变异所致，应急预案可以参考 WHO 和 OIE 应对流感大流行计划，对流感进行分级处理，根据危害的不同程度采取应对措施。

　　一级：仅在禽类出现流感暴发时，尤其是发生高致病性禽流感暴发时，这时最主要的工作有：①立即销毁所有受感染或已暴露的禽类，并作无害化处理，对病禽的养殖场所严格消毒；②加强人（尤其是养殖、贩运、屠宰禽类职业人群）、禽类的流感监测；③对捕杀、处理病死禽的职业暴露人员的严密防护。

　　二级：出现疑似或确诊禽流感患者，但没有证据表明出现人传人时，主要工作是阻断流感从禽传给人，彻底消灭传染源和切断传播途径。在一级的基础上，进一步采取：①灵敏、高效的疫情报告；②对病例进行隔离救治；③对流感患者的密切接触者进行医学观察，开展血清学调查了解可能的隐性感染情况；④对疫点严格消毒；⑤对可疑感染来源传播途径疫情波及范围和影响因素开展详细的现场流行病学专题调查；⑥一般人群尽可能不与禽类及其分泌、排泄物接触。

三级：当人群出现禽流感暴发或流行，且具有人传人的能力时，这时应采取的措施最主要的不是再针对病禽了，而是针对人群。这时的措施最为紧急，因为这可视作新一轮世界流感大流行的前奏。这时全人类均是易感人群，对新的或变异的病毒没有任何免疫力在二级措施的基础上，进一步采取：①用新分离到引起人群暴发的禽流感病毒作为制备应急接种疫苗的候选毒株，及时大量生产疫苗，进行全人群，首先是高危重点人群紧急接种；②严格隔离治疗患者，加强医务人员防护，严禁探视，防止出现院内感染；③对患者、疑似患者的密切接触者进行居家隔离和医学观察；④进行严格的交通检疫；⑤对受污染和可能受污染的地区、物品等进行严格的消毒；⑥必要时，可划定一定区域采取强制封锁措施，限制疫情暴发地人员、物资、车辆流动。

3. 保护高危人群

饲养、捕杀、屠宰、销售禽类动物的人员均为职业暴露人群。职业暴露人员在工作期间做好个人防控，如进入工作场所要穿专用工作服、戴口罩（能够封闭口鼻）、高筒胶靴、长袖橡胶手套等。出工作场所要将上述防护用品放到专门存放地点，换普通工作服，同时，进出工作场所各环节进行手的清洁与消毒是非常关键的。

4. 加强市场监管，保证食品安全

各级动物卫生检疫机构加强对禽类养殖、经营、屠宰和加工禽类动物的卫生检疫，未经检疫或检疫不合格的禽类动物及禽类动物制品不得上市、屠宰和加工；卫生行政部门加强对禽类动物屠宰（包括集贸市场活禽现场屠宰摊贩）、加工、商场、超市等经营禽类食用制品的动物卫生检疫合格证、卫生许可证及卫生状况等的监督执法检查，对未经动物卫生检疫和无卫生许可证、不符合卫生要求的禽类肉及制品坚决杜绝其进入消费市场；同时，卫生行政部门加强对各类餐饮单位（宾馆、餐馆等）加工的禽类制品的采购、加工过程是否符合卫生规范进行监督检查，如采购索证，加工、保存生熟分开，蒸熟煮透等。

5. 加强疫情监测

按照卫生部《人禽流感疫情监测实施方案》的要求，在发生禽流感疫情的地区和疫点周围 3～5km 范围进行疫情监测。但随着人口流动的不断增加，加强对流动人口，尤其是来自疫点的流动人口的监测对及时发现疫情、及时采取控制措施，进而防止疫情的扩散与传播非常必要。

6. 加强信息沟通，及时掌握禽间疫情动态

卫生部门与畜牧兽医部门保持经常性联系，加强情报与信息交流，能够随时掌握禽间流感疫情发生、发展与形式，并对疫情发展趋势进行分析。

7. 健康教育

健康教育对传染病的预防、控制工作起着非常重要的意义。对禽类养殖、经营、屠宰和加工的人员进行卫生防护知识、技能教育和培训，使其掌握基本的防病知识和养成良好的个人卫生习惯，对防止感染、预防疾病非常重要。加强对社会和公众防治禽流感健康知识的宣传教育，消除公众对禽流感的恐慌心理；教育群众加强体育锻炼，增强机体抗感染能力；教育群众不要捕杀和接触野生动物，不接触禽类动物和远离养殖场所等。

8. 加强对流动人口的管理

流动人口的管理已成为当今全社会共同关注的话题，其中包括流动人口的健康教育、疾病防治等所带来的公共卫生问题。就当前防控流感（包括防控传染性非典型肺炎）而言，加强对流动人口的管理，尤其是卫生防疫管理，对传染病疫情的早发现、早报告、早隔离、早治疗和防止传染病疫情的传入、扩散与蔓延都有着积极作用。

四、研究进展

自 1996 年首次发现 A 型流感 N7 亚型感染人事件后，2003 年，荷兰暴发 H7N7 感染，提示有局限性人与人传播。2006 年，Bragstad 对 H5N7 亚型进行了全基因组测序，经 BLAST 比对后发现，无论是核苷酸水平还是氨基酸水平，HA 基因均与 H5N2 病毒的亲缘关系最近，而 N2 基因与 H7N7 病毒的相似性最高，遗传进化分析结果也显示 HA 和 NA 基因分别与 H5N2 和 H7N7 病毒聚在一起，进一步表明该病毒可能是一株基因重组病毒。2009 年，Chitra Upadhyay 采用 N7 亚型侵染酵母菌后产生抗原，再利用间接 ELISA 技术检测 N7 亚型的方法，获得良好的效果，N7-ELISAs 尤其对其本身感染的血清有特异性反应且不与任何其他的 NA 产生交叉反应。2014 年，孙小嫚等在电子显微镜下观测分析了 N7 亚型的晶体结构，发现了 N7 与 N2 在某些特质上的相似性，与 Bragstad 对 H5N7 和 H5N2 基因测序得出一致的结论。同时，在电镜下也观测到糖基化，钙结合及第二个唾液酸与 N7 的结合方式，这有助于理解一些复杂的流感药物的靶点及一些基于结构的抑制剂的作用机理。

（战大伟）

参 考 文 献

顾敏, 曹永忠, 刘秀梵. 2011. 生物信息学在 A 型流感病毒研究中的应用. 病毒学报, 27(3): 298-303.

谭丹, 崔鹏飞, 黄建龙, 等. 2014. 1 株 H12N7 亚型禽流感病毒全基因组测定及遗传演化分析. 畜牧兽医学报, 45(11): 1844-1850.

Arzey GG, Kirkland PD, Arzey KE, et al. 2012. Influenza virus A (H10N7) in chickens and poultry abattoir workers, Australia. Emerg Infect Dis, 18(5): 814-816.

Bragstad K, Jorgensen P H, Handberg KJ, et al. 2006. An emerging avian influenza A virus H5N7 is a genetic reassortant of highly pathogenic genes . Vaccine, 24(44246): 6736-6741.

Chitra U, Arun A, Vikram NV, et al. 2009. Detection of NP, N3 and N7 antibodies to avian influenza virus by indirect ELISA using yeast-expressed antigens. Virology Journal, 6: 158.

Dunn CJ, Goa KL. 1999. Anamivir : a review of its use in influenza . Drugs, 58(4): 761-784.

Hannoun C. 1998. Plans against influenza Pandemics in Europe: history and principles. Euro Surveillance, 3: 4-5.

Koopmans M, Wilbrink B, Conyn M, et al. 2004. Transmission of H7N7 avian influenza A virus to human beings during a large outbreak in commercial poultry farms in the Netherlands. Lancet, 363: 587.

Parida R, Shaila MS, Mukherjee S. 2007. Computational analysis of proteome of H5N1 avian influenza virus to define T cell epitopes with vaccine potential. Vaccine, 25(43): 7530-7539.

Shinjoh M, Yoshikawa T, Li Y, et al. 2002. Rophylaxis and treatment of influenza encephalitis in an experimental mouse model. J Med Virol, 67(3): 406-417.

Sun XM, Li Q, Wu Y, et al. 2014. Structure of Influenza Virus N7: the Last Piece of the Neuraminidase "Jigsaw" Puzzle. Virology Journal, 88(6): 9197-9207.

Treanor JJ, Hayden FG, Vrooman PS, et al. 2000. Efficacy and safety of the oral neuraminidase inhibitor oseltamivir in treating acute influenza. JA2 MA, 283(8): 1016-1024.

Zhang H, de Vries RP, Tzarum N, et al. 2015. A human-infecting H10N8 influenza virus retains a strong preference for avian-type receptors. Cell Host Microbe, 17(3): 377-384.

第二十七章 N8 亚型

N8 亚型流感病毒是 A 型流感病毒的一个亚型，一些 N8 亚型的流感病毒可感染哺乳动物，如 H4N8 亚型可感染猪，而 H3N8 亚型不仅可感染猪，还可感染马、狗及海豹。此外，N8 还能与 H1、H2、H5、H6、H7 和 H10 等亚型配对，感染绿头鸭、鹌鹑、火鸡等禽类动物引起流感传播。在 2013 年之前，从未有过 N8 亚型流感病毒感染人的报道，但 2013 年底和 2014 年初在中国发现了 2 起 H10N8 感染人的病例（Chen et al.，2014；Wan et al.，2014）。2014~2015 年，包括中国大陆、中国台湾、日本、韩国、英国、美国、加拿大、荷兰、德国等地，都暴发了 H5N8 流感疫情，发病动物以火鸡等禽类为主（Bae Y J et al.，2015；Carnaccini et al.，2015；Ip et al.，2015）。N8 亚型流感的频繁流行和暴发，不仅造成了巨大的经济损失，严重危害了马、犬、禽类及其他动物的健康，而且也威胁着人类的健康。

一、流行病学

1. 流行情况

历史上 N8 亚型的毒株曾引起了不同宿主、不同地区的流感大流行。如 1890 年 H2N8 引起的人流感大流行，1900 年 N8 亚型和 H3 亚型首次组合，又一次引起人流感的暴发。1983 年，在爱尔兰由 H5N8 引起的火鸡高致病性禽流感暴发，同时，由 H3N8 亚型引起的马流感频繁暴发，至今马流感病毒仍在世界范围广泛传播。2004 年 1 月，美国佛罗里达州 22 只赛犬出现呼吸系统疾病，其中 14 只犬表现出温和的呼吸系统综合征，另外 8 只犬表现出严重的出血性气管炎、支气管肺炎、胸膜炎和高热引起的血管炎，并最终导致死亡。从病死犬的肺脏组织匀浆中分离到 1 株 H3N8 亚型犬流感病毒（Crawford et al.，2005）。随后，H3N8 亚型犬流感病毒不仅感染赛犬，同时也在宠物犬中广泛传播。2013 年 10 月，在中国江西南昌市首次发现一例 H10N8 亚型感染人致死的病例，引起广泛关注。这也是全球首次报告此类病例。2014 年年初江西又发现第二例 H10N8 亚型感染人的病例。但随后的研究表明，这次感染属于个案，没有引起流感病毒的广泛传播流行。2014 年年初，韩国暴发了 H5N8 高致病性禽流感，随后疫情迅速扩散（Bae et al.，2015），到 2014 年 4 月，日本也报道发现了 H5N8 流感疫情，这也是日本首次确认发现 H5N8 亚型禽流感病毒（Carnaccini S et al.，2015）。2014 年 11 月，德国一家火鸡场暴发了 H5N8 亚型流感疫情。2014 年年底荷兰、英国等欧洲国家及加拿大也报道发现了该病毒，H5N8 流感疫情造成大量家禽遭到扑杀。2015 年年初，台湾南部发生禽流感疫情，研究人员分离出一种新型的 H5N2 病毒和这次欧亚共同流行暴发的 H5N8 病毒。2014 年 12 月至 2015 年 8 月在美国太平洋西北地区大规模暴发了 H5N8，继而变异成为高致病性的 H5N1 和 H5N2，其死亡率为 100%，是美国历史上最大的流感疫情，直接经济损失 10 亿美元（Ip H S et al.，2015）。

2. 易感宿主

N8 亚型流感病毒的宿主主要是水禽类，如鸭、野鸭、针尾鸭和鹅等，早期报道中对鸡、火鸡等感染较少，但 2014～2015 年欧洲和美国等多地暴发的 H5N8 疫情中，宿主主要是火鸡。此外，马、犬和人也是 N8 亚型流感病毒的宿主。

3. 流行特点

近些年从 GenBank 提交的数据分析，N8 亚型流感病毒主要分布在澳大利亚、美国、加拿大和欧洲部分地区，在亚洲地区相对分布较少，主要日本、韩国和中国台湾地区（Bao Y et al.，2007）。

4. 分子流行病学

N8 亚型流感病毒的神经氨酸酶（NA）基因是主要表面抗原，构成病毒囊膜的纤突，其成熟形式是具有催化活性的同源四聚体，呈蘑菇状，包括一个盒子状的头部和一个细茎部网。NA 的重要功能是为要出芽的病毒粒子除去裸露的糖蛋白体末端的唾液酸，从而加速病毒从宿主细胞表面释放出来。与血凝素基因（HA）相比较，NA 基因要相对保守一些。从不同亚型神经氨酸酶的氨基酸序列比对中发现，维持神经氨酸酶蛋白分子空间构象的半胱氨酸残基基本保守，另外还有一些具有重要功能结构域的氨基酸残基也高度保守。NA 基因在病毒进化早期呈单一进化方式，后期逐渐分化为四群，N3 亚型最先分出，其次，N2 亚型也分化出来，后来 N7、N9 和 N6 亚型分为一支，N1、N4、N8 和 N5 为一支，在这 4 群 NA 之间氨基酸的同源性一般在 34%～44%，同一群内不同亚型间 NA 的氨基酸同源性为 54%～68%，其中以 N5 和 N8、N1 和 N4 亚型的氨基酸序列同源性最高，可达 68%，局部区域氨基酸的同源性在 80% 以上（Harley V R et al.，1989）。

二、诊断

1. 检疫

按照 OIE 陆生动物卫生法典的规定，高致病性流感和马流感属于通报性疫病，在出入境中需实施检疫。N8 亚型的动物流感病毒，应按照上述相关规定进行检疫。

我国《一、二、三类动物疫病病种名录》（中华人民共和国农业部公告第 1125 号）将猪流行性感冒归为三类动物疫病，《中华人民共和国进境动物检疫疫病名录》（农业部　国家质量监督检验检疫总局公告第 2013 号）将猪流行性感冒和低致病性禽流感归为二类传染病，根据《中华人民共和国进出境动植物检疫法》有关规定，输入动物检出二类传染病、寄生虫病的，退回或者扑杀，同群其他动物在隔离场或者其他指定地点隔离观察。

2. 诊断

根据 OIE《陆生动物诊断试验和疫苗手册》的规定，结合 N8 亚型流感病毒的特点，对 N8 亚型流感病毒的诊断方法如下：

传统的病原鉴定技术分为病毒分离和病原鉴定。病毒分离方法常用的有鸡胚病毒分离和细胞培养，根据不同的动物流感病毒对鸡胚和细胞的敏感性，选择性地采用相应的方法。

NA 亚型的鉴定是采用神经氨酸酶抑制试验（NI），同时该方法也能够确定感染动物抗体的性质。但该试验通常只能在 OIE 参考实验室进行。鉴别感染与免疫动物试验（DIVA）也是根据血清学试验检测特异性抗 NA 的抗体。

分子生物学试验应用较多的有反转录聚合酶链反应（RT-PCR）、实时荧光 RT-PCR、基因芯片等，能够直接对 N8 亚型进行定型鉴定。

三、防控与预警

N8 亚型流感病毒能够与多种 HA 亚型配对，并能够引起多种动物流感的暴发和流行。历史上 H3N8 病毒，H5N8 病毒等都传播流行广泛，已经造成较为严重的经济损失。水禽被认为是流感病毒在自然界的天然病毒库，因为几乎所有 A 型流感病毒的 HA 亚型和 NA 亚型都在水禽体内发现，但大部分水禽感染后表现为无症状或轻微症状。然而，2014～2015 年台湾等地感染的家水禽（鹅、鸭）却呈现"高致病性"的特征。欧洲流行病学调查发现养殖禽场与野鸟交互感染是其原因之一，所以世界粮农组织（FAO）呼吁各国禽养殖场需严防野鸟飞入，尤其严防野鸟与家水禽放牧共食共饮而传播，特别是曾飞过黑海与东大西洋野鸟路径的低资源国家。韩国研究发现 H5N8 病毒感染绿头鸭无严重病征，但感染家鸭却有较高的死亡率，而绿头鸭释放病毒的能力和时间比 H5N1 亚型病毒还高，因而必须做好野鸟的防疫工作。从全球流行病学来看，2014～2015 年暴发的 H5N8 病毒疫情已跨国、跨州大流行，所幸研究表明该亚型病毒目前还不易感染哺乳动物，但有报道能感染韩国狗，所以必须做好相关研究和防护工作。H10N8 能够感染人（2 例），以及 H5N8 感染火鸡引起高死亡率等事件再一次敲响了警钟，流感病毒在不断变异，不断适应新的宿主或毒力增强，始终威胁着人类健康。因而，加强 N8 亚型动物流感的检测和监测意义重大，特别是加强针对宠物、野禽等野生动物的监测，建立全面的监测、检测系统，形成网络预警，有效控制 N8 亚型流感病毒的流行。

　　N8 亚型流感病毒的有效防控措施仍然是疫苗免疫。以 H3N8 亚型马流感病毒为例，已经商品化和正在研发的动物流感疫苗包括流感全病毒灭活疫苗、弱毒活疫苗、重组活载体疫苗、亚单位基因工程疫苗和核酸疫苗等。

四、研究进展

1. NA 在流感病毒跨物种传播中的作用

　　A 型流感病毒是正黏病毒科、流感病毒属中唯一一类能高度感染各种哺乳类和鸟类的病毒。根据病毒表面糖蛋白——血凝素（HA）和神经氨酸酶（NA）可以将其进一步分为不同的亚型，迄今已发现 18 种 HA 和 11 种 NA。尽管 A 型流感病毒具有一定的宿主特异性，但是种内和种间传播的案例时常发生。病毒重要蛋白的关键功能位点上氨基酸的差异是决定病毒毒力和跨种传播的分子基础。

　　在自然条件下，流感病毒有特异的宿主范围，据此将病毒分为不同的群，如人流感病毒、禽流感病毒、猪流感病毒等。一般情况下，人的流感病毒不能在鸡、鸭等禽类体内复制，同样禽流感病毒在灵长类动物体内的复制能力也极差。流感病毒 HA、NA 蛋白与宿主唾液酸受体的相互作用是影响病毒毒力及宿主范围的主要决定因素，HA 蛋白上受体结合位点（主要是第 226 位）与宿主细胞表面病毒受体的结合性决定病毒的跨种间传播特性（Xu Q et al.，2010）。近年来发生了很多例禽类流感病毒（包括 H5N1、H9N2、H7N7、H7N9、H10N8、H5N6 亚型病毒）直接传染给人的事件，说明禽流感病毒可以不经过猪这一中间宿主，直接由禽传染给人并引致严重疾病。研究表明，在流感病毒的结构蛋白中，HA 蛋白裂解位点的序列特征对病毒的宿主范围、组织嗜性和致病性有着关键性影响。另一重要的结构蛋白——NA，在影响病毒宿主范围中的作用虽不如 HA 重要，但 NA 的裂解能力及茎区长度都会影响 HA 的受体亲和性。NA 能特异性地裂解 HA 与受体间的结合，当 HA 与受体结合力较弱时 NA 必须降低其活性以保持 HA 和 NA 之间的活性平衡。在病毒传播到一个新的宿主后，如果 NA 发生变化，通常 HA 也随之发生改变（Naffakh et al.，2008）。Shu L L 等（1994）发现，N8 亚型流感病毒的 NA 蛋白靠近酶活性中心的 275 位氨基酸和 144 位 Asn 的糖基化对病毒宿主特异性有影响。此外，在低 pH 时稳定的 NA 亚型不仅能使病毒跨宿主传播，而且对宿主靶器官的致病性也大大增强（Takahashi et al.，2003）。目前，关于 NA 蛋白对流感病毒种内种间传播的作用及影响机制方面的研究较少，仍需要进一步深入探讨。

（蒲　静）

参 考 文 献

Bae YJ, Lee SB, Min KC, et al. 2015. Pathological Evaluation of Natural Cases of a Highly Pathogenic Avian Influenza Virus, Subtype H5N8, in Broiler Breeders and Commercial Layers in South Korea. Avian Dis, 59(1): 175-182.

Bao Y, Bolotov P, Dernovoy D, et al. 2007. The influenza virus resource at the National Center for Biotechnology Information. J Virol, 82(2): 596-601.

Carnaccini S, Crossley B, Breitmeyer R, et al. 2015. Diagnosis and Control of a LPAI H5N8 Outbreak in a Japanese Quail (Coturnix coturnix japonica) Commercial Flock in the Central Valley of California. Avian Dis, 59(2): 344-348.

Chen H, Yuan H, Uao R, et al. 2014. Clinical and epidemiological characteristics of a fatal case of avian influenza A H10N8 virus infection: A descriptive study. Lancet, 383(9918): 714-721.

Crawford P C, Dcbovi E J, Castleman W L, et al. 2005. Transmission of equine influenza virus to dogs. Science, 310(5747): 482-485.

Harley VR, Ward CW, Hudson PW, et al. 1989. Molecular colning and analysis of the N5 neuraminidase subtype from an avian influenza virus. Virology, 169: 239-243.

Ip HS, Torchetti MK, Crespo R, et al. 2015. Novel Eurasian highly pathogenic avian influenza A H5 viruses in wild birdsWashington, USA, 2014. Emerg Infect Dis, 21(5):886-890.

Shu LL, Lin YP, Wright SM, et al. 1994. Evidence for interspecies transmission and reassortment of influenza A viruses in pigs in southern China. Virology, 202:825-833.

Takahashi T, Suzuki T, Hidari K, et al. 2003. A molecular mechanism for the low-pH stability of sialidase activity of influenza A virus N2 neuraminidases. FEBS Lett, 543(1-3):71-75.

Wan J, Zhang J, Tao W, et al. 2014. A report of first fetal case of H10N8 avian influenza virus pneumonia in the world. Zhong hua Wei Zhong King Ji Jiu Yi Xue, 26(2):120-122.

Xu Q, Wang W, Cheng X, et al. 2010. Influenza H1N1 A/Solomon island/3/06 virus receptor binding specific itycorre lates with virus Pathogenicity, antigenicity and inmunogenicity in ferrets. J Viro l, 84(10): 4936-4945.

第二十八章 N9 亚 型

N9 亚型流感病毒主要是禽源性 N9。N9 病毒最早是在加拿大分离到的 A/turkey/Ontario/7732/1966（H5N9）。目前已分离到的与 N9 配对出现的 HA 包括 H1、H2、H3、H4、H5、H6、H7、H9、H10、H11、H12、H13、H15 亚型，以 H11 配对出现最为常见。大部分 N9 亚型病毒分离于北半球的禽中，只有 H15N9 来源于南半球禽。我国主要分离到的是 H2N9、H3N9、H4N9、H6N9、H7N9、H9N9、H11N9，最早报道是 2000 年，有 A/Duck/Nanchang/2-0485/2000（H2N9）、A/duck/Guangdong/455/2000（H3N9）等毒株。现已从家禽、野鸟、鲸及人分离到 N9 亚型流感病毒，目前感染人的只有 2013H7N9 病毒。

一、流行病学

1. 流行情况

表 28-1 总结了已知 N9 亚型流感病毒的宿主、分离地点及分离年代。N9 亚型主要在北半球大西洋、欧亚大陆流行，在大洋洲、非洲也能分离到，最早是 1966 年在加拿大分离到的 H5N9 亚型。

表 28-1 美国国立生物技术信息中心（NCBI）N9 亚型流感信息（1966～2014 年）

病毒亚型	宿主				分离地点			分离年代
	禽	环境	人	其他	北半球	南半球	热带	
H1N9	43	0	0	0	34	8	1	1975～2011
H2N9	50	0	0	0	50	0	0	1977～2013
H3N9	8	0	0	0	8	0	0	1993～2009
H4N9	22	1	0	0	21	0	2	1985～2013
H5N9	18	0	0	0	17	1	0	1966～2010
H6N9	12	0	0	0	10	1	1	1975～2011
H7N9	75	13	57	0	143	0	2	1988～2013
H9N9	11	0	0	0	11	0	0	1988～2013
H10N9	18	0	0	0	18	0	0	1979～2013
H11N9	310	3	0	0	294	5	11	1974～2013
H12N9	5	0	0	0	3	2	0	1981～2007
H13N9	17	0	0	1	16	2	0	1984～2009
H15N9	7	0	0	0	0	7	0	1979～1983

注：数据截至 2014 年 2 月 25 日。

2. 易感宿主

现已从家禽、燕鸥、番石鹨等水鸟、鲸及人分离到 N9 亚型流感病毒，目前感染人的只有 2013 H7N9 病毒。

3. 流行特点

1）地区分布

目前发现的 N9 亚型流感病毒是低致病性，零星发现，没有动物疫情。欧亚大陆已发现的国家和地区有日本、韩国、泰国、越南、蒙古、中国、中国香港、荷兰、瑞典、意大利、捷克、法国、葡萄牙；美洲有加拿大、美国、智利、危地马拉；非洲有赞比亚；大洋洲有澳大利亚、新西兰。2013H7N9 目前主要在我国流行，安徽、上海、北京、江苏、浙江、湖南、山东、广西、福建、江西、广东、新疆、吉林、河南、河北、贵州、台湾、香港均确认有 H7N9 病例。马来西亚病例为输入病例。

2）时间分布

N9 病毒为零星分离获得，无动物疫情。H7N9 人感染病例主要在 12 月至次年 4 月高发。

3）人群分布

散发的 H7N9 病例无明显特点。2013 H7N9 确诊病例有以下特点：①年龄分布：2013 年 131 病例分析，年龄在 3～88 岁，平均年龄 61 岁。42.3%病例>65 岁；②性别分布：68%患者为男性；③暴露史：55.9%患者在两周前有活禽接触史。

4. 分子流行病学

N9 亚型病毒分为北美、欧亚分支，欧亚又分为两个分支，2013H7N9 病毒 NA 来源于分支 1，属现代欧亚分支。2013H7N9 与 2011 年韩国野鸟 H7N9 分离株（A/wild bird/Korea/A14/2011，97.4%～97.5%）高度同源，最早可追溯到 1996 年的 A/duck/Siberia/700/1996（H11N9）流感毒株。该分支（1996～2013 年）平均核苷酸替代率是 3.8354（10^{-3}/年），非同义突变（dN）和同义突变（dS）比值（dN/dS）值各位点均小于 1，均值为 0.140 413，84 位密码子是一个正向选择位点。

二、诊断

1. 临床表现

N9 感染一般无临床症状。人感染 H7N9 的临床诊断标准为：对发病前 1 周内曾到过疫点；有病死禽接触史；与被感染的禽或其分泌物、排泄物等有密切接触；与禽流感患者有密切接触；实验室从事有关禽流感病毒研究等有流行病史，1 周内出现流感样临床表现者需高度怀疑。

2. 实验室诊断

1）标本采集及前处理

包括咽喉拭子、肛拭、排泄物、组织标本等，以含 0.5%牛血清白蛋白或 5%牛血清、或 1%明胶的磷酸盐缓冲液或 MEM 培养液作为采样液。采集新鲜湿便，拭子放于 10×含多种抗生素的采样液，约 10%～20%（W/V）。用于病毒分离的标本应尽快进行接种，24h 内能接种的标本可置于 4℃保存，不能于 24h 内接种的标本则应置于-80℃或以下保存。组织标本每一采集部位分别使用不同消毒器械，以防交叉污染；每种组织应多部位取材，每部位应取 5～10g，切成 5mm^3，-80℃冻存，接种时将组织匀浆处理。建议同时采集咽喉、消化道标本，2013 H7N9 病毒在家禽咽喉部的分离阳性率高于粪便。

2）病毒核酸检测

RNA 病毒多采用 RT-PCR 技术，分为常规、巢式、荧光定量、多重 PCR 或 PCR-ELISA、NASBA（Nuclear acid sequence-based amplification）、基因芯片等。目前常用常规 RT-PCR 技术，包括针对 A 型流感病毒 NP、M1 基因、N9 亚型特异性的检测。

3）病毒抗原快诊

病毒量高的咽拭、肛拭标本，可对病毒 NP 蛋白鉴定，可用于流感病毒及分型诊断。

4）病毒分离

样本经多种抗生素（终浓度：2×10^{6}U/L 青霉素，200mg/L 链霉素，2×10^{6}U/L 多霉菌素 B，0.2g/L 环丙沙星）4℃处理 1～2h 后，可接种 9～10 日龄 SPF 级鸡胚尿囊腔，37℃，培养 3～4d。分离到的病毒可由火鸡红细胞血凝实验证实，如传代

2 次为阴性，可不再传代。需使用核酸检测或血清学方法排除其他病毒如黄病毒、新城疫病毒的存在。也可在狗肾上皮细胞株 MDCK 接种分离细胞分离病毒，出现细胞病变（cytopathogenic effect，CPE），即成片细胞呈拉网状，细胞脱落、变圆，提示病毒阳性。N9 流感病毒细胞培养需有胰酶（TPCK-trypsin，2μg/ml）。对分离到的病毒进行有限稀释法或空斑挑取法纯化。

5）血清学

包括神经氨酸酶抑制实验。

三、防控与预警

1. 疫苗

靶向 N9 的疫苗目前无。

2. 被动免疫

目前无靶向 N9 的多抗或单抗。

3. 抗病毒药物预防

目前 H7N9 对抗病毒药物神经氨酸酶抑制剂仍敏感，早期使进行预防及治疗，能降低病毒载量、改善临床症状、提高存活率。

四、研究进展

N9 特性与致病性流感病毒的 NA 由四条单体相同的多肽链组成，每条多肽链含有大约 470 个氨基酸，根据肽链结构和功能可将其分为胞内域、跨膜区、茎部和头部四个部分。根据 150 loop 区域（147～152 位）的改变可产生活性位点外空穴，将 NA 分为两组，其中 N2、N3、N6、N7 和 N9 分为一组（组 2），该组没有上述区域的空穴；该组 NA 175、193 位点保守的半胱氨酸所构成的二硫键在组 1 NA 上缺乏。NA 头部集中了酶活性和抗原性的主要区域，其与唾液酸结合区域在几乎大多数甲型和乙型流感病毒内高度保守，该区域包括 8 个功能位点（即 R118、D151、R152、R224、E276、R292、R371 和 Y406），及 11 个框架位点，E119、R156、W178、S179、D198、I222、E227、H274、E277、N294 及 E425。N9 单体 200 位的糖基化位点相互作用，可能参与 NA 四聚体的稳定。NA 茎部常含有多个糖基化位点及半胱氨酸，茎部氨基酸的缺失可能是病毒在家禽中适应的分子标志。早期分离到的 A/Shanghai/5/2013（H7N9）NA 茎部无缺失，随后分离到的均有 69～73 位氨基酸缺失。利用鼠单抗进行病毒逃逸实验，发现 220、329、367、368、369、370、372、400、432 可能是抗原决定簇。N9 禽 N9 能凝集鸡、人红细胞，但不凝集马、牛、猪红细胞，这一血凝特性同 NA S367、A369、S370、Y372 相关，N9 的血凝特性是否影响 NA 酶活、病毒复制还不清楚，但具有血凝活性的 N2 不影响 NA 酶活、病毒在鸭肠道的复制。

（周剑芳）

参 考 文 献

Kobasa D, et al. 1997. Neuraminidase hemadsorption activity, conserved in avian influenza A viruses, does not influence viral replication in ducks. Journal of virology, 71: 6706-6713.

Lebarbenchon C, Brown JD, Stallknecht DE, 2013. Evolution of influenza A virus H7 and N9 subtypes, Eastern Asia. Emerging infectious diseases, 19: 1635-1638.

Tsukamoto K, Ashizawa T, Nakanishi K, et al. 2009. Use of reverse transcriptase PCR to subtype N1 to N9 neuraminidase genes of avian influenza viruses. Journal of clinical microbiology, 47: 2301-2303.

Webster RG, et al. 1987. Antigenic structure and variation in an influenza virus N9 neuraminidase. Journal of virology, 61: 2910-2916.

World Organization for Animal Health. 2012. Avian influenza Manual of Diagnostic Tests and Vaccines for Terrestrial Animals: 1-19.

Xu X, et al. 2008. Structural characterization of the 1918 influenza virus H1N1 neuraminidase. Journal of virology, 82: 10493-10501.

第二十九章 N10 和 N11 亚型

A 型流感病毒 N10 和 N11 亚型都是近几年发现的新亚型，分别以 H17N10 和 H18N11 的形式存在，没有引起过大流行，目前的研究比较少，现将这两个亚型放在同一章里介绍。2012 年，Tong 等通过高通量测序技术（NGS 技术）首次从危地马拉的小黄肩蝙蝠中发现了 H17N10 亚型的 A 型流感病毒核酸序列。随后，该研究团队又从秘鲁的扁吻美洲果蝠中首次发现了 H18N11 亚型的 A 流感病毒核酸序列。截至目前，既未从蝙蝠体内分离到这两种亚型的流感病毒粒子，也未体外培养出这两种亚型的流感病毒。

一、流行病学

1. 流行情况及易感宿主

在 2009 年 5 月和 2010 年 9 月，Tong 的研究团队从中美洲危地马拉共和国南部的 El Jobo 和 Agüero 地区捕获的 316 只蝙蝠中检测到 3 只蝙蝠携带 H17N10 亚型流感病毒（Tong，2012）。捕获的 316 只蝙蝠涵盖 21 个种，携带 H17N10 亚型流感病毒的 3 只蝙蝠均为小黄肩蝙蝠。2010 年该研究团队从秘鲁采集的 114 只蝙蝠中检测到 1 只蝙蝠携带 H18N11 亚型流感病毒。这 114 只蝙蝠涵盖 18 个种，携带 H18N11 亚型流感病毒的蝙蝠为扁吻美洲果蝠（Tong et al.，2013）。应用表达的 HA 蛋白进行的血清学调查表明，采集的危地马拉共和国南部的 228 份蝙蝠血清样本中有 86 份呈现 H17 抗体阳性，阳性率 38%，而从秘鲁采集的 110 份蝙蝠血清样本中有 30 份 H18 阳性，阳性率达 27%（Dlugolenski et al.，2013）。采集欧洲的蝙蝠血清进行同样的血清学调查，结果没有发现阳性血清（Freidl et al.，2015）。这些结果表明，H17N10 和 H18N11 两个亚型的流感病毒主要分布在美洲中部和南部的蝙蝠中。

进化分析的数据表明这 H17N10 和 H18N11 亚型的病毒与 H1、H2、H5 和 H6 亚型流感病毒的同源性相对较高，属于基因 2 群，但没有证据表明这两亚型的病毒与其他亚型的流感病毒发生过重组（Zhou et al.，2014）。蛋白质序列及结构分析显示，N10 和 N11 与已知的 A 型流感病毒的神经酰胺酶不同，它们不具备唾液酸酶活性，可能具有新功能。

2. 易感宿主

目前只在蝙蝠中发现这两个亚型的病毒核酸，体外并没有分离到活病毒。还没有在其他宿主中发现这两个亚型的病毒的感染。

3. 流行特点

到目前为止只发现了 3 株 N10 亚型流感病毒和 1 株 N11 亚型流感病毒（Mehle，2014），人们对这两个亚型流感病毒的流行特点不完全了解，推测这两种亚型病毒已在蝙蝠中存在较长时间，以隐性感染方式流行，并通过"粪口"途径传播（Fereidouni et al.，2015）。在血清中可以检测到病毒的抗体，但病毒的特征及致病性均未知。

4. 分子流行病学

目前发现的 N10 型只与 H17 配对，N11 只与 H18 配对。遗传进化分析显示，H17 亚型流感病毒的 HA 与基因 1 群流感病毒的同源性约为 50%，与基因 2 群的同源性为 38%，平均同源性约为 45%，说明该病毒属于基因 1 群（包括 H1、H2、H5、H6、H8、H9、H11、H12、H13、H16 亚型流感病毒）（Sun，2013），而不是 II 群（H3、H4、H14、H7、H15 和 H10）。而对 NA 基因的遗传进化分析显示，NA 基因与 A 型流感病毒及 B 型流感病毒显示出很大的不同。H18 亚型流感病毒的 HA 与 H17 的 HA 同源性远高于其他亚型。H17 与 H18 亚型流感病毒的 NA 基因和内部基因与形成了独立的进化（图 29-1）。

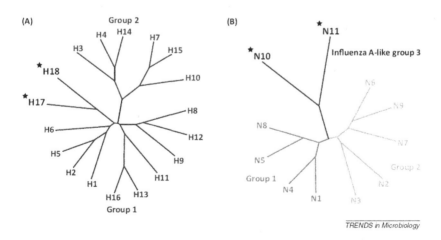

图 29-1 A 型流感所有亚型的 HA 和 NA 的系统进化树

A. 基于 HA 多样性的系统进化树，可以看到所有的 HA 的型被分为 2 组（group1 和 group2）。B. 基于 NA 的多样性的系统进化树，可以看到所有的 NA 也被分为 2 组（group1 和 group）。在蝙蝠中发现的 N10 和 N11 不属于任何一个组（Wu et al.，2014）

二、诊断

尚无该病毒的检疫规定。目前，体外没有分离到 N10 与 N11 亚型流感病毒，而且这两个亚型的病毒不能凝集红细胞，因此无法用常规的血清学方法进行检测。病原学诊断方法主要包括 RT-PCR 方法和荧光定量 PCR 方法进行该亚型流感病毒的鉴定，并通过序列测定的方法确定亚型。H17N10 亚型可参考毒株 A/littleyellow-shoulderedbat/Guatemala/164/2009（GenBank 收录号：CY103881-CY103888）和 A/littleyellow-shoulderedbat/Guatemala /060/2010（GenBank 收录号 CY103889-CY103896）。H18N11 可参考毒株 A/flat-facedbat/Peru/033/2010（GenBank 收录号：CY125942-CY125949）。

三、防控与预警

N10 与 N11 亚型流感病毒的宿主仅限于小黄肩蝙蝠和扁吻美洲果蝠，目前还没有证据表明病毒可以感染蝙蝠以外的物种。由于目前没有分离到 N10 和 N11 亚型的病毒，这两种亚型流感病毒的防控还未完全展开。

四、研究进展

按照 NA 的蛋白序列的比对，11 种类型的 NA 被分成两组，N1、N4、N5 和 N8 被分为 group1，N2、N3、N6、N7 和 N9 被分到 group2 中。N10 和 N11 很明显和 N1-N9 的遗传距离较远，形成了一个单独的分支，被称为是 NA-like 的分子，划分为 group3（Wu et al.，2014）。和其他的 NA 蛋白一样，N10 和 N11 整体上也是一个四聚体结构，但是又有一些不同。首先，150-cavity 上，N10 和 N11 和其他的 NA 相比，更加开放一些。事实上，与其他 N 蛋白相比，N10 和 N11 的活性位点只有 3 个（R118、R224 和 E276），而不是 8 个，保守的框架蛋白的个数也减少，不再是 11 个，N10 中只剩下 3 个，N11 只剩下 4 个。N10 和 N11 的结构并不支持神经酰胺酶的活性。对体外表达的 N10 和 N11 的蛋白进行检测，结果显示没有检测到唾液酸酶的活性。因此推测，这两种 NA 不是传统意义上的 NA 蛋白，它们属于 NA 样分子。N10 和 N11 可能作为一个受体结合蛋白，通过他们的 Ig-like 的折叠结构域来起作用。这些研究结果表明了，N10 和 N11 具有不同于传统意义上的 N 蛋白的功能及活性（图 29-2）。

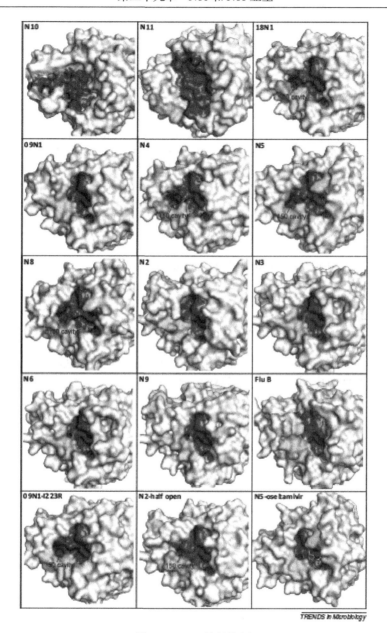

图 29-2　NA 的结构图

所有已知结构的 NA 的酶活位点和 150-loop 接头的结构，包括 B 型流感病毒及 NA-like 的 N10 和 N11。除了 N7 以外，所有的结构都是晶体结构。N10 和 N11 缺乏 150-loop 接头，但是它含有一个更加开放，无法结合 SA 的结构（Wu et al.，2014）

（冯春燕　吴绍强）

参 考 文 献

Dlugolenski D, Jones L, Tompkins SM, et al. 2013. Bat cells from Pteropus alecto are susceptible to influenza A virus infection and reassortment. Influenza and other respiratory viruses, 900-903.

Fereidouni S, Kwasnitschka L, Balkema Buschmann A, et al. 2015. No virological evidence for an influenza A - like virus in European bats. Zoonoses and public health, 187-189.

Freidl GS, Binger T, Muller MA, et al. 2015. Serological evidence of influenza A viruses in frugivorous bats from Africa. PloS One, e0127035.

Mehle A. 2014. Unusual influenza A viruses in bats. Viruses, 3438-3449.

Sun X, Shi Y, Lu X, et al. 2013. Bat-derived influenza hemagglutinin H17 does not bind canonical avian or human receptors and most likely uses a unique entry mechanism. Cell reports, 769-778.

Tong S, Li Y, Rivailler P, et al. 2012. A distinct lineage of influenza A virus from bats. Proc Natl Acad Sci: 4269-4274.

Tong S, Zhu X, Li Y, et al. 2013. New world bats harbor diverse influenza A viruses. PLoS Pathogens, e1003657.

Wu Y, Wu Y, Tefsen B, et al Bat-derived influenza-like viruses H17N10 and H18N11. Trends in microbiology, 183-191(2014).

Zhou B, Ma J, Liu Q, et al. 2014. Characterization of uncultivable bat influenza virus using a replicative synthetic virus. PLoS pathogens, e1004420.